DSM-5-TR®
Guía de Bolsillo
DE
Salud Mental
EN LA
Infancia
Y LA
Adolescencia

DSM-5-TR®
Guía de Bolsillo
DE
Salud Mental
EN LA
Infancia
Y LA
Adolescencia

Robert J. Hilt, M.D.

*Profesor de Psiquiatría, Universidad de Washington,
y Director del programa Partnership Access Line,
Hospital Infantil de Seattle, Seattle, Washington.*

Abraham M. Nussbaum, M.D.

*Profesor de Psiquiatría y Vicedecano de Formación Médica
de Posgrado, Facultad de Medicina, Universidad de Colorado,
y Director de Formación, Hospital Denver Health, Aurora,
Colorado.*

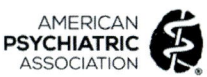

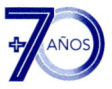 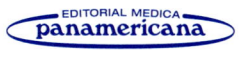

Desde 1953 formando Profesionales de la Salud

Buenos Aires - Bogotá - Madrid - México
www.medicapanamericana.com

EDITORIAL MÉDICA panamericana

Visite nuestra página web:
http://www.medicapanamericana.com

ARGENTINA
Maipú 1300, Piso 3 (C 1006 ACT)
Ciudad Autónoma de Buenos Aires, Argentina
Tel.: (54-11) 5031-6919
e-mail: info@medicapanamericana.com

COLOMBIA
Carrera 7a A. N.º 69-19 - Bogotá DC,
Colombia
Tel.: (57-1) 235-4068
e-mail: infomp@medicapanamericana.com.co

ESPAÑA
Sauceda, 10, 5ª planta - 28050 Madrid, España
Tel.: (34-91) 131-78-00
e-mail: info@medicapanamericana.es

MÉXICO
Av. Miguel de Cervantes-Saavedra, n.º 233,
piso 8, oficina 801
Col. Granada Delegación Miguel Hidalgo
CP 11520 Ciudad de México, México
Tel.: (52-55) 5250-0664
e-mail: infomp@medicapanamericana.com.mx

ISBN: 978-84-1106-487-3 (Versión impresa)
ISBN: 978-84-1106-488-0 (Versión electrónica)

Índice

PARTE I

CONOCER, DIAGNOSTICAR Y TRATAR A NIÑOS
Y ADOLESCENTES

PARTE II

EL ABORDAJE DE NIÑOS Y ADOLESCENTES
CON EL DSM-5-TR

PARTE III

HERRAMIENTAS ADICIONALES Y ORIENTACIÓN CLÍNICA

Ayudas a los niños y adolescentes cuando buscas comprender su angustia con el *Manual diagnóstico y estadístico de los trastornos mentales*, quinta edición, revisión de texto (DSM-5-TR; American Psychiatric Association, 2022). Cuando comprendes la angustia de un niño o adolescente, avanzas en la atención de salud mental que recibe, dirigiéndolo de varias maneras hacia el apoyo académico, la participación comunitaria, la psicoterapia, la medicación, etc. Sin embargo, esta orientación puede parecer imposible ante un niño o adolescente, ya que su salud depende mucho de las comunidades y familias en que se desenvuelve.

Si se usa con prudencia el DSM-5-TR, se obtiene una descripción, basada en la evidencia y el consenso, del malestar mental que sufre el niño o adolescente que se tiene delante. Se determina su edad y su edad de desarrollo. Se conoce su temperamento y también el de sus padres. Se explora la salud de su familia y comunidad. Pero el DSM-5-TR es un manual para diagnosticar enfermedades mentales en una persona en particular, por lo que su uso con niños y adolescentes, cuya salud está inevitablemente ligada a la cultura, la etnicidad, la fe, la historia familiar, el género, el historial médico, la orientación sexual, la raza y el temperamento, requiere una interpretación. Ofrecemos esta guía de bolsillo como traducción pragmática del DSM-5-TR con el fin de llegar a un tratamiento efectivo.

A diario entrevistamos a pacientes junto con estudiantes, residentes y colegas, por lo que este libro lo escribimos para entrevistadores de todos los niveles de experiencia. En la primera parte se introduce la entrevista diagnóstica, sus objetivos y la manera de estructurarla en función del tiempo que se tiene con la persona. En la segunda se llevan los criterios diagnósticos del DSM-5-TR a la práctica clínica. Y en la tercera parte se incluye información adicional, tablas y herramientas. En conjunto, esta obra ayuda a diagnosticar con precisión los trastornos mentales en los niños o adolescentes mientras se establece una alianza terapéutica, que sigue siendo el objetivo de todo encuentro psiquiátrico.

Antes de comenzar, unas palabras sobre el lenguaje. Cuando es posible, utilizamos términos neutros en cuanto al género de la persona y el entrevistador, pero cuando hacerlo resulta gramaticalmente incómodo, usamos 'ellos' como *singular*.

Siempre que resulta posible, resaltamos la "agencia" del niño o adolescente, su capacidad de actuar en el mundo. Para señalar este énfasis, utilizamos la palabra *persona* para describir al objeto de la evaluación de salud mental. Sabemos que existe un debate significativo sobre si es mejor considerar al objeto de la atención médica como paciente enfermo al cuidado de un profesional de la salud o como consumidor autónomo de los servicios de dicho profesional (Emanuel y Emanuel, 1992). La condición de persona precede a la enfermedad o a cualquier otra identidad, por lo que preferimos *persona*. Sin embargo, cuando escribimos sobre una persona que ya ha iniciado un tratamiento psiquiátrico, utilizamos el término *paciente*. Al usar *paciente* no estamos respaldando el paternalismo médico, sino reconociendo la vulnerabilidad de la persona en tratamiento y las responsabilidades asumidas por los profesionales al atender a pacientes (Radden y Sadler, 2010). Usamos *paciente* para resaltar que las relaciones particulares y protegidas que se desarrollan en los encuentros clínicos se describen mejor como relaciones terapéuticas entre pacientes y clínicos que como contratos terapéuticos entre consumidores y proveedores.

Dado que los niños y adolescentes a menudo dependen de varios adultos –padres, miembros de la familia extendida, amigos adultos, maestros, líderes religiosos, entrenadores, etc.–, utilizamos el término *cuidador* para describir al adulto que cuida de un niño o adolescente fuera de la relación médica.

Finalmente, aunque ambos somos médicos, los niños y adolescentes reciben atención en el seno de relaciones médicas con personas formadas en distintas profesiones de ayuda. Para reconocer esta variedad, utilizamos el término *clínico* para describir al profesional sanitario que cuida de niños y adolescentes mientras practica y perfecciona constantemente su oficio.

Agradecimientos

Damos las gracias a los profesores y estudiantes con quienes aprendimos (y seguimos aprendiendo) a cuidar de los niños y adolescentes con problemas mentales, a nuestros respectivos centros académicos y clínicos por alentar este trabajo, y a nuestras propias familias por tolerar nuestros esfuerzos.

Los autores no tienen intereses en competencia ni conflictos de intereses que declarar.

Conocer, diagnosticar y tratar a niños y adolescentes

PARTE I

Gerencia, diagnosticar y tratar
niña in depresion

Capítulo 1

La alianza terapéutica como comienzo

Justo cuando termina la sobrecargada sesión matutina, le piden que evalúe la salud mental de Sophie, una chica angustiada de 14 años a la que nunca ha visto. Se prepara mentalmente, entra en la sala de examen y se encuentra con una chica mal arreglada con los brazos cruzados sobre el pecho, mirando al techo en lugar de mirarle a usted. Sin dirigirse a nadie en particular, dice: "No me pasa nada, no tengo por qué estar aquí". Su madre habla por ella y describe problemas en la escuela, discusiones en casa, pérdida de amigos y que hace cosas "raras", como amenazar con hacerse daño y hablar sola. Dice que Sophie tiene antecedentes de maltrato por parte del anterior novio de la madre, y en años posteriores ha tenido "cambios de humor". Mientras la madre habla, Sophie se rasca las costras que cubren las laceraciones lineales que tiene en el antebrazo izquierdo.

Esa sensación de hundimiento que acaba de experimentar –el desafío de evaluar hábilmente los problemas de salud mental de una población pediátrica en escaso tiempo– es algo que nosotros también hemos experimentado. Escribimos este libro como guía que uno puede llevar consigo a lo largo del camino con pacientes como Sophie.

¿Qué hay en este libro?

Al igual que en la *Guía de bolsillo del DSM-5-TR® para el examen diagnóstico* (Nussbaum, 2022), en este libro se subraya el enfoque diagnóstico centrado en la persona mediante herramientas prácticas y directrices concisas sobre la entrevista. Lo que distingue a esta obra es que todas sus herramientas están diseñadas específicamente para los menores y sus cuidadores, y ayuda a navegar desde el diagnóstico hasta el tratamiento en cualquier entorno. Después de todo, los jóvenes tienen más probabilidades que los adultos de recibir diagnósticos y tratamientos iniciales de salud mental en entornos no relacionados con la salud conductual, por lo que prestamos especial atención a todo aquello que pudiera realizarse en la práctica, en cualquier entorno, durante encuentros clínicos como los siguientes:

- Evaluación de un niño o adolescente en crisis (capítulo 3)
- Investigación diagnóstica de síntomas comunes (capítulo 4)
- Realización de entrevistas diagnósticas breves, de 15 minutos (capítulo 5), o más largas, de 30 minutos (capítulo 6)
- Evaluación de los síntomas de salud mental y las respuestas al tratamiento (capítulos 11 y 12)
- Reconocimiento de los hitos del desarrollo (capítulo 13)
- Comienzo de la intervención psicosocial (capítulo 15), psicoterapéutica (capítulo 16) y psicofarmacológica (capítulo 17) inicial

Cuando haya leído el libro en su totalidad, el lector contará con distintas estrategias para atender a los jóvenes. Leer un apartado específico le servirá de guía en ese momento dado, mostrándole las preguntas más apropiadas para investigar determinado diagnóstico del DSM-5-TR (American Psychiatric Association, 2022) y dirigiéndole a los tratamientos iniciales más basados en la evidencia. Para ayudarle en el camino, en la obra también se incluye lo siguiente:

- Especial atención a los diagnósticos que atañen a niños y adolescentes
- Exclusión de los diagnósticos que no se realizan comúnmente en la infancia o la adolescencia
- Capítulos breves y tablas prácticas
- Herramientas de evaluación específicas para niños y adolescentes
- Códigos CIE-10 de los diagnósticos

Hemos desarrollado cada herramienta clínica a partir de nuestras propias experiencias. Recordamos los esfuerzos realizados en encuentros con niños y adolescentes, preguntándonos cómo organizar los síntomas y las preocupaciones dispares que escuchábamos. Nos beneficiamos de otras guías de entrevista (por ejemplo, Cepeda y Gotanco, 2017; Youngstrom *et al.*, 2022) y finalmente desarrollamos distintas formas de organizar el encuentro diagnóstico y de tratamiento, incluso en circunstancias de tiempo limitado.

Como coautores, hemos desempeñado diferentes roles clínicos tras la residencia, como la pediatría rural, la pediatría hospitalaria, las urgencias pediátricas, la psiquiatra infantil, la consultoría psiquiátrica infantil –tanto para atención terciaria como para pediatras rurales–, y la psiquiatría hospitalaria para adultos. Proporcionamos tratamientos de psicoterapia y medicación a jóvenes, y adaptamos lo que hacemos a las necesidades cambiantes y las estructuras de diversos entornos de atención. En el transcurso de este trabajo nos hemos sentido humildes ante las dificultades que han de afrontar los jóvenes y los desafíos que estos plantean a la persona que se atreve a ofrecer asistencia de salud mental. Después de todo, pocos niños y adolescentes llegan a nuestras puertas con síntomas descritos de manera ordenada y que coincidan perfectamente con la lista de síntomas de un solo trastorno del DSM-5-TR. Ambos hemos cometido errores en nuestros procesos de diagnóstico con jóvenes y ambos hemos crecido a partir de esas experiencias.

El libro resultante es una guía basada en la experiencia de diagnóstico y tratamiento de salud mental infantil, destinada a proporcionar distintos enfoques prácticos, consejos y habilidades que complementen el contenido diagnóstico del DSM-5-TR. No podemos ofrecer reglas rígidas que seguir al diagnosticar o tratar trastornos de salud mental en los jóvenes porque una buena atención para ellos no puede reducirse a una lista de verificación. Cualquiera que sea su especialidad, su entorno de práctica y su nivel de experiencia, asistimos al lector en su camino con los niños y adolescentes en busca de salud mental.

La alianza terapéutica: el punto por donde comenzar

Cuando se encuentran ante un clínico por primera vez, los jóvenes a menudo son participantes reacios. Algunos pueden tener habilidades de comunicación limitadas por su desarrollo. Muchos están allí para recibir una atención no buscada por ellos mismos. Pero todos requerirán recopilar información de múltiples informantes para realizar un diagnóstico diferencial ajustado a la edad y al desarrollo.

Frente a la reticencia del paciente suele situarse la ansiedad del clínico por evaluar prudentemente a la persona que tiene delante, especialmente si trabaja en entornos con evaluaciones de tiempo limitado. La sensación que tiene el clínico de ir contrarreloj aumenta la dificultad de llegar eficientemente al diagnóstico y el plan de tratamiento de una persona joven.

Para el paciente y el clínico por igual, el primer paso para lograr el éxito del diagnóstico y el tratamiento es fomentar la relación terapéutica de cooperación, la *alianza terapéutica*, con el paciente y sus cuidadores. Piense en Sophie, la chica de 14 años presentada al comienzo de este capítulo. Sophie comunica que no está de acuerdo con la evaluación de la situación que hace su madre y que no está interesada en sus servicios. Si simplemente abriera el DSM-5-TR y comenzara a leerle a Sophie las preguntas de los criterios diagnósticos, probablemente solo aumentaría su resistencia.

Si estuviéramos con usted en la sala de examen, escucharíamos hasta el final las preocupaciones de la madre de Sophie, lo que solidificaría la alianza terapéutica parental; le agradeceríamos la orientación y le diríamos que, después de escuchar lo que preocupa a los cuidadores, siempre hablamos a solas con los pacientes adolescentes. Describiríamos las reglas de esa conversación, a saber, que la entrevista es confidencial excepto si surgen alertas de seguridad, y luego invitaríamos a Sophie a sentarse a solas con nosotros. Hacemos esto porque así se desarrolla una mejor alianza; se obtienen respuestas más honestas cuando se entrevista a los adolescentes sin un progenitor o cuidador presente (Ford *et al.*, 1997; Gold y Seningen, 2009). Sin embargo, esta norma debe adaptarse a cada situación; no se debe forzar la separación con los adolescentes que no quieren que sus cuidadores abandonen la sala. Los niños más pequeños, o los adolescentes que parecen tener un desarrollo más inmaduro, suelen entrevistarse con mayor éxito si están presentes los cuidadores, tranquilizándolos.

Todos los jóvenes alcanzarán una mejor alianza terapéutica si se sienten tenidos en cuenta, escuchados y apreciados a través de *una interacción empática*. Incluso los clínicos con poco tiempo deben saber que posponer las preguntas diagnósticas concretas para realmente prestar atención al paciente y facilitar la interacción no lleva mucho tiempo. En nuestra experiencia, crear una alianza terapéutica comprometida desde el principio con un entrevistado reacio ahorra tiempo en general, gracias a una mayor cooperación con el proceso diagnóstico.

Comenzar con una frase que haga realmente referencia a lo dicho por el otro puede iniciar la interacción con el adolescente, como, por ejemplo, decirle a Sophie: "*Dijiste que te sientes bien y que no pasa nada malo. Me gustaría que me contaras más cosas sobre lo que te va bien en este momento…*". También se podría comenzar la conversación preguntando por algo importante para el paciente pero relativamente neutral, como: "*Tu madre dijo que vas a la escuela _____; ¿cómo es esa escuela?*". La escuela, los amigos, la familia y las actividades favoritas pueden ser temas apropiados y relativamente poco estresantes para iniciar una conversación. Si no lo son, intente preguntar cuál es su libro, actividad o equipo deportivo favoritos. A veces preguntamos por algo que el paciente lleva consigo, como pegatinas en una botella de agua o el logo de una camiseta. Siga el tema que haga que el paciente hable libremente empleando un tono emocional acogedor.

Cuando los jóvenes parecen reacios incluso a empezar a hablar, puede que encuentre que la conversación fluye mejor después de describir algo que vio. Esto demuestra que les ha estado prestando atención. Por ejemplo, *"Parecía que te resultaba realmente difícil seguir aquí sentada y no hacer nada mientras tu madre hablaba. ¿Estoy en lo cierto?"*. Si existe la oportunidad de comentar algo que vio y que se relaciona con el tema diagnóstico, también podría aprovecharla diciendo, por ejemplo, *"Vi que negabas con la cabeza cuando tu madre me contaba lo que sucedió ayer. ¿Dijo algo que no fuera cierto para ti?"*.

Con un niño muy pequeño, el iniciador de la conversación podría ser una simple observación, como un comentario sobre lo que lleva puesto o ha traído consigo; por ejemplo, *"Veo que tienes flores en tus zapatos; ¿los elegiste tú mismo?"*. También se puede comentar algo que el niño esté haciendo en ese momento –lo que hace con un juguete o el dibujo que está haciendo– para iniciar una conversación.

Una estrategia más sutil para construir la alianza terapéutica con un joven es moldear la forma de hablarle de manera que le demuestre que será un socio receptivo y resolutivo, en lugar de una autoridad que lo juzgará. Metafóricamente hablando, se trata de que usted y su joven paciente se sienten uno al lado del otro para hablar juntos del problema. De esa manera, el joven podrá hablar del problema sin verse involucrado como persona. Por ejemplo, Sophie podría sentirse menos a la defensiva si, en la conversación, uno se refiere a su "estado de ánimo" como la causa que la llevó a cortarse, en lugar de afirmar "te cortaste".

Un poco de humor a veces puede ayudar a que los jóvenes hablen. Si esto no le sale de forma natural, tenga en cuenta que mostrar algo de humildad acerca de uno mismo puede resultar conciliador y hacer que el paciente se ría un poco. Ambos tenemos hijos que nos recuerdan a diario que no hemos sido "guays" desde hace mucho tiempo (si es que alguna vez lo fuimos), y encontramos que reconocer abiertamente nuestro estatus como adultos no guays puede humanizarnos y hacer que el joven se sienta a gusto. Por ejemplo, *"¿Cómo se llama ese grupo de tu camiseta? No había oído hablar de ellos antes, lo que probablemente significa que son guays porque yo soy un poco anticuado"*. Cuando conozca a un paciente, utilice el humor autocrítico: hágase a sí mismo, no al nuevo paciente, el blanco de la broma.

Construir una alianza terapéutica con un joven debería llevar a conocer la verdadera queja principal del paciente. Para Sophie podría ser "Mi madre me está volviendo loca", "Mi novio es abusivo", "Oigo voces" o cualquier otra queja. Esto crea un contexto a partir del cual seguirán, lógicamente, otras indagaciones posteriores más detalladas. La conversación podría discurrir así: "*Entonces, durante esos momentos en que tu madre te está volviendo loca, ¿alguna vez piensas en hacerte daño?*". Las quejas principales del niño y del progenitor no tienen por qué coincidir; hemos realizado con éxito muchos tratamientos de principio a fin en jóvenes cuyas quejas principales nunca coincidieron totalmente con lo que los padres pensaban que era el problema.

Una vez que haya logrado que el joven interactúe y hable con usted, el proceso de diagnóstico y tratamiento, del modo que se describe en el resto de este libro, será más fácil de seguir. Nuestra experiencia indica que, una vez que empieza una alianza terapéutica razonable, el paciente responderá de forma más honesta a las preguntas sobre lo que crea que son los problemas que tiene en la vida. Ahora ya pueden adentrarse juntos en el territorio de su vida mental.

En resumen, sugerimos las siguientes técnicas para iniciar la alianza terapéutica con un niño y conseguir una entrevista diagnóstica útil:

- Prepárese brevemente antes de entrar en la sala, repasando la documentación disponible, para centrarse en el "por qué ahora", en el motivo del encuentro de hoy.
- Cuando resulte oportuno conforme al nivel de desarrollo, proponga hablar con el paciente sin la presencia de un cuidador.
- Comience la conversación con una observación o un tema importante para el paciente.
- Transmita brevemente que ha notado, escuchado y valorado la perspectiva del paciente.
- Demuestre que es el compañero de tratamiento del niño, en lugar de un juez adulto.
- Utilice el humor autocrítico para romper el hielo, como confesar su propia "falta de estilo".
- Pregunte cuáles son las principales preocupaciones o frustraciones del paciente.
- Intente formular las preguntas diagnósticas iniciales haciendo referencia a la queja principal del niño.

Capítulo 2

La entrevista a un joven que presenta malestar mental

En todo el mundo, los niños rara vez reciben a tiempo la atención que precisan para sus problemas de salud mental y conductual. Este problema se conoce desde hace mucho tiempo. Hace décadas, investigadores de Estados Unidos encontraron que el tiempo medio que tardaba un joven en comenzar su tratamiento de salud mental desde el inicio de los síntomas era de 8 a 10 años (Kessler *et al.*, 2005). En muchos sistemas asistenciales, solo alrededor de uno de cada cinco niños con un trastorno de salud mental diagnosticable recibe tratamiento durante la infancia (U.S. Public Health Service, 1999). Entre los niños que la atención primaria considera que necesitan alguna intervención de salud conductual, algo más de la mitad de los referidos a un especialista ni siquiera asistirán a una sola cita de tratamiento (Rushton *et al.*, 2002). En una encuesta más reciente de niños que necesitan atención mental en toda Europa, se encontró que solo el 32 % en los países con muchos recursos y el 19 % en los países con pocos recursos habían recibido algún tratamiento de salud mental en los 12 meses anteriores (Kovess-Masfety *et al.*, 2017).

Los motivos del escaso uso de los tratamientos específicos de salud mental durante la infancia son numerosos. Actúan como barreras el estigma, el escaso reconocimiento del problema, la limitada comprensión de los tratamientos por parte de la familia o el clínico, los problemas de cobertura del seguro, los procesos de derivación complicados y la disponibilidad limitada de especialistas de salud mental.

Hay muchos más problemas sociales de los que cualquier clínico pueda abordar. Afortunadamente, cada vez hay más oportunidades de que los clínicos participen en las mejoras significativas de los sistemas de salud conductual comunitaria. Mediante el apoyo de los pagadores y el rediseño de los sistemas, las consultas de atención primaria y los centros de salud escolares pueden llegar a desarrollar relaciones de cooperación o integración asistencial con los especialistas en salud mental. Esto traslada el apoyo de los especialistas directamente a lugares donde los jóvenes ya reciben servicios médicos. Los estudios han determinado que estas soluciones pueden ser clínicamente más efectivas e incluso ahorrarle dinero al sistema asistencial en general, hecho que ha captado la atención de los sistemas de salud y los pagadores.

Independientemente del sistema asistencial concreto que haya en su comunidad, subrayamos algunos de los aspectos clínicos generales que surgen por el camino al abordar los problemas de salud conductual infantil en los entornos comunitarios. Si es usted médico de atención primaria o representa a un sistema de salud que trata de mejorar la salud conductual comunitaria, detectar las oportunidades de mejorar cualquiera de las siguientes áreas mejorará probablemente la salud infantil:

- Reconocimiento del malestar mental
- Cribado del malestar mental
- Diagnóstico de un trastorno mental en particular
- Educación sobre los tratamientos de salud mental
- Enseñanza de estrategias de autoayuda a pacientes y cuidadores
- Inicio del asesoramiento y la terapia
- Prescripción adecuada de medicamentos

Reconocimiento del malestar mental

Antes de poder recibir servicios, hay que *reconocer* que el niño necesita algún tipo de asistencia. Los cuidadores difieren enormemente en su percepción de qué es lo que requiere ayuda profesional. El mismo conjunto de comportamientos disruptivos puede llevar a un cuidador a descartarlo como "Vaya, solo son chiquilladas ", mientras que otro quizá exija ver a un profesional. Las familias pueden resistirse activamente a reconocer o simplemente no darse cuenta de que el niño tiene un problema que podría requerir tratamiento. Por lo tanto, un primer paso esencial del proceso es que los familiares, los amigos, el personal escolar y los clínicos de atención primaria ayuden a los padres a reconocer qué se puede y qué no se puede abordar a través del tratamiento de salud mental, y a superar las barreras relacionadas con el estigma en caso necesario. Enseñar cuáles son las señales generales que indican problemas y a las que hay que estar atentos, como el empeoramiento del rendimiento escolar o la pérdida de la capacidad de divertirse, puede ayudar a reconocer el problema.

Cribado del malestar mental

Buscar proactivamente problemas de salud mental mediante preguntas directas o evaluando síntomas con una escala de calificación de salud conductual puede valer si hay clínicos disponibles para interpretar esa información y recomendar las acciones apropiadas. Las escalas de calificación son útiles porque son fáciles de administrar y permiten al clínico identificar problemas no reconocidos, obtener datos clínicos de múltiples informantes y recibir evaluaciones de la gravedad de los síntomas a seguir.

Las escalas de evaluación son imperfectas; nunca deben ser la única de un diagnóstico, ya que las preguntas pueden malinterpretarse, responderse de manera no veraz o simplemente no ser las correctas. Por ejemplo, un adolescente con problemas de falta de atención de reciente aparición podría tener un trastorno depresivo o un trastorno de ansiedad que se pasase por alto o se diagnosticase erróneamente si la única evaluación diagnóstica utilizada fuera una escala de síntomas del trastorno de déficit de atención/hiperactividad (TDAH). Un adolescente que niegue tener síntomas depresivos en una escala de evaluación, pero que se provoque autolesiones recurrentes y presente otros signos y síntomas del trastorno depresivo, seguirá teniendo que recibir atención especializada. Los pasos más valiosos del proceso de cribado son: seleccionar las escalas de evaluación correctas, interpretar los resultados en el contexto de la situación personal general de la persona y tomar medidas útiles si el cribado da un resultado positivo.

Diagnóstico de un trastorno mental en particular

Realizar un diagnóstico de salud mental y desarrollar un plan de tratamiento puede ser un desafío para el profesional de salud mental que dispone de 1 hora para completar una evaluación. Para aquellos que tienen poca experiencia o solo 15 minutos para evaluar a una persona, la tarea puede ser abrumadora. En un período de tiempo tan corto, todo lo que razonablemente pediríamos al clínico es que consiguiera la atención continua del niño, identificando el problema principal y su origen probable, en lugar de uno definitivo.

Un diagnóstico bien fundamentado según el DSM-5-TR (American Psychiatric Association, 2022) requiere tres cosas: 1) que la presentación clínica del niño cumpla los criterios diagnósticos específicos basados en síntomas; 2) que esos síntomas no estén causados por otros diagnósticos o factores estresantes, y 3) que esos síntomas estén afectando al funcionamiento del niño. Debido a que es difícil realizar un diagnóstico preciso, recomendamos dividir el proceso en varios pasos. Aconsejamos que, en una evaluación inicial breve con información incompleta, los clínicos consideren usar diagnósticos menos específicos, como el de trastorno disruptivo, del control de los impulsos y de la conducta no especificado, o el de trastorno depresivo no especificado. El diagnóstico podrá definirse con el tiempo mediante la recopilación de más información en citas posteriores. Este enfoque de múltiples pasos proporciona el tiempo necesario para recopilar información colateral y revisarla posteriormente, como serían los datos de las escalas de calificación del TDAH completadas tanto por maestros como por miembros de la familia.

Cuando un clínico identifica múltiples problemas en una cita inicial breve, hablar con el joven y sus cuidadores para identificar conjuntamente el problema principal permite un uso más práctico del tiempo. Por ejemplo, si un niño tiene rabietas con gritos, golpea a otros niños, duerme mal y a veces parece ansioso, el problema principal identificado podría ser de comportamientos externalizantes inseguros. En ese caso, los problemas de sueño del niño y la ansiedad intermitente podrían dejarse de lado para explorarlos más a fondo en una cita futura.

Educación sobre los tratamientos de salud mental

Educar a los niños y a las familias sobre los trastornos de salud mental que les han diagnosticado tiene un valor intrínseco. Además de satisfacer el deseo inherente de comprender mejor los problemas, impartir psicoeducación aumenta la capacidad del niño y del cuidador para lograr la salud. La resistencia a llevar a un niño a ver a un clínico de salud mental o a probar un medicamento psiquiátrico apropiado es común. Así que, incluso si se hace el mejor diagnóstico posible, este sirve de poco a menos que se conecte dicho diagnóstico con el tratamiento. Tenemos presente el consejo atemporal del médico Henry Cohen (1943): "Todos los diagnósticos son fórmulas provisionales diseñadas para la acción" (p. 24).

Buscar la acción correcta enseña a los pacientes y los cuidadores el valor que tiene recibir servicios de salud mental. Esto ayuda al paciente y a sus cuidadores a visualizar el proceso de tratamiento, lo que se sabe sobre la respuesta prevista al tratamiento y lo que probablemente sucederá sin este. Por ejemplo, podríamos ayudar a un cuidador que se muestra reacio a ver a un especialista de salud mental a entender que un episodio de depresión mayor sin tratar tarda de media unos 8 meses en resolverse por sí solo, lo cual, si sucede, es una gran parte de la vida y del desarrollo típico que un niño se perdería (Birmaher *et al.*, 2007). Para una familia que, debido a la disfunción del niño, ha perdido parte de su empatía hacia él (lo cual puede suceder con problemas externalizantes como el trastorno negativista desafiante), la psicoeducación sobre el trastorno, eliminando la culpabilidad, y la probabilidad de respuesta al tratamiento también pueden restablecer la empatía y el apoyo del cuidador.

Enseñanza de estrategias de autoayuda a pacientes y cuidadores

Si un médico de atención primaria delega en un profesional de salud mental para iniciar todas las formas de intervención, la atención del joven se retrasa. Los retrasos pueden deberse a resistencias relacionadas con el estigma, dificultades para negociar las restricciones del seguro y la espera a que haya un profesional disponible. Preferimos iniciar de inmediato alguna parte del plan de tratamiento una vez que se identifica el trastorno, siguiendo los pasos apropiados para el médico de atención primaria.

¿Qué tratamiento sería adecuado recomendar sin un clínico de salud mental? El primer paso del plan de tratamiento podría ser orientar al niño y a la familia hacia aquellas medidas de autoayuda que pudieran aplicar ya. Por ejemplo, el clínico podría abordar los malos hábitos de sueño del joven, que acompañan a muchos problemas diferentes de salud mental y conductual. Orientar sobre la higiene del sueño, como restringir el acceso a los mensajes de texto después de cierta hora de la noche, puede reducir la irritabilidad diurna y mejorar el estado de ánimo, como discutimos en el capítulo 15, "Inicio de intervenciones psicosociales".

También recomendamos determinadas lecturas o vídeos de autoayuda para ciertas situaciones, lo que a veces se denomina *biblioterapia*. La formación sobre cómo manejar las conductas disruptivas es un buen ejemplo, pues sabemos que un progenitor motivado puede realizar cambios significativos en la disciplina y el entorno del niño a partir de tales medidas sin la intervención de un terapeuta (Lavigne *et al.*, 2008). Existen muchos libros, sitios web y vídeos de alta calidad a disposición de los padres motivados para que traten de manejar, con métodos basados en la evidencia o habilidades informadas por la terapia cognitivo-conductual, las conductas disruptivas del menor. Sin embargo, incluso cuando los padres utilizan herramientas de autoayuda de alta calidad, es menos probable que ello afecte a los síntomas más graves, a la mayor disfunción familiar en general y a la mayor complejidad diagnóstica.

Inicio del asesoramiento y la terapia

Recomendamos la psicoterapia para cualquier joven con síntomas de moderados a graves que cumplan los criterios de algún diagnóstico de salud mental, o con síntomas leves que sean lo suficientemente persistentes y disfuncionales como para justificar la inversión de tiempo del joven. Hay excepciones a esta amplia generalización sobre cuándo recomendar la psicoterapia; por ejemplo, incluso en casos graves de TDAH, el joven puede ser tratado con éxito solo con medicamentos, pero esta es una excepción a la regla. Las formas concretas de psicoterapia que se prefieren difieren según el tipo de trastorno, por lo que le animamos a identificar primero el diagnóstico y luego a considerar las opciones que describimos en el capítulo 16, "Cómo iniciar una psicoterapia". Debido a que muchas familias evitan la psicoterapia, debe conocer sus preocupaciones e intentar abordarlas. Por ejemplo, *"Parecía que no estabas muy contento con la idea de trabajar con un terapeuta. ¿Qué te viene a la mente cuando piensas en esto?"*.

La psicoterapia individual es solo una de las fuentes de servicios ambulatorios para pacientes jóvenes. Los grupos de apoyo disponibles localmente, los servicios de intervención en crisis, las clases para padres, los grupos de habilidades sociales, la terapia familiar, los servicios de educación especial y los logopedas son solo algunos ejemplos más. Dado que los problemas de salud mental de los cuidadores pueden afectar a los trastornos de salud mental del joven, orientar a los cuidadores sobre el uso adecuado de la psicoterapia puede ayudar al niño o adolescente. El clínico puede usar una pregunta como *"Con todo lo que está pasando, ¿tienes a alguien a tu lado que esté ahí solo para ayudarte o apoyarte?"*. Algunos médicos de atención primaria pueden usar con los jóvenes técnicas de entrevista motivacional para reducir los comportamientos de abuso de sustancias, o técnicas de relajación o cognitivo-conductuales de otro tipo, durante las consultas de seguimiento.

Prescripción adecuada de medicamentos

Los médicos de atención primaria a menudo se sienten presionados a recetar de inmediato, en parte porque el proverbial talonario de recetas es una de las pocas herramientas de tratamiento disponibles con inmediatez. Esto puede ser bastante apropiado cuando el diagnóstico está claro, hay síntomas significativos presentes, existe una opción de medicación respaldada por la evidencia y el médico ya ha explicado los riesgos y beneficios de la medicación a la familia. De lo contrario, aconsejamos resistirse a recetar un fármaco de inmediato.

Una recomendación casi universal al prescribir medicamentos psiquiátricos a los niños es que la receta debería ir acompañada de alguna forma de intervención psicosocial: terapia o cambios en el entorno del niño. Otros principios de la prescripción a tener en cuenta son: comenzar con dosis bajas e incrementarlas lentamente con el tiempo ("comienza bajo, avanza despacio") y cambiar solo un medicamento a la vez para evitar confusiones en los resultados.

Aquí resumimos nuestras sugerencias sobre los tratamientos de salud mental infantil desde el abordaje de la atención primaria:

- Fomente la esperanza apropiada incluso en la entrevista inicial.
- Forme una alianza terapéutica con el joven y sus cuidadores.
- Utilice escalas de evaluación para recopilar más información clínica, pero siendo consciente de sus limitaciones.
- Solicite información colateral de otros informantes para garantizar un diagnóstico correcto.
- Entreviste a los adolescentes a solas para obtener una historia más completa, especialmente en caso de trastornos internalizantes.
- Observe el comportamiento y las interacciones del niño en la consulta, pues proporcionan gran parte de los hallazgos del examen del estado mental del niño.
- En una evaluación inicial breve, realice solo un diagnóstico provisional no especificado del DSM-5-TR.
- Espere utilizar más de una cita para refinar sus diagnósticos mediante evaluaciones de tiempo limitado.
- Guíe a la familia en la búsqueda de los siguientes pasos asistenciales que más convengan mientras se detectan las posibles barreras a abordar.
- En las afecciones leves, comience con enfoques de autoayuda, biblioterapia e intervenciones escolares.
- Considere derivar a la atención especializada a todo aquel que esté gravemente enfermo o que no esté mejorando.
- Utilice intervenciones psicosociales, como la psicoterapia, en la mayoría de los casos.
- Si los síntomas son de moderados a graves, considere comenzar el tratamiento con medicamentos, utilizando una estrategia respaldada por la evidencia.
- Utilice especialistas locales como respaldo para proporcionar asesoramiento y manejar a los pacientes más difíciles.
- Programe una cita de seguimiento incluso si el paciente se deriva a la atención especializada.

Edades comunes de la presentación de trastornos

Al evaluar a los jóvenes resulta útil recordar un axioma de la práctica clínica: "Cuando oigas cascos, piensa en caballos, no en cebras". Nos resulta más fácil detectar entidades psiquiátricas en los jóvenes si conocemos las edades típicas en que es probable que aparezcan. Por ejemplo, es poco probable que se diagnostique una anorexia nerviosa, un trastorno bipolar o una esquizofrenia en un niño de 4 años.

Aun así, hay pocas edades precisas en las que se deba o no considerar un diagnóstico particular. No podemos ofrecer reglas firmes, pero sí dar dos consejos prudentes:

1. Recuerde el dicho "las cosas comunes son comunes". Cuando se está viendo a un niño de 10 años, el trastorno de ansiedad por separación es más probable que la esquizofrenia.
2. Considere que el retraso del desarrollo puede influir en la edad y aparición de un trastorno. Por ejemplo, la encopresis, que rara vez se observa en adolescentes, puede ser más probable en un joven de 16 años con la edad mental aproximada de un niño de 4 años.

Creamos la tabla 2-1 a partir de una encuesta de hogares estadounidenses sobre diagnósticos de salud mental actuales o alguna vez asignados a jóvenes. Puede guiar sus investigaciones diagnósticas al resaltar cuán comunes pueden ser ciertos tipos de diagnósticos (ciertamente, las tasas de diagnósticos informadas por las familias no son equivalentes para todos los grupos a nivel mundial). Puede observar, por ejemplo, que los problemas de ansiedad son significativamente más comunes que la depresión en la salud infantil.

Según datos de la Encuesta Nacional de Comorbilidad (Merikangas *et al.*, 2010), los trastornos de ansiedad tienen una edad de inicio mucho más temprana de lo que muchos clínicos creen. La mitad de las personas que desarrollan un trastorno de ansiedad presentan síntomas a los 6 años; la mitad de aquellos con trastorno de la conducta comienzan a los 11 años, y la mitad de aquellos con trastornos del estado de ánimo comienzan a los 13 años (entre los adolescentes que tienen un diagnóstico de salud mental).

A medida que los niños crecen, algunas entidades, como la encopresis y el trastorno negativista desafiante, se vuelven menos probables, mientras que otras como el trastorno bipolar y la esquizofrenia se vuelven más probables. Creamos la tabla 2-2, que enumera los diagnósticos de aparición más probable en los diferentes grupos etarios infantiles, para reflejar esta diferencia común en las presentaciones. En general, podemos decir que las afecciones de salud mental diagnosticables aumentan con la edad. Aconsejamos no diagnosticar trastornos de la personalidad hasta al menos la adolescencia tardía, pues, por definición, la personalidad del niño se desarrolla y cambia de manera más activa que la del adulto.

TABLA 2-1. Frecuencias generales de los trastornos infantiles según las encuestas nacionales de salud infantil de los Estados Unidos

Trastorno	Cronología	Frecuencia
TDAH (edades 3-17)	Alguna vez le dijeron que tenía el trastorno	9,8%
	Actualmente tiene el trastorno	8,7%
Trastorno del comportamiento o de la conducta (edades 3-17)	Alguna vez le dijeron que tenía el trastorno	8,9%
	Actualmente tiene el trastorno	7,0%
Ansiedad (edades 3-17)	Alguna vez le dijeron que tenía el trastorno	9,4%
	Actualmente tiene el trastorno	7,8%
Depresión (edades 3-17)	Alguna vez le dijeron que tenía el trastorno	4,4%
	Actualmente tiene el trastorno	3,4%
Trastorno del espectro autista (edades 3-17)	Alguna vez le dijeron que tenía el trastorno	3,1%
	Actualmente tiene el trastorno	2,9%
Trastorno por consumo de sustancias (edades 12-17)	El año pasado	4,1%

Fuente: Bitsko *et al.*, 2022.

Evaluación de la salud conductual basada en la edad

Saber cuándo suelen aparecer los diferentes trastornos mentales y del comportamiento en los jóvenes puede ayudar al proceso de diagnóstico. Toda prueba de detección o investigación diagnóstica tiene más valor predictivo positivo cuanto mayor es la prevalencia general de la afección que se está investigando. Basándonos en las tasas de prevalencia y en nuestras propias experiencias clínicas, las siguientes son nuestras sugerencias a considerar ru-

TABLA 2-2. Trastornos seleccionados del DSM-5-TR a considerar en diferentes edades

Preescolar (2-5 años)	Edad escolar (6-12 años)	Adolescencia (13-17 años)
TDAH (edad ≥ 3, si es grave)	TDAH	TDAH
Trastorno del espectro autista	Trastorno de adaptación	Trastorno de adaptación
Trastornos de la comunicación	Trastorno de la conducta	Anorexia nerviosa
Encopresis	Trastorno de desregulación disruptiva	Trastornos bipolares
Discapacidad intelectual (trastorno del desarrollo intelectual)	Encopresis	Bulimia nerviosa
Trastorno negativista desafiante	Trastorno de insomnio y parasomnias	Trastorno de la conducta
Mutismo selectivo	Discapacidad intelectual (trastorno del desarrollo intelectual)	Trastorno de ansiedad generalizada
Trastorno de ansiedad por separación	Trastorno depresivo mayor	Trastorno de insomnio
Fobia específica	TOC	Discapacidad intelectual (trastorno del desarrollo intelectual)
	Trastorno negativista desafiante	Trastorno depresivo mayor
	TEPT	TOC
	Trastorno de ansiedad social	Apnea o hipopnea obstructiva del sueño
	Trastorno de síntomas somáticos	Trastorno negativista desafiante
	Trastorno específico del aprendizaje	Trastorno de pánico
	Fobia específica	Trastorno depresivo persistente
	Trastorno de la Tourette (tics)	TEPT
	Tricotilomanía (trastorno de arrancarse el cabello)	Esquizofrenia
		Trastorno de ansiedad social
		Trastorno de síntomas somáticos
		Trastorno específico del aprendizaje
		Fobia específica
		Trastorno por consumo de sustancias
		Trastorno de la Tourette (tics)
		Tricotilomanía (trastorno de arrancarse el cabello)

Fuente: American Psychiatric Association, 2022.

tinariamente durante el diagnóstico diferencial en los diferentes rangos de edad:

Edades 0-5: las discapacidades del desarrollo y los problemas de comportamiento disruptivo son los problemas predominantes a estas edades. Las escalas de evaluación de ámbito general a considerar en estas edades son las evaluaciones generales del desarrollo, las pruebas de detección del espectro autista y las medidas del aprendizaje socioemocional.

Edades 6-12: el TDAH y los trastornos disruptivos, del control de los impulsos y de la conducta; las discapacidades intelectuales; los trastornos de ansiedad, y los trastornos del estado de ánimo predominan a estas edades. Las escalas de evaluación de ámbito general a considerar en estas edades son las escalas de evaluación de síntomas del TDAH, las escalas de evaluación de la ansiedad, y las medidas de depresión y del espectro autista.

Edades 13-18: el trastorno depresivo mayor, los trastornos de ansiedad, el TEPT, los trastornos alimentarios, el TDAH, el trastorno por consumo de sustancias y el trastorno de la conducta predominan en estas edades. Las escalas de evaluación de ámbito general a considerar en estas edades son las escalas de evaluación de síntomas del TDAH, las escalas de evaluación de la ansiedad y las escalas de evaluación de la depresión.

Capítulo 3

La interacción con el joven que sufre una crisis de salud mental

La atención de salud mental y conductual de los jóvenes no siempre puede darse en situaciones tranquilas. A veces hay crisis que requieren una respuesta inmediata.

Lo primero que puede hacer el clínico ante cualquier crisis es centrarse. Mantener la mayor calma posible disminuye las proyecciones inconscientes que afectan negativamente a las circunstancias angustiosas del joven paciente. En los jóvenes y cuidadores al límite, toda crisis puede intensificarse aún más si el clínico, sin querer, expresa sus propios miedos, frustraciones o incluso ira ante determinada situación. En cambio, el clínico que, ante un joven y sus familiares en plena crisis, transmite calma, hablando con voz suave y pausada, generalmente ayuda a desactivar dicha crisis.

Las crisis de salud mental entre los jóvenes pueden surgir por muchas razones diferentes. Aquí explicamos cómo abordar las dos preocupaciones más frecuentes ante una crisis de salud mental en un joven: 1) la suicidalidad y las autolesiones, y 2) la agresión.

Suicidalidad y autolesiones

La suicidalidad juvenil es trágicamente común. En una encuesta autoinformada de 2019, realizada a adolescentes estadounidenses de la escuela secundaria, alrededor del 18,8 % de los encuestados habían considerado seriamente suicidarse en el último año, el 15,7 % habían hecho un plan de suicidio y el 8,9 % dijeron haberlo intentado, pero solo el 2,5 % refirieron haber buscado tratamiento médico al respecto (Ivey-Stephenson *et al.*, 2020). De hecho, son muy pocos los jóvenes con suicidalidad que ingresan en hospitales psiquiátricos. De una forma u otra, la gran mayoría de las crisis de suicidalidad se manejan en la comunidad. Algunos jóvenes no informan nunca a los clínicos sobre sus crisis e ideas de suicidio, guardándose la angustia para sí mismos o buscando apoyo en sus familias, amigos y figuras comunitarias.

Cuando un joven acude a la consulta en busca de apoyo, recomendamos comenzar con preguntas amplias como: *"En las últimas semanas, ¿alguna vez has deseado estar muerto?"* o *"En las últimas semanas, ¿has pensado alguna vez en hacerte daño?"*. Si obtiene respuestas que parezcan positivas u observa señales no verbales de que esto pudiera ser un tema difícil para el paciente, haga preguntas de seguimiento más específicas como: *"En las últimas semanas, ¿has pensado en quitarte la vida?... ¿Piensas en quitarte la vida en este momento?"*.

Para hacer este proceso más sencillo a los especialistas que no son de salud mental y con el fin de ofrecer un procedimiento estándar, algunas preguntas iniciales como estas para cribar el suicidio se han resumido en un breve cuestionario llamado *Ask Suicide-Screening Questionnaire* (ASQ), disponible en línea en el National Institute of Mental Health de Estados Unidos (Tabla 3-1). Las respuestas "No" a los primeros cuatro ítems verbales del ASQ indican un cribado negativo, sin necesidad de hacer la pregunta final. Si la persona responde afirmativamente al ítem 5 del ASQ, necesita una evaluación adicional, pero el juicio clínico general del evaluador siempre prevalece sobre las respuestas específicas de los ítems del ASQ; realizar una evaluación de riesgo no consiste solo en completar una lista de verificación. Al evaluar formalmente el riesgo de suicidio, el clínico debe entrevistar al paciente, en lugar de confiar en un cuestionario autoadministrado.

Evaluar la seguridad general de alguien con pensamientos suicidas requiere comprender su situación con más detalle, ya que no todas las personas que han tenido pensamientos suicidas necesitan hospitalización psiquiátrica, el nivel de atención más intensivo. Consideramos este proceso como la obtención y el registro de la suficiente información clínica, de manera que cualquier persona razonable pueda sopesar esa misma información y llegar a una conclusión similar sobre las necesidades inmediatas de seguridad del paciente.

Para realizar una evaluación de seguridad, el clínico pregunta al joven por sus pensamientos, planes, comportamientos pasados, síntomas actuales y apoyos sociales. El secreto para obtener tal información de un joven que se muestra reacio a participar es proyectar un deseo genuino de escuchar cómo son las cosas para él o ella en su mundo. El estilo de conversación puede ser muy personal si se muestra un interés genuino y se le da tiempo para hablar. Los adolescentes son más propensos a cerrarse en presen-

TABLA 3-1. Elementos de la entrevista del instrumento de preguntas para cribar el suicidio (ASQ)

	Sí	No
1. En las últimas semanas, ¿has deseado estar muerto?		
2. En las últimas semanas, ¿has sentido que tú o tu familia estaríais mejor si estuvieras muerto?		
3. En la última semana, ¿has tenido pensamientos de quitarte la vida?		
4. ¿Alguna vez has intentado suicidarte? (si es así, cuándo y cómo) (si la respuesta es sí a cualquiera de las anteriores, pregunte el siguiente ítem)		
5. ¿Piensas en suicidarte en este momento?		

Fuente: National Institute of Mental Health, 2024.

cia de alguien que sienten que es falso, despectivo o indiferente con ellos.

Hacia el final de la evaluación, también se puede preguntar directamente al joven: "*¿Necesitas ayuda para garantizar tu seguridad?*", con el fin de conocer su autoevaluación general. Un joven en situación de riesgo relativamente bajo puede decir que tiene pensamientos suicidas pero que nunca actuaría en consecuencia porque iría en contra de sus creencias religiosas hacerlo, que no tiene planes específicos de autolesionarse y que tiene buenos apoyos sociales. En cambio, un joven en situación de mucho mayor riesgo puede decir que tiene planes muy concretos de autolesionarse mediante un método letal (por ejemplo, un arma de fuego o el ahorcamiento) al que dice tener acceso, que no tiene nada por lo que vivir y que no tiene apoyos sociales activos en su vida. Es esa imagen general la que se evalúa para determinar si el riesgo es alto o bajo.

Hay una lista de ejemplos de preguntas que se podrían hacer para evaluar la seguridad en la Evaluación Breve de Seguridad ante el Suicidio (*Brief Suicide Safety Assessment*, BSSA), que está disponible de forma gratuita en línea a través del National Institute of Mental Health (v. www.nimh.nih.gov/sites/default/files/documents/research/research-conducted-at-nimh/asq-toolkit-materials/youth-ed/bssa_ed_youth_asq_nimh_toolkit.pdf).

A continuación se citan ejemplos de las preguntas de criba del suicidio que propone la BSSA, seguidas de preguntas de seguimiento sobre los estresores actuales y el apoyo social, en el orden sugerido en que se podrían hacer al paciente:

- En las últimas semanas, ¿has estado pensando en quitarte la vida?
  - *Si es así, pregunte* "¿Con qué frecuencia?", "¿cuándo fue la última vez?".
- ¿Tienes un plan para suicidarte?
  - *Si es así, pregunte* "¿Cuál es tu plan?".
  - *Si no, pregunte* "Si fueras a suicidarte, ¿cómo lo harías?".
- ¿Alguna vez has intentado hacerte daño?
- ¿Alguna vez has intentado suicidarte?
  - *Si es así, pregunte cómo, cuándo y por qué, y evalúe la intención.*
- ¿Hay algún adulto de confianza con el que puedas hablar?
- ¿Hay algún conflicto en casa que sea difícil de manejar?
- ¿Sientes alguna vez en el colegio tanta presión como para no poder soportarla?
- ¿Te están acosando o molestando?
- ¿Conoces a alguien que se haya suicidado o haya intentado suicidarse?
- ¿Cuáles son algunas de las razones por las que *no* te quitarías la vida?

Un aspecto único de las evaluaciones de seguridad con jóvenes es la comunicación con los cuidadores. Aunque la parte principal de la entrevista de seguridad sobre el suicidio se lleva a cabo a solas con el joven, hacer entrar a un cuidador para recopilar información colateral es importante, tanto para revisar los aspectos principales del cuadro como para repasar los aspectos de seguridad. Primero, dígale al paciente que necesita comentar los problemas de seguridad con su padre o tutor legal, para que esto no sea una sorpresa.

Al hablar con un progenitor de los problemas de seguridad planteados por un joven, pregunte primero si ya han hablado del problema en cuestión. Cuando un menor plantea problemas de seguridad durante la entrevista individual, es una práctica generalmente aceptada comentar estos problemas con un progenitor. El objetivo explícito de crear un entorno más seguro para el joven puede ser motivo suficiente como para quebrar la confidencialidad individual del menor. Después de una entrevista conjunta y de hablar sobre la seguridad, suele ser útil preguntar al progenitor si le gustaría compartir algo en privado; a veces los padres retienen información muy importante delante de los hijos.

El rango de respuestas apropiadas a una crisis que cursa con pensamientos suicidas en un joven es muy amplio. Por ejemplo, los cuadros menos graves podrían abordarse con recomendaciones de asesoramiento ambulatorio y planificación general de la seguridad en el hogar, como aumentar la supervisión, eliminar el acceso fácil a medios letales de autolesión y planificar a quién contactar en caso de una crisis futura. Recursos como las consultas de crisis de acceso rápido, los servicios de crisis con visitas a domicilio (donde los haya) o los contactos más frecuentes con un consejero pueden ayudar a manejar las situaciones de mayor riesgo en un entorno ambulatorio. La hospitalización puede ser muy útil para mantener al joven seguro durante una crisis aguda, aunque los beneficios generales reportados *a posteriori* por estos pacientes tras la hospitalización varían.

En algunos casos, un paciente joven puede presentar una crisis con riesgo de autolesión pero negar tener cualquier pensamiento o plan de suicidio. Es importante aclarar esta posible discrepancia con el joven y asegurarse después de que el cuidador también entienda la situación. Los jóvenes que utilizan la autolesión como mecanismo de afrontamiento lo están pasando claramente mal y requieren apoyo. También necesitan aprender a usar estrategias de afrontamiento alternativas, en lugar de la autolesión. Como mínimo, se puede aconsejar a estos jóvenes que continúen con la terapia ambulatoria después de la crisis.

Intencionadamente no hemos mencionado los medicamentos como una de las formas de responder a una crisis de suicidio. Aunque los fármacos antidepresivos pueden ofrecer beneficios para algunos jóvenes con trastornos depresivos, si lo hacen, la respuesta tarda en aparecer y no son el medio adecuado para resolver rápidamente una crisis de suicidio. El enfoque de la respuesta a la crisis debe centrarse en el asesoramiento, los apoyos sociales y la reducción del acceso a los medios letales.

Agresión

Otra presentación muy común de las crisis juveniles es la agresión. De hecho, cuando se lleva a niños preadolescentes a un servicio de urgencias por un problema de salud mental, la agresión suele ser la preocupación principal (Tolliver *et al.*, 2022). La agresión es un problema bastante pandiagnóstico, ya que los jóvenes con muchos trastornos de salud mental diferentes (o incluso sin un trastorno de salud mental de base) pueden presentar crisis de agresión. Típicamente, la agresión ocurre cuando el joven percibe en sí mismo una necesidad o deseo vital que siente que no puede lograr por medios distintos de la fuerza. El suceso desencadenante de la agresión no tiene por qué ser algo que otros perciban como un deseo vital, como cuando un padre impone un tiempo de pantalla limitado.

Los jóvenes con habilidades lingüísticas limitadas tienen más dificultades para encontrar su lugar en el mundo y expresar sus deseos y necesidades. Los padres de niños pequeños reconocen este hecho, ya que los niños de edad preescolar a menudo utilizan la agresión para conseguir lo que quieren, como al gritar "¡Es mío!" mientras quitan un juguete de las manos de otro niño. Las rabietas también son una forma temprana muy común de comportamiento agresivo verbal o físico cuando los niños pequeños quieren obtener algo de sus cuidadores. Durante el desarrollo típico, los niños aprenden normalmente a usar la palabra para negociar y satisfacer sus necesidades.

Este proceso típico del desarrollo que se aleja del uso de la agresión puede desviarse por varias razones, como cuando hay retrasos significativos del desarrollo (por ejemplo, de la comunicación), cuando los niños sufren agresiones de los adultos como acto normalizado, o cuando los niños aprenden que los comportamientos equivalentes a las rabietas les siguen funcionando mejor que otras estrategias para conseguir lo que quieren. Por eso, los jóvenes llevados a un servicio de urgencias por crisis de agresión suelen presentar discapacidades del desarrollo como el trastorno del espectro autista, tener un historial de exposición significativa a traumas pasados o presentar un largo historial de patrones de comportamiento oposicionista en casa.

El clínico debe considerar cómo le sirve la agresión al niño de forma de comunicación primitiva al teorizar sobre la etiología de la agresión. Sin embargo, muchos otros trastornos de salud mental pueden contribuir a que el niño tenga un estado de ánimo irritable o crear condiciones en las que sea más probable que ocurra el estallido agresivo. El diagnóstico diferencial de las posibles afecciones subyacentes que causan irritabilidad o facilitan la agresión es amplio y abarca gran parte del DSM-5-TR (American Psychiatric Association, 2022). Por ejemplo, la agresión no es un signo o síntoma del TOC en el DSM-5-TR, pero si a un niño con TOC grave se le impide realizar uno de sus rituales compulsivos, este puede reaccionar de manera poco característica contra la persona que lo hace.

Al evaluar a un joven que ha tenido recientemente o está sufriendo una crisis de comportamiento agresivo, aborde la situación teniendo en cuenta la seguridad. Garantice su propia seguridad, la de otras personas y la del niño durante el proceso de evaluación.

Las evaluaciones de las crisis de salud mental podrán llevarse a cabo con mayor seguridad si primero se tiene la ocasión de preparar el entorno donde se realizará la evaluación. Se puede simplificar el espacio eliminando los objetos que distraen, los elementos que representan un riesgo potencial para la seguridad (por ejemplo, cualquier aguja que pueda haber en el servicio de urgencias) y los objetos peligrosos que puedan ser lanzados o rotos; también se deberían abordar los posibles peligros del edificio (por ejemplo, evitar entrevistas en lugares aislados). Al trabajar con pacientes que se sabe que son agresivos, los evaluadores deben tratar de situarse cerca de la puerta (para poder salir fácilmente en caso de necesidad) y tener una forma clara de solicitar ayuda si ello fuera necesario.

Es importante distinguir los comportamientos juveniles que son *perturbadores* de aquellos otros que son *inseguros*. Un niño que grita agresivamente no está en la misma situación que un niño que ataca físicamente a otros. Hay que saber cuándo un comportamiento es tan inseguro que requiere una intervención restrictiva y cuándo el niño puede expresar su ira de forma segura sin restricciones. En un servicio de urgencias, por ejemplo, usar una contención o una inyección forzosa de medicación no sería lo apropiado para un niño que presenta comportamientos disruptivos como expresar verbalmente su ira ante sus circunstancias generales. Muchos niños que llegan a los hospitales en crisis agresivas tienen historiales de traumas pasados, y deseamos evitar la contención de estos niños porque puede resultar retraumatizante.

Por lo general, aunque no siempre, la agresión física ocurre después de otros pasos reconocibles de camino hacia el acto agresivo. En este proceso cabe esperar que la agitación verbal (alzar la voz, gritar) ocurra antes de la agitación física (caminar de un lado a otro o golpear objetos), esta antes de las amenazas verbales (amenaza de consecuencias si no se cumplen las demandas), estas antes de las amenazas físicas (levantar el puño, lanzar objetos a una persona) y estas antes de la violencia física hacia alguien. Aunque podría ser apropiado mostrar la escucha calmada y el apoyo habituales a un niño verbal o físicamente agitado, cuando este llega al nivel de proferir amenazas verbales o físicas se hace necesario un enfoque diferente. En general, si el niño está lanzando amenazas, aconsejamos retroceder y darle espacio, pedir apoyo adicional si procede y está disponible, y minimizar o detener la interacción verbal hasta que el niño esté más tranquilo.

Esto refleja, de alguna manera, el consejo común que se ofrece a los padres de un niño pequeño con una rabieta: hablar o negociar con un niño durante una rabieta es improductivo. En su lugar, ignorar o alejarse de la rabieta es esencialmente el mejor enfoque para lograr que el niño aprenda que sus comportamientos de amenaza física o verbal no funcionan para conseguir lo que quiere. Cuando vuelva a estar tranquilo y comunicativo, el niño verá que la vida continúa.

Con las circunstancias dispuestas de tal manera que se pueda realizar la entrevista con el niño de forma segura, el proceso de diagnóstico puede proceder como de costumbre. Prestamos atención a lo que haya sucedido antes con otros episodios agresivos, atendiendo especialmente a la secuencia de hechos (prestando especial atención a la historia ofrecida por los padres) y a lo que pueda haber cambiado en el mundo del niño para llevarlo al episodio agresivo actual. En los niños con pautas de medicación a largo plazo, las crisis a veces se producen con los cambios de medicación, por lo que nos aseguramos de preguntar también sobre este particular.

Cuando el menor tiene las habilidades verbales muy limitadas, los actos agresivos deben investigarse con el cuidador buscando la posible función del comportamiento en lo que se denominaría, en términos generales, el ABC del análisis funcional del comportamiento: ¿qué estaba sucediendo antes (Antecedentes), durante (Comportamiento o *Behavior*) y justo después (Consecuencias) del comportamiento que pudiera explicar por qué ocurrió y, por lo tanto, qué podría influir para que ocurra nuevamente en el futuro? Este proceso de cuestionamiento puede llevar a hipótesis sobre qué desencadena o perpetúa la agresión, lo que puede llevar a nuevos ensayos de enfoques de intervención para ver si el patrón de comportamiento agresivo cambia (v. capítulo 15, "Inicio de intervenciones psicosociales", para más información sobre el análisis funcional del comportamiento).

A menudo, los padres o el personal del hospital piden que se prescriba un medicamento para tratar la agresividad, pero no hay una respuesta sencilla que se ajuste a cada situación. El tratamiento agudo, en el momento de un estado de ánimo irritable y agresivo, comienza por hablar y escuchar, no por la medicación. El siguiente paso es la resolución de problemas. En un servicio de urgencias, esto puede ser algo tan concreto como atender las necesidades básicas del niño, llevándole algo de comer y de beber.

Los únicos medicamentos aprobados por la FDA para tratar la irritabilidad en los jóvenes son la risperidona y el aripiprazol, pero únicamente están aprobados en el contexto de un trastorno del espectro autista. Los estados de ánimo agresivos pueden alterarse agudamente mediante la administración juiciosa de antihistamínicos (con algún riesgo de excitación paradójica), benzodiacepinas (con algún riesgo de empeoramiento por desinhibición) y medicamentos antipsicóticos. Si decide recurrir a los medicamentos, siempre se deben ofrecer primero las formulaciones orales y se deben buscar tanto el consentimiento como la conformidad. Si es necesario, estos medicamentos pueden administrarse por vía intramuscular o, en casos muy raros, por vía intravenosa, pero dicho uso de emergencia y forzoso debe ser siempre un tratamiento de segunda línea y llevarse a cabo de acuerdo con los reglamentos y leyes locales. Aunque a veces es necesario, el uso de la medicación forzada a un niño o adolescente es siempre el camino clínicamente indeseado.

Finalmente, si un paciente tiene un diagnóstico de base del DSM-5-TR para el que existe un tratamiento farmacológico reconocido como efectivo, como sería la administración de un estimulante en el TDAH, esta intervención con medicamentos debe incluirse en el plan asistencial. Seguir un tratamiento basado en la evidencia y centrado en la persona para cualquier afección subyacente es una de las mejores maneras de abordar la agresión recurrente en un joven.

Planificación poscrisis para cuidadores

Después de abordar una crisis importante con un joven, es útil desarrollar un plan de prevención de futuras crisis. A continuación se presenta una lista de consejos que puede proporcionar a los padres para la planificación poscrisis en el hogar:

1. En el entorno del hogar, mantenga un ambiente tranquilo y continúe con las rutinas habituales.
2. Siga las reglas típicas de la casa, pero elija sus batallas. Por ejemplo:

   - Si el niño muestra comportamientos agresivos o peligrosos, intervenga de inmediato.
   - Si el niño se muestra rebelde verbalmente, es posible que pueda ignorar sus palabras.

3. Proporcione la supervisión adecuada hasta que la crisis se resuelva (es decir, que haya siempre un adulto presente).
4. Elabore un plan específico de prevención de crisis:

   - Identifique posibles desencadenantes de una crisis (como una discusión).
   - Planifique con el niño qué hacer la próxima vez que aparezcan los desencadenantes (por ejemplo, alejarse de la

situación hasta sentirse tranquilo de nuevo, llamar a un amigo, participar en una actividad que le distraiga).

5. Anime a su hijo a ir al colegio a menos que un médico indique lo contrario.

6. Asista a la próxima cita programada con su médico.

7. Administre los medicamentos según las indicaciones del médico o psiquiatra del niño.

8. Empiece cada día y noche con un plan de cómo se empleará el tiempo; esto debería ayudar a prevenir el aburrimiento y las discusiones en el momento.

9. Si existen riesgos de autolesión, asegure y guarde bajo llave todos los medicamentos y objetos que el niño o adolescente pudiera usar para hacerse daño, incluyendo lo siguiente:

   • Objetos afilados como cuchillos y navajas.
   • Materiales que puedan ser utilizados para estrangular, como cinturones, cuerdas, sogas y sábanas.
   • Armas de fuego y municiones (estas deben guardarse bajo llave y en lugares separados entre sí).
   • Medicamentos de todos los miembros de la familia, incluidos los de venta libre.

10. En caso de otra crisis, haga lo siguiente:

    • Contacte con su proveedor de atención médica.
    • Llame al 911 para que su hijo sea trasladado al servicio de urgencias más cercano si cree que el niño, usted mismo u otra persona ya no están a salvo debido a su comportamiento.
    • Utilice las líneas directas de crisis y suicidio locales y nacionales.

Capítulo 4

La colaboración frente a problemas clínicos comunes

Aunque cada niño o adolescente es único, hay muchos problemas comunes que constituyen la mayoría de las razones por las que los jóvenes acuden a la atención clínica. Durante la formación, el clínico aprende a reconocer estos patrones de problemas comunes. Se ven cientos de niños y adolescentes, se discuten los casos con los supervisores clínicos y se desarrolla la habilidad subconsciente de reconocer rápidamente el modo en que determinado niño se ajusta a los patrones comunes. Por ejemplo, se podría reconocer rápidamente que el patrón de presentación de un niño es típico de una adaptación sin complicaciones a un nuevo colegio en lugar de un episodio de depresión mayor. Estos patrones subconscientes tienen un gran valor para el clínico, ya que mejoran su eficacia y su eficiencia clínicas.

Sin embargo, confiar en la experiencia como guía de la práctica actual puede causar al menos dos problemas en el proceso diagnóstico: no reconocer que la experiencia personal en la práctica no se aplica a todas las situaciones y descuidar la posibilidad de cometer errores diagnósticos basados en suposiciones. En primer lugar, incluso los clínicos experimentados cometen errores. Podríamos asumir que un adolescente tiene un caso común de infelicidad situacional (como un trastorno de adaptación) y luego no considerar si su aislamiento social es el resultado de un maltrato, una depresión mayor o una psicosis. O podríamos asumir que la incapacidad de un niño para jugar con los demás representa un trastorno del neurodesarrollo, por lo que no preguntaríamos por las expectativas culturales del juego interactivo en una familia. Incluso un clínico experimentado necesita mantener su curiosidad en lo relativo al paciente, su familia y su entorno cultural, mientras permanece atento a la posibilidad de cometer errores.

En segundo lugar, la mayoría de los jóvenes son evaluados y tratados de sus enfermedades mentales por médicos de atención primaria con formación limitada en salud mental. Estos médicos a menudo tienen una notable experiencia clínica en la atención de niños y adolescentes, pero su formación especializada en salud mental suele ser limitada. Al médico sin formación especializada en salud mental le vendría bien ser prudente y buscar ayuda antes de tomar decisiones.

Los siguientes apartados, y sus tablas acompañantes, están destinados a servir de guías generales sobre el modo de abordar los problemas clínicos comunes tal como podrían aparecer en la práctica. En cada tabla se identifica un problema clínico común, se muestran las categorías diagnósticas a las que se podría asignar y se sugieren preguntas de cribado simples para guiar la investigación clínica. Diseñamos la mayoría de las preguntas para formularlas a un joven. Si la pregunta está diseñada para hacérsela a un cuidador, la etiquetamos "para el cuidador".

Estas son las categorías comunes de problemas clínicos que hemos organizado en este capítulo:

- Bajo rendimiento académico
- Retraso del desarrollo
- Comportamiento disruptivo o agresivo
- Ánimo retraído o triste
- Ánimo irritable o lábil
- Comportamiento ansioso o evitativo
- Quejas físicas recurrentes o excesivas
- Problemas de sueño
- Autolesiones y suicidalidad
- Abuso de sustancias
- Alimentación alterada
- Salud mental materna posparto

Bajo rendimiento académico

Para tener éxito en un entorno de trabajo, la persona necesita tener la capacidad de tener éxito, el deseo de tener éxito y un entorno que permita el éxito. Las distracciones importantes de la vida o las enfermedades incapacitantes pueden, lamentablemente, descarrilar a una persona que, de otro modo, llegaría a encontrar el éxito. Aunque esa simple descripción podría usarse para describir casi cualquier lugar de trabajo adulto, los mismos puntos son ciertos para los niños en el colegio. El colegio es el lugar donde trabajan los niños y adolescentes.

Al ver a un niño al que le cuesta tener éxito en el colegio, resulta útil considerar en toda su amplitud los posibles impedimentos (Tabla 4-1). Al igual que un adulto con problemas en el

TABLA 4-1. Preguntas para cribar el bajo rendimiento académico

	Preguntas sugeridas
Primero considere	
Maltrato	"¿Hay algo o alguien que te haya hecho sentir incómodo o inseguro?"
	(para el cuidador) "¿Le ha ocurrido algo a su hijo que realmente no debiera haberle sucedido?"
Acoso escolar	"¿Otros niños te han estado molestando o haciéndote sentir miedo?"
Alteración sensorial	"¿Alguna vez has notado algún problema del oído o la vista?"
Posibilidades diagnósticas comunes	
TDAH	(para el cuidador) "Incluso cuando quiere aprender, ¿se muestra su hijo demasiado distraído o hiperactivo como para lograrlo?"
Discapacidad intelectual (trastorno del desarrollo intelectual)	(para el cuidador) "¿Siempre ha habido problemas de aprendizaje? ¿Hubo retrasos tempranos en el desarrollo, como retrasos del habla?"
Trastorno específico del aprendizaje	"¿Hay alguna asignatura o actividad en el colegio, como la lectura, que te sea particularmente difícil?"
Trastorno del estado de ánimo o de ansiedad	(para el cuidador) "¿El bajo rendimiento escolar empezó después de un problema de ansiedad o depresión?"
Trastorno negativista desafiante o trastorno de la conducta	(para el cuidador) "¿Su hijo sencillamente se niega a hacer los deberes del colegio?"
Trastorno por consumo de sustancias	"¿Has estado consumiendo drogas o alcohol?"

trabajo, el joven puede presentar deficiencias relacionadas con 1) su capacidad, 2) su deseo o su esfuerzo, 3) el entorno académico, 4) las pertubaciones biográficas o 5) un trastorno mental incapacitante.

La colaboración frente a problemas clínicos comunes   **33**

Los problemas de *capacidad* son los que consideramos de inmediato para asegurarnos de no pasarlos por alto. La capacidad más básica es la sensorial. Las pruebas de audición y de visión son fáciles de realizar, y un audífono o un nuevo par de gafas pueden marcar una gran diferencia. Las deficiencias motoras, como la incapacidad física de escribir o enunciar claramente, también pueden manejarse eficazmente a través de la terapia física, ocupacional o del habla.

Las discapacidades intelectuales, por supuesto, influyen enormemente en el éxito escolar. Se puede determinar si un niño pequeño se ha quedado atrás en los hitos del desarrollo comparando sus características con la lista de expectativas del rango normal (v. capítulo 13, "Reconocimiento de señales de alerta en el desarrollo", tabla 13-1). Las escalas de calificación del desarrollo cumplimentadas por el cuidador, como los cuestionarios de edades y etapas (ASQ), ayudan en esta tarea: también se puede simplemente preguntar al cuidador si ha notado algo preocupante en el habla, la comprensión o el desarrollo físico del niño. Sospecharíamos una discapacidad intelectual si el niño presenta retraso en varias áreas. Las puntuaciones de las pruebas de CI proporcionan datos útiles, pero también debe haber deficiencias en el funcionamiento adaptativo para hacer un diagnóstico de discapacidad intelectual. Los servicios de intervención temprana y/o el programa de educación especial del distrito escolar de que se trate deben involucrarse lo antes posible para mejorar los resultados en caso de que se sospeche un retraso global del desarrollo o una discapacidad intelectual.

Las discapacidades específicas del aprendizaje a menudo se detectan mucho más tarde que la discapacidad intelectual general porque los déficits pueden no hacerse evidentes hasta que aumentan las exigencias escolares. Las tres categorías generales de la discapacidad específica del aprendizaje son la lectura, la escritura y el cálculo. La característica distintiva de la discapacidad específica del aprendizaje es que el niño rinde mucho peor de lo esperado, en función de su intelecto general y su esfuerzo, en un área académica concreta.

El *deseo o esfuerzo* en el colegio se refiere a la motivación para alcanzar el éxito. Una persona con intelecto bajo o medio pero con fuerte motivación puede tener más éxito escolar que otra con intelecto alto pero escasa motivación. No existe ninguna solución rápida para los problemas de motivación. A los padres que buscan una, puede ser útil aclararles que no existe ninguna medicina que genere motivación en los niños. En los niños pequeños, la motivación escolar comienza por tener relaciones familiares saludables y pasar habitualmente con los padres buenos ratos, lo que fomenta en los niños el deseo de cumplir con las expectativas de los adultos. Las experiencias positivas de perseguir y alcanzar pequeñas metas en diferentes áreas de la vida construyen aún más el sentido de competencia y resiliencia del niño. También son necesarias expectativas familiares claras y razonables con respecto a los logros escolares del niño. En los niños mayores, este deseo de tener éxito idealmente evoluciona hacia el esfuerzo académico, pues quieren complacerse a sí mismos, en lugar de simplemente complacer a otros.

El *entorno académico* afecta al rendimiento porque no todos los colegios ni todas las aulas se adaptan a cada niño. Por ejemplo, un niño que se distrae fácilmente no se desenvolverá bien en un aula ruidosa y abarrotada, y un niño con discapacidad específica de la escritura no se desenvolverá bien en una clase que requiera completar grandes volúmenes de trabajo escrito a diario. Preguntar sobre el ambiente de la clase y el espacio de trabajo del niño en casa puede ayudar a identificar estos problemas.

Las *perturbaciones biográficas* impiden el éxito al desviar la atención del niño de sus tareas escolares. El maltrato, la negligencia y el acoso son las perturbaciones más importantes que debemos detectar de inmediato para que los servicios de protección infantil y los funcionarios escolares puedan intervenir. Los niños pueden presentar descensos del rendimiento escolar debido a factores de estrés familiar como la separación o el divorcio de los padres, o a consecuencia de problemas en las relaciones con sus compañeros. Es útil preguntar: "*Cuando intentas hacer tus tareas escolares pero te distraes, ¿en qué estás pensando?*".

Los *trastornos o enfermedades mentales* descritos en el DSM-5-TR (American Psychiatric Association, 2022) pueden crear problemas escolares. Por ejemplo, el trastorno depresivo mayor, el trastorno depresivo persistente, el trastorno de ansiedad generalizada, el trastorno obsesivo-compulsivo (TOC), el trastorno de ansiedad social, el trastorno negativista desafiante, el trastorno de la conducta, el trastorno por consumo de sustancias y el trastorno de estrés postraumático (TEPT) afectan negativamente al rendimiento escolar del niño. Las enfermedades médicas crónicas, especialmente si provocan dolor crónico, también reducen la capacidad de concentrarse en el colegio.

El trastorno de déficit de atención/hiperactividad (TDAH) se sitúa en la cima de los trastornos mentales en términos de incidencia general (> 5 %) y de solicitudes de tratamiento por parte de las familias. Buscaremos el TDAH si las dificultades relacionadas con la atención o la hiperactividad se remontan a los primeros años de la escuela primaria y no se atribuyen fácilmente a ninguna de las causas mencionadas anteriormente. Es poco probable que los problemas de atención de inicio relativamente repentino estén causados por el TDAH. Otra cosa a tener en cuenta es si los síntomas similares al TDAH están presentes o no en varios entornos (como en el colegio y en casa). La buena noticia es que al identificar correctamente una enfermedad incapacitante como el TDAH, se tiene la oportunidad de tratar y resolver el problema escolar.

La colaboración frente a problemas clínicos comunes **35**

Retraso del desarrollo

El desarrollo de una persona desde la infancia hasta la adultez es asombroso en amplitud y complejidad. Debido a que no todas las personas se desarrollan al mismo ritmo o adquieren las habilidades en el mismo orden, detectar un deterioro importante del desarrollo puede resultar difícil (Tabla 4-2). Por ejemplo, un niño puede aprender a caminar sin haber gateado nunca o puede parecer tener retraso del habla a los 18 meses pero presentar un habla avanzada a los 2 años. Menos de la mitad de los niños con retrasos significativos del desarrollo se identifican antes de comenzar la escolarización, lo que retrasa el inicio del tratamiento. Por lo tanto, todo lo que los clínicos puedan hacer para ayudar a los cuidadores a detectar estos problemas podrá alterar la trayectoria de vida del niño. Una función clave de la atención sanitaria en los primeros 5 años de vida es detectar aquellos deterioros del desarrollo que puedan beneficiarse de una intervención. Cualquier preocupación expresada por los padres sobre el habla, el aprendizaje, la sociabilidad o las habilidades físicas de un niño debería abrir la proverbial puerta a un examen más detallado.

El desarrollo se puede dividir en tres categorías amplias: cognitiva, motora y socioemocional. El *desarrollo cognitivo* se refiere a lo que la mayoría de las personas consideran como inteligencia. Algunas áreas medibles de la cognición incluyen la resolución de problemas, el lenguaje, la memoria, el procesamiento de información y la atención. El *desarrollo motor* se refiere a la adquisición de las habilidades motoras gruesas (por ejemplo, correr, lanzar) y motoras finas (por ejemplo, agarre de pinza, dibujar). El *desarrollo socioemocional* se refiere a la adquisición de la capacidad de interactuar con otros y de gestionar las emociones de las interacciones sociales.

Debido a que existe un rango muy amplio de lo que podría considerarse el desarrollo típico, buscaremos marcadores del desarrollo que estén lo suficientemente fuera de la norma como para justificar la derivación para realizar evaluaciones o intervenciones del desarrollo. Cuando los padres dicen que hay un área específica del desarrollo de su hijo que ya les preocupa, probablemente encontraremos que se hace necesaria una evaluación del desarrollo. Los logopedas pueden ayudar si se sospechan retrasos de la comunicación; los fisioterapeutas si se sospechan retrasos de las habilidades motoras, y las guarderías de educación especial si se sospechan retrasos de la socialización y las habilidades generales de aprendizaje. Todos los niños con retrasos significativos del desarrollo deben derivarse a servicios de intervención temprana.

Detectar el trastorno del espectro autista antes de los 3 años de edad resulta más fácil si se reconocen ciertas señales de alerta

TABLA 4-2. Preguntas para cribar el retraso del desarrollo

	Preguntas sugeridas para el cuidador
Primero considerar	
Trastornos neurodegenerativos	*"¿Ha perdido su hijo alguna habilidad o capacidad que ya hubiera adquirido previamente?"*
Alteración sensorial	*"¿Ha notado alguna vez problemas de audición o visión en su hijo?"*
Posibilidades diagnósticas comunes	
Trastorno del espectro autista	*"¿Sonríe su hijo en respuesta a su sonrisa? ¿Respondía su hijo a su propio nombre antes de cumplir 1 año? ¿Tiene su hijo intereses o comportamientos muy limitados?"*
Trastorno de la comunicación	*"¿Tiene su hijo problemas de tartamudeo o de comprensión de palabras?"*
Síndrome del X frágil	*"¿Tiene su hijo hermanos o parientes por parte de la madre con discapacidad intelectual?"*
Discapacidad intelectual (trastorno del desarrollo intelectual) o retraso general del desarrollo	*"¿Tardó su hijo en desarrollar el habla y las habilidades físicas? ¿Tiene su hijo más dificultades para aprender cosas nuevas que otros niños?"*
Trastorno neurocomportamental asociado a la exposición prenatal al alcohol	*"¿Qué me puede decir sobre el consumo de alcohol durante el embarazo? ¿Tiene problemas su hijo para controlar su estado de ánimo o sus impulsos?"*

en el desarrollo socioemocional. Entre ellas están no sonreír en respuesta a una sonrisa, no hacer contacto visual, no compartir la atención con otros, no responder a su propio nombre al cumplir 1 año, un escaso interés social y la falta de interés por los otros niños. Las intervenciones centradas en lo social que fomentan la comunicación lo antes posible son una piedra angular en la atención del autismo.

Todo niño con deterioro del desarrollo debe evaluarse en busca de alteraciones auditivas o visuales, ya que las alteraciones sensoriales pueden empeorar o incluso causar los deterioros del

La colaboración frente a problemas clínicos comunes **37**

desarrollo. Otra razón para realizar las evaluaciones sensoriales de forma temprana es que las alteraciones auditivas y visuales pueden ser relativamente fáciles de tratar.

Un deterioro del desarrollo rara vez empeora con el tiempo, por lo que, cuando encontramos una pérdida de habilidades previamente adquiridas, ampliamos la investigación etiológica a las causas médicas. El hipotiroidismo, la fenilcetonuria y las convulsiones recurrentes son algunas de las muchas causas médicas del desarrollo regresivo.

Recomendamos considerar las pruebas genéticas si el patrón clínico puede encajar en algún trastorno genético, ya sea con fines pronósticos o para informar en general a la familia (explicar la probabilidad o no de discapacidades similares en futuros descendientes). Por ejemplo, las pruebas del X frágil podrían ser particularmente pertinentes si otros miembros de la familia tienen discapacidad intelectual. Si no se sospecha ningún trastorno genético específico, la utilidad de las pruebas genéticas se reduce. Las pruebas de laboratorio de los trastornos del desarrollo, como el X frágil y la micromatriz cromosómica, deben solicitarse solo después de hablarlo con la familia. Con las pruebas genéticas existe el riesgo para las familias de encontrar una mutación de significado desconocido que genere más ansiedad que respuestas o descubrir algo que la familia no deseaba saber, como una paternidad mal atribuida o un pronóstico pesimista que disminuya la calidad de vida actual.

Diagnosticar a un niño con un trastorno neurocomportamental asociado a la exposición prenatal al alcohol, incluido en la Sección III del DSM-5-TR, puede poner en peligro la alianza terapéutica con los cuidadores, ya que implica atribuir parte de los problemas del niño a los comportamientos de la madre durante el embarazo. Pueden observarse las características faciales típicas (labio superior delgado, filtro liso, longitud corta de la fisura palpebral), pero su ausencia no descarta el diagnóstico. Debido a que estos niños tienen un pronóstico único, vale la pena explorar sin culpar a nadie.

En el capítulo 13 revisamos más a fondo los hitos del desarrollo y discutimos las señales de alerta del desarrollo, signos que necesitan una evaluación más detallada, idealmente a través de evaluaciones especializadas del desarrollo.

Comportamiento disruptivo o agresivo

Cuando vemos a un joven agresivo o disruptivo, percibimos su comportamiento como una forma de comunicación. Un niño que no puede comunicarse verbalmente de manera efectiva puede usar comportamientos en su lugar, como arremeter contra un compañero que acaba de quitarle un juguete. El hambre, el dolor, la tristeza, el miedo y la frustración son solo algunos ejemplos de malestar que pueden convertirse en rabietas, comportamientos disruptivos o agresiones. Por ejemplo, si se puede identificar que el hambre lleva a una rabieta en un niño no verbal, se puede enseñar al niño a señalar una imagen de comida para comunicar el hambre y obtener algo de comer (esto se conoce como *sistema de intercambio de imágenes*).

El *análisis funcional de la conducta* es un enfoque general que ayuda con la mayoría de los problemas de agresión en la infancia. En el análisis funcional se identifica el carácter, el momento, la frecuencia y la duración de al menos algunos episodios de comportamiento disruptivo y agresivo con gran detalle. Las influencias predisponentes, precipitantes y perpetuantes sobre el comportamiento pueden sonsacarse haciendo una serie de preguntas, como: *"Cuéntame cómo fue la última vez que esto ocurrió. ¿Qué pasó justo antes? ¿Cómo había ido el día en general? ¿Qué hiciste concretamente? ¿Qué pasó justo después?"*.

Lo que a menudo se descubre a partir de los detalles sin editar de dos o tres incidentes es que los comportamientos agresivos y disruptivos comienzan a tener mucho más sentido. Son ejemplos las rabietas que, sin querer, se recompensan con golosinas porque los cuidadores quieren calmar al niño enseguida y la agresión que le permite al niño lograr escapar de situaciones aversivas.

Son varios los trastornos del DSM-5-TR que las circunstancias de los comportamientos disruptivos del niño pueden sugerir (Tabla 4-3). Los niños con TEPT pueden volverse disruptivos cuando las situaciones les recuerdan eventos negativos pasados. Los niños con trastorno del aprendizaje pueden ser disruptivos cuando tienen problemas en el colegio o les cuesta hacer los deberes. Un niño con TDAH puede presentar una hiperactividad disruptiva casi continua que no sea situacional ni vengativa. Un niño con trastorno de ansiedad social o trastorno del espectro autista puede mostrarse disruptivo cuando se le empuja a participar en situaciones sociales. Un niño que ha sido acosado en el colegio puede desarrollar de repente una conducta disruptiva y agresiva, o negarse a ir al colegio. En resumen, identificar el patrón general y el contexto de los comportamientos es clave para el proceso diagnóstico.

Es relativamente fácil identificar el trastorno negativista desafiante, diagnóstico que describe un comportamiento persistentemente rebelde y retador hacia las figuras de autoridad que es inapropiado para el nivel de desarrollo (es decir, no solo los terribles 2 años) y que dura más de 6 meses. El verdadero desafío es saber qué hacer al respecto.

El trastorno negativista desafiante tiene una etiología compleja y multifactorial. En términos simples, encontramos útil pensar en

TABLA 4-3. Preguntas para cribar el comportamiento disruptivo o agresivo

	Preguntas de cribado sugeridas
Primero considerar	
Maltrato	*"¿Hay algo o alguien que te haya hecho sentir incómodo o inseguro?"*
	(para el cuidador) *"¿Le ha ocurrido algo a su hijo que no debiera haberle sucedido?"*
Acoso escolar	*"¿Otros niños te han estado molestando o haciendo sentir miedo?"*
Seguridad	*"¿Has estado pensando en hacer daño a alguien o has planeado hacerlo?"*
Posibilidades diagnósticas comunes	
TDAH	(para el cuidador) *"¿Tiene su hijo problemas constantes para prestar atención, o es hiperactivo o alborotador?"*
Trastorno de la comunicación	(para el cuidador) *"¿Se pone su hijo agresivo cuando necesita algo que no puede comunicar?"*
Trastorno de la conducta	(para el cuidador) *"¿Ha estado su hijo cometiendo transgresiones graves de las normas y los derechos de los demás durante más de 1 año?"*
Trastorno negativista desafiante	(para el cuidador) *"¿Se ha mostrado su hijo inusualmente desafiante y rebelde durante más de 6 meses?"*
TEPT	(para el cuidador) *"¿El comportamiento rebelde de su hijo aparece principalmente después de recordar traumas pasados?"*

este trastorno como un desajuste entre los rasgos o el temperamento inherentes del niño y la manera en que sus cuidadores y figuras de autoridad responden a ellos. Comunicar a los cuidadores que son en parte responsables de los patrones de comportamiento negativo del trastorno negativista desafiante, sin que esto se perciba como una acusación de culpa, requiere un equilibrio delicado. Una forma de hacerlo es caracterizar la personalidad o la biología del niño como algo que demanda más de lo habitual de los padres, por lo que se necesitan estrategias de crianza más cualificadas para responder a los patrones de comportamiento resultantes. La empatía ante el problema al que se enfrentan los padres es muy útil aquí.

El trastorno de la conducta es una versión similar, pero más preocupante, de comportamiento desafiante y agresivo, con mayor riesgo de continuar en la edad adulta. Se debe sospechar el trastorno de la conducta cuando el niño comete violaciones graves de los derechos de los demás, como robar, iniciar peleas, usar un arma para amenazar a otros, destruir cosas o huir de casa.

El manejo eficaz del trastorno negativista desafiante y del trastorno de la conducta requiere motivar a las figuras de autoridad del entorno del niño para que cambien la forma de interactuar con él. El enfoque tradicional de la psicoterapia individual rara vez es suficiente. El entrenamiento en el manejo del comportamiento es la mejor estrategia general para tratar tanto el trastorno negativista desafiante como el trastorno de la conducta. Existen muchos tipos de entrenamiento en el manejo del comportamiento, pero todos comparten el enfoque de entrenar a los padres y cuidadores para que establezcan límites y expectativas de manera más hábil para el niño, y que el niño y los padres pasen tiempo positivo juntos regularmente, creando así oportunidades para que el niño reciba elogios. Históricamente, este enfoque se denominaba *entrenamiento para padres*, pero creemos que ese término debería descartarse por asignar innecesariamente la culpa a los padres, lo que reduce la alianza terapéutica y la motivación para el cambio. Cuanto más graves sean los síntomas del joven, más inclusivo en la comunidad debería ser el enfoque del manejo del comportamiento, como ocurre en la terapia multisistémica, que también involucra a las figuras de autoridad no parentales de la comunidad en el caso de los pacientes con trastorno de la conducta.

Los medicamentos no son en general el tratamiento preferido del comportamiento disruptivo o agresivo. Sin embargo, si el niño tiene un diagnóstico específico que se sabe que responde a la medicación, como el TDAH o el trastorno depresivo mayor, entonces el tratamiento con fármacos también mejorará el comportamiento disruptivo o agresivo. No hay medicamentos indicados de manera independiente para el tratamiento del trastorno negativista desafiante o el trastorno de la conducta; el mejor tratamiento es a través del entrenamiento y el apoyo de las figuras de autoridad del niño. Sin embargo, si el problema disruptivo o agresivo es muy incapacitante y se han probado sin éxito otras intervenciones apropiadas, podría considerarse un medicamento inespecífico para disminuir la agresión desadaptativa o impulsiva. Si se hace esto, recomendamos probar primero con la clonidina o la guanfacina porque, si resultan útiles, el uso de estos medicamentos presenta pocos riesgos médicos a largo plazo. Los antipsicóticos de segunda generación, empezando a menudo por la risperidona, pueden reducir la agresividad, pero tienen efectos adversos más significativos, especialmente efectos metabólicos adversos, y deben reservarse para los casos más graves después de que se hayan probado las intervenciones de entrenamiento para padres (Loy *et al.*, 2017).

Ánimo retraído o triste

Cuando un joven se muestra retraído, anhedónico o triste (Tabla 4-4), siempre evaluamos la posible presencia de un episodio depresivo mayor. Dos o más semanas de estado de ánimo deprimido o irritable, junto con múltiples síntomas neurovegetativos (disminución de la energía, la concentración, el interés o la actividad física; pensamientos de autolesión; alteración del apetito o el sueño, y sentimientos de culpa o inutilidad), sugerirían un episodio depresivo mayor. En cambio, el trastorno depresivo persistente es esencialmente una depresión de bajo grado que el niño presenta desde hace más de 1 año sin ceder durante más de 2 meses en ese tiempo. Si el estado de ánimo triste fue desencadenado por un suceso estresante en los últimos 3 meses y no se puede diagnosticar ni una depresión mayor ni un trastorno depresivo persistente, puede tratarse de un trastorno de adaptación con estado de ánimo deprimido.

Independientemente de si un niño retraído o triste tiene o no un trastorno del estado de ánimo activo, es importante preguntar siempre por los riesgos de autolesión. Los adolescentes pueden ver incluso en una única decepción –por ejemplo, la ruptura de una relación– algo tan catastrófico como para pensar en el suicidio o comenzar a provocarse autolesiones. Esto significa que, como clínicos, debemos preguntar por los pensamientos suicidas y deseos de autolesión incluso si creemos que el joven solo padece un trastorno de adaptación temporal. Con la práctica, preguntar por la suicidalidad y las autolesiones se vuelve tan natural como hacer cualquier otra pregunta. Recuerde: preguntar por los pensamientos suicidas no crea ningún riesgo de autolesión, sino que lo reduce al mostrar que a uno le importa.

Aunque la depresión de origen orgánico es poco común en los jóvenes, todos los clínicos deben estar alerta ante esta posibilidad. Por ejemplo, es razonable realizar pruebas para detectar hipotiroidismo si el paciente presentó un síntoma físico como la fatiga antes de que aparecieran las alteraciones del estado de ánimo. Debido a que la anemia puede afectar a los jóvenes, se debe considerar pedir un hemograma completo para evaluar su pre-

TABLA 4-4. Preguntas para cribar el estado de ánimo retraído o triste

	Preguntas sugeridas
Primero considerar	
Maltrato	*"¿Hay algo o alguien que te haya hecho sentir incómodo o inseguro?"*
	(para el cuidador) *"¿Le ha ocurrido algo a su hijo que realmente no debiera haberle sucedido?"*
Acoso escolar	*"¿Otros niños te han estado molestando o haciéndote sentir miedo?"*
Afecciones médicas (anemia, hipotiroidismo)	*"¿Todos tus síntomas parecieron comenzar con fatiga?"*
Autolesión	*"¿Has estado pensando en hacerte daño? ¿Alguna vez te has hecho daño o has intentado suicidarte? ¿Tienes algún plan para hacerte daño?"*
Posibilidades diagnósticas comunes	
Trastorno de adaptación con estado de ánimo deprimido	*"¿Tu estado de ánimo triste o decaído comenzó justo después de algún suceso angustioso en estos últimos meses?"*
Trastorno bipolar	*"¿Ha habido alguna vez un período de varios días seguidos en el que te sintieras lo contrario de, es decir, con mucha energía y poca necesidad de dormir? Si es así, ¿puedes contarme algo más al respecto?"*
Trastorno depresivo mayor	*"¿Te has sentido realmente decaído, deprimido o sin interés por cosas que antes solías disfrutar durante más de 2 semanas?"*
Trastorno depresivo persistente	*"¿Has estado triste o melancólico la mayoría de los días de la semana durante más de 1 año?"*
Trastorno por consumo de sustancias	*"¿Has estado consumiendo drogas o alcohol?"*

sencia si el paciente está fatigado. También se deben considerar los orígenes yatrogénicos de la depresión, como cuando un niño que comienza a tomar β-bloqueadores o isotretinoína tiene posteriormente disforia.

El abuso recurrente de sustancias puede hacer que un adolescente parezca deprimido. Debido a que encontramos que los adolescentes suelen afirmar que ven su consumo de sustancias como una ayuda para su estado de ánimo, determinar la cronología de qué fue lo primero puede ayudar a convencer al paciente de que deje de consumir la sustancia, al menos temporalmente, y descubra cómo se siente después de unas semanas sin consumirla.

El trastorno bipolar es relativamente poco común en los niños, pero debe tenerse en cuenta. Para detectar una posible depresión bipolar, preguntamos a los cuidadores si el niño ha tenido alguna vez alguna elevación del estado de ánimo con aumento de la energía que durase varios días y se acompañara de síntomas maníacos (por ejemplo, pensamiento o habla acelerados, asunción de riesgos inusual, disminución de la necesidad de dormir). Tenga en cuenta que la presencia de un estado de ánimo irritable no es un indicador fiable de trastorno bipolar en los niños. Si sospecha que un joven con estado de ánimo retraído o triste tiene un trastorno bipolar, se debe evitar la monoterapia con antidepresivos debido al riesgo de inducir un episodio maníaco.

Todo niño con trastorno depresivo moderado o grave debe derivarse a una psicoterapia basada en la evidencia, como la terapia cognitivo-conductual (TCC) o la terapia interpersonal. Dado que no a todo el mundo le motiva la psicoterapia, informamos a las familias del valor que esta tiene diciéndoles que es la estrategia más efectiva que existe para reducir el riesgo de suicidio. Los cuidadores del joven también pueden adoptar medidas de seguridad como restringir el acceso impulsivo a las armas de fuego y los medicamentos peligrosos, y mantenerse vigilantes y alerta. Si existen planes activos de suicidio o no es posible garantizar la seguridad de forma inmediata, el clínico debe considerar el ingreso en una unidad de estabilización de crisis, un programa de tratamiento diurno o un servicio de psiquiatría hospitalario. Las familias también pueden ayudar al niño en casa promoviendo el tratamiento de activación conductual para la depresión mediante la programación de ejercicios y actividades sociales deseables.

La opinión actual sobre el uso de inhibidores selectivos de la recaptación de serotonina (ISRS) para tratar la depresión es que algunos pacientes jóvenes podrían experimentar un aumento de los pensamientos suicidas durante los primeros meses de uso, pero la mayoría no lo hacen y, en general, los beneficios de su uso superan los riesgos potenciales en caso de depresión moderada o grave. Todo clínico prudente advertirá a los pacientes del posible riesgo, se mantendrá en contacto con ellos y sus cuidadores después de la prescripción inicial, preguntará al menos dos veces en el primer mes de uso si han aumentado la irritabilidad o los pensamientos suicidas, y considerará seriamente detener la medicación si se produce ideación suicida o aumenta la irritabilidad (Murphy *et al.*, 2021).

Debido a su mayor base de evidencia indicativa de efectos positivos en los jóvenes, la fluoxetina se considera típicamente el medicamento de primera línea para el trastorno depresivo mayor en adolescentes. Los ISRS opcionales de segunda línea con base en la evidencia son la sertralina y el escitalopram o citalopram. Las dosis iniciales habituales para tratar la depresión en adolescentes son de 10 mg para la fluoxetina, de 25-50 mg para la sertralina, de 10 mg para el citalopram y de 5 mg para el escitalopram; se utilizan aproximadamente la mitad de estas cantidades en los preadolescentes. Las dosis deben aumentarse después de 4-6 semanas si los medicamentos se toleran bien pero los efectos beneficiosos son insuficientes. Los ISRS son más efectivos cuando se usan en combinación con psicoterapia, lo cual es otra razón para promover la aceptación de la psicoterapia por la familia. El trastorno depresivo persistente se trata con los mismos medicamentos, pero la respuesta es notablemente más lenta y menos fiable (Schramm *et al.*, 2020).

Ánimo irritable o lábil

Un joven puede experimentar un estado de ánimo irritable o lábil por muchas razones diferentes (Tabla 4-5). Se deben considerar varios trastornos mentales –trastornos bipolares, trastornos depresivos, trastornos de ansiedad, TEPT y trastorno negativista desafiante– porque la irritabilidad puede ser síntoma de un trastorno mental. También puede ser un síntoma del abuso de sustancias, una reacción a las situaciones de vida difíciles o al maltrato, o una variación normal del estado de ánimo. Cuando la irritabilidad es la queja principal, aconsejamos efectuar una búsqueda amplia de los posibles motivos.

Desafortunadamente, ha habido un problema de diagnóstico erróneo en el que los estados de ánimo crónicamente irritables y lábiles de los niños se han interpretado como patognomónicos del trastorno bipolar infantil. Esto es generalmente incorrecto, ya que pocos niños con irritabilidad crónica, si es que ha habido alguno, se han diagnosticado posteriormente de trastorno bipolar al llegar a la juventud adulta (Birmaher *et al.*, 2014). A menos que el niño presente durante varios días síntomas maníacos que constituyan un episodio discreto que suponga una ruptura con el funcionamiento basal, aconsejamos no diagnosticar el trastorno bipolar en niños y adolescentes.

TABLA 4-5. Preguntas para cribar el estado de ánimo irritable o lábil

	Preguntas sugeridas
Primero considerar	
Abuso	*"¿Hay algo o alguien que te haya hecho sentir incómodo o inseguro?"*
	(para el cuidador) *"¿Le ha pasado algo a su hijo que no debiera haber sucedido?"*
Abuso de sustancias	*"¿Has estado consumiendo drogas o alcohol?"*
Suicidalidad	*"¿Has pensado alguna vez en hacerte daño?"*
Posibilidades diagnósticas comunes	
Trastorno bipolar	*"¿Has tenido alguna vez, durante varios días seguidos, la sensación contraria a la depresión, con mucha energía y poca necesidad de dormir? Si es así, ¿qué más puedes contarme al respecto?"*
Trastorno de desregulación disruptiva	(para el cuidador) *"¿Ha estado su hijo muy irritable de manera persistente, con frecuentes ataques de ira?"*
Trastorno depresivo mayor	*"¿Te has sentido realmente decaído, deprimido o desinteresado por las cosas que solías disfrutar durante más de 2 semanas?"*
Trastorno depresivo mayor	(para el cuidador) *"¿Ha estado su hijo inusualmente rebelde y alborotado durante más de 6 meses?"*
TEPT	(para el cuidador) *"¿Empeoran la irritabilidad o el mal humor después de recordar traumas pasados?"*

En parte debido al reconocimiento de que se requería un diagnóstico para caracterizar mejor a los niños con disfunción vital debida a estados de ánimo crónicamente irritables y disfóricos (que solían ser mal etiquetados *como bipolares*), se creó un nuevo diagnóstico. Se añadió el trastorno de desregulación disruptiva del estado de ánimo al DSM-5 para describir a los niños que tengan síntomas disfóricos significativos diarios y rabietas tres o más veces a la semana durante más de 1 año y que no se expliquen mejor por otras afecciones. En la práctica puede ser útil pensar en el trastorno de desregulación disruptiva del estado de ánimo como una variante del trastorno negativista desafiante en la que predominan los síntomas anímicos y la irritabilidad, y que típicamente duran unos pocos años.

Incluso si la irritabilidad de un joven no puede finalmente atribuirse a un diagnóstico específico con un tratamiento conocido, un enfoque generalizado para manejar los estados de ánimo irritables puede ser útil. Recomendamos mejorar el apoyo familiar y proporcionar entrenamiento en el manejo del comportamiento como cuidado apropiado para la mayoría de los tipos de estado de ánimo irritable. Crear límites y expectativas con calma, constancia y afecto dentro del hogar mejorará generalmente los problemas de comportamiento y la irritabilidad con una amplia variedad de causas.

Las familias con conflictos internos significativos pueden beneficiarse de la terapia familiar o de que los cuidadores busquen sus propios apoyos individuales. Puede ser posible motivar a los padres que refieren sentirse exasperados con un hijo utilizando la analogía de ponerse primero la propia máscara, como en los viajes en avión. Un progenitor sin formación pero que obtiene apoyos individuales o ayuda profesional puede mejorar enormemente las interacciones con su hijo. Para aquellos niños que carezcan de experiencias positivas con sus cuidadores, crear oportunidades para el elogio y la atención positiva es clave para el éxito del tratamiento.

La terapia de asesoramiento individual está indicada para todos los trastornos del estado de ánimo y relacionados con la ansiedad (incluido el TEPT) que tengan un componente de irritabilidad. La medicación nunca está indicada para el estado de ánimo irritable sin diagnóstico específico.

Comportamiento ansioso o evitativo

Cuando un niño se ve aquejado de preocupaciones o de ansiedad, lo primero es verificar si hay algo en el mundo del niño que le esté causando directamente este sentimiento. La ansiedad de verse acosado, de experimentar un suceso traumático importante o de vivir en un hogar maltratador es normal que genere comportamientos de evitación autoprotectores. Solo después de saber que no existe una amenaza real y continua para el niño, y de haber determinado que la ansiedad del niño le causa una disfunción biográfica significativa, consideramos el diagnóstico de trastorno de ansiedad (Tabla 4-6).

Los niños tienen preocupaciones durante el desarrollo típico, como miedo a los extraños, la separación, las lesiones o el fracaso.

TABLA 4-6. Preguntas para cribar los comportamientos ansiosos o evitativos

Preguntas sugeridas

Primero considerar

Abuso	*"¿Hay algo o alguien que te haya hecho sentir incómodo o inseguro?"*
	(para el cuidador) *"¿Le ha pasado algo a su hijo que no debiera haber sucedido?"*
Acoso escolar	*"¿Otros niños te han estado molestando o haciéndote sentir miedo?"*
Autolesión	*"Cuando te sientes abrumado, ¿piensas en hacerte daño?"*
Trauma	*"¿Te has lastimado recientemente o has sufrido algún accidente?"*

Posibilidades diagnósticas comunes

Trastorno de ansiedad generalizada	*"¿Te sientes tenso, inquieto o preocupado la mayor parte del tiempo? ¿Te impiden estas preocupaciones dormir bien o rendir en el colegio?"*
TOC	*"¿Te vienen con frecuencia a la mente pensamientos, imágenes o impulsos que no desees tener? ¿Haces comprobaciones o limpias cosas para evitar esos pensamientos no deseados?"*
Trastorno de pánico	*"¿Notas de repente miedos que te hagan temblar o te aceleren el corazón? ¿Cambias lo que normalmente haces para evitar tener ataques de pánico?"*
TEPT	*"¿Te asustas fácilmente o tienes pesadillas frecuentes? ¿Evitas los recordatorios de sucesos traumáticos del pasado?"*
	(para el cuidador) *"¿Empeora la irritabilidad o el mal humor después de recordar traumas pasados?"*
Trastorno de ansiedad por separación	*"¿Te resulta difícil salir de casa o separarte de tu madre o de tu padre por miedo a algo?"*
Fobia específica	*"¿Hay algo en particular o alguna situación que te haga sentir miedo inmediatamente?"*

Aprender a lidiar con los sentimientos de ansiedad, enfrentándolos directamente, es un aprendizaje importante del desarrollo que, una vez dominado, permite conseguir logros futuros. La ansiedad parental puede interferir con este proceso si refuerza los miedos del niño o fomenta el comportamiento de evitación. Por ejemplo, el refuerzo parental inadvertido de la ansiedad por separación normal, como permitir que el niño se quede en casa en lugar de ir al colegio para obtener tranquilidad en respuesta a los miedos de separación, puede llegar con el tiempo a convertir este problema en un trastorno, a menos que se enseñen a los padres otras estrategias más útiles.

A los niños que padecen ansiedad les suele costar trabajo encontrar palabras que expresen cómo se sienten. Un niño que refiere dolor de estómago, náuseas, dolor en el pecho, fatiga o dolor de cabeza puede estar revelando que se siente ansioso pero a través de un mecanismo biológico, la alteración de la motilidad intestinal o el tono del músculo liso arterial por el sistema nervioso vegetativo. De hecho, la queja principal de los niños y adolescentes que buscan tratamientos de salud mental en los entornos de atención primaria suele ser un malestar físico. Al escuchar atentamente para descubrir el significado que hay detrás de un malestar físico, el clínico debe pensar en la cronología. Los retortijones intensos antes de ir al colegio o los dolores de cabeza antes de participar en un evento deportivo ayudarán a identificar los trastornos de ansiedad.

Los trastornos de ansiedad comunes en los niños son el trastorno de ansiedad generalizada, el trastorno de pánico, la fobia específica y el trastorno de ansiedad por separación. Estas entidades podrían relevarse a lo largo del desarrollo, como un trastorno de ansiedad por separación durante los años de primaria que se viera reemplazado por fobias específicas durante la secundaria y finalmente por un trastorno de ansiedad generalizada en los años de la adolescencia. En algunos niños el rasgo de ansiedad persiste, pero la forma en que se expresa varía con el tiempo. Los ataques de pánico aislados son un síntoma de ansiedad a corto plazo que puede acompañar a otros trastornos como la depresión. El trastorno de pánico es diferente, ya que implica un miedo incapacitante a experimentar futuros episodios de pánico.

Los trastornos de ansiedad suelen ser familiares; por lo tanto, cuando a un niño se le diagnostica un trastorno de ansiedad, es posible que se descubra que uno o ambos padres ya han tenido trastornos de ansiedad ellos mismos. Esta tendencia familiar puede deberse a rasgos genéticos compartidos, a que los niños absorben la ansiedad que un progenitor genera en el hogar o a ambas cosas. En algunas situaciones, la forma más efectiva de ayudar a un niño ansioso es ayudar al padre a manejar su propia ansiedad de manera más efectiva y, por lo tanto, a crear un entorno hogareño más estable y cariñoso para el niño.

Entre las estrategias que han demostrado ser efectivas para tratar la ansiedad en los niños hay diferentes formas de psicoterapia, siendo su elemento más común el apoyo a la exposición a los pensamientos o ideas temidos (Chorpita y Daleiden, 2009). La exposición repetida a situaciones o recuerdos temidos sin consecuencias negativas, a través de la repetición y la reestructuración, ayudará a la mente del niño a desaprender ese miedo. Sin embargo, si ese miedo sigue siendo real, como cuando un niño traumatizado sigue en riesgo de sufrir maltratos futuros, la psicoterapia sola no será tan beneficiosa hasta que se garantice la seguridad del niño. La TCC es la modalidad más común que utiliza la exposición en el tratamiento de la ansiedad (Dickson *et al.*, 2022).

Los padres también deben poner en cuestión o restringir los comportamientos de evitación de su hijo, ya que la evitación de una situación temida lleva a un alivio temporal de la ansiedad que, con el tiempo, refuerza el miedo y empeora la gravedad de esta. Por ejemplo, el miedo a ir al colegio se vuelve más fuerte si al niño se le permite faltar repetidamente. Los ISRS, incluidas la sertralina y la fluoxetina, han demostrado en muchos estudios que son eficaces como tratamiento de los distintos trastornos de ansiedad infantiles y que son más efectivos cuando se utilizan en combinación con psicoterapia (Mohatt *et al.*, 2014).

El TOC y el TEPT son diagnósticos también relacionados con la ansiedad que se incluyen en sus propias clases diagnósticas del DSM-5-TR: "Trastorno obsesivo-compulsivo y relacionados" (donde se incluyen el trastorno de acumulación y la tricotilomanía) y "Trastornos relacionados con traumas y factores de estrés" (donde se incluyen el trastorno de estrés agudo y los trastornos de adaptación), respectivamente. El TOC responde muy bien a las mismas terapias de primera línea utilizadas para otros trastornos de ansiedad: la TCC y los ISRS. Se ha encontrado que el TEPT responde bien a las terapias basadas en la exposición, como la TCC centrada en el trauma, pero su respuesta a los medicamentos en los niños no está tan bien establecida.

Quejas físicas recurrentes o excesivas

Los médicos de atención primaria saben que los dolores de cabeza recurrentes, el dolor en el pecho, las náuseas y la fatiga son la preocupación principal en aproximadamente el 10 % de todas las visitas de adolescentes a la consulta, y el dolor abdominal recurrente por sí solo es la preocupación principal en aproximadamente el 5 % de todas las visitas pediátricas (Silber, 2011). Aunque estas quejas somáticas pueden tener muchas etiologías, las más comunes son las psiquiátricas. Sabiendo esto, cada vez que escuchamos una queja psicosomática consideramos si un trastorno de ansiedad, un trastorno depresivo o un trastorno de adaptación es la causa. Los tratamientos de la ansiedad y la depresión son tanto efectivos como sencillos. Los tratamientos de los trastornos somáticos (trastorno de síntomas somáticos, trastorno facticio, trastorno de conversión) son más difíciles, por lo que los consideramos después de descartar los trastornos de ansiedad y depresivos (Tabla 4-7).

Sin embargo, no recomendamos considerar los trastornos somáticos solo después de excluir todas las posibles causas de las quejas somáticas. La medicina contemporánea sobrevalora las explicaciones biológicas de los síntomas somáticos y generalmente deja otras explicaciones, incluidas las etiologías psiquiátricas, como diagnósticos de exclusión. Los siguientes son efectos desafortunados del abordaje médico antes que psiquiátrico:

- La enfermedad mental puede pasar desapercibida.
- Los pacientes y los padres pueden reaccionar mal al escuchar una explicación del tipo "todo está en la cabeza" después de múltiples investigaciones y citas.
- Las familias pueden intentar demostrar que los síntomas son reales e insistir en pruebas o procedimientos inapropiados.
- La aceptación de la atención psiquiátrica o de formas de asistencia funcional adecuadas puede disminuir.

Para contrarrestar estos inconvenientes recomendamos describir las etiologías psiquiátricas a las familias al presentar el diagnóstico diferencial *inicial* de los síntomas somáticos y luego discutirlas abiertamente a lo largo del proceso. Puede hacer esto describiendo cuáles cree que son las vías psicobiológicas más probables para los síntomas somáticos. Por ejemplo, puede explicar cómo el estrés afecta al sistema nervioso autónomo, lo que puede reducir el pH gástrico y alterar la motilidad intestinal (en caso de náuseas y dolor abdominal), o puede alterar el tono del músculo liso de los vasos sanguíneos (en caso de dolores de cabeza). Al ofrecer una explicación biológica de los síntomas físicos de una enfermedad mental, ayudará a los pacientes y a sus cuidadores a aceptar más fácilmente intervenciones psiquiátricas como la TCC y la terapia de relajación, pues les ha enseñado que la intervención psiquiátrica puede modificar el funcionamiento del sistema nervioso autónomo.

Los niños con trastornos de síntomas somáticos generalmente carecen de conciencia de que el estrés o la ansiedad están relacionados con sus experiencias físicas y pueden carecer de la capacidad de usar las palabras adecuadas para describir sus estados emocionales (lo que se conoce como *alexitimia*).

TABLA 4-7. Preguntas para cribar las quejas físicas recurrentes o excesivas

Preguntas sugeridas

Primero considerar

Abuso o maltrato	*"¿Hay algo o alguien que te haya hecho sentir incómodo o inseguro?"*
	(para el cuidador) *"¿Le ha pasado algo a su hijo que no debiera haberle sucedido?"*
Trastorno de adaptación	*"¿Te ocurrió algo desagradable en los 3 meses anteriores a que aparecieran estos síntomas?"*
Trastornos de ansiedad	(para el cuidador) *"¿Tiene su hijo muchas preocupaciones que le causen angustia?"*
Trastornos depresivos	(para el cuidador) *"¿Ha estado el ánimo de su hijo inusualmente bajo o decaído durante más de un par de semanas?"*

Posibilidades diagnósticas comunes

Trastorno de conversión	Para el clínico: considérelo cuando identifique una pérdida de función motora o sensorial que no encaje en los trastornos reconocidos
Trastorno facticio impuesto a uno mismo	(para el cuidador; preguntado lejos del niño) *"¿Sospecha que su hijo pueda estar exagerando intencionadamente los síntomas?"*
Trastorno facticio impuesto a otro	Para el clínico: considérelo cuando el progenitor siga un patrón de referir síntomas del niño que no coincidan con los trastornos reconocidos
Ataques de pánico	*"¿Tienes miedos repentinos que te hagan temblar o te aceleren el corazón?"*
Trastorno de síntomas somáticos	(para el cuidador) *"¿Tiene su hijo síntomas físicos recurrentes que alteren su vida diaria? ¿Se centra su hijo excesivamente en sus síntomas físicos?"*

El patrón clásico en la infancia es que los síntomas somáticos aumentan antes de las experiencias estresantes, como ir al colegio, visitar la casa de otra persona o actuar en público, pero disminuyen si se evitan las situaciones estresantes. Los síntomas experimentados específicamente pueden cambiar con el tiempo, de modo que un niño con dolor abdominal recurrente en la primera infancia puede desarrollar dolores de cabeza recurrentes y fatiga en la adolescencia.

En el caso de un trastorno de conversión con problemas motores inusuales prominentes (como la parálisis de un solo hombro) o problemas sensoriales (como la pérdida de toda sensación en las piernas con reflejos normales) que no siguen patrones neurológicos lógicos, consideramos igualmente importante ayudar al niño a salir de su cuadro clínico sin acusarlo de tener síntomas biológicamente falsos. Por ejemplo, puedes explicar a un paciente que tu examen no identificó problemas médicos importantes, pero que en tu experiencia otros jóvenes con síntomas similares experimentaron una resolución rápida. Una explicación que les permita salvar la cara, como *"Creo que en poco tiempo tus nervios simplemente se reajustarán, igual que cambian las estaciones"*, puede ser particularmente útil. Responder con éxito a los síntomas de conversión depende tanto del arte de la medicina como de la ciencia de la medicina.

Una persona joven también puede falsificar intencionadamente síntomas para simular estar enferma cuando hay un claro beneficio secundario o como parte de un trastorno facticio. Detectar un caso de trastorno facticio impuesto a otro requiere que el clínico cambie mentalmente su forma de pensar para considerar esta posibilidad, ya que es difícil aceptar que un cuidador pueda tergiversar, simular o causar signos de enfermedad en su hijo. Los casos sospechosos de trastorno facticio se manejan mejor cuando todos los clínicos que atienden al paciente se comunican directamente entre sí estas preocupaciones, consultan a expertos locales sobre este tema y luego llegan a un enfoque unificado, en lugar de dividido, para ayudar al niño.

Problemas de sueño

Los problemas de sueño son muy comunes y se presentan en el 5-20 % de los niños (Meltzer *et al.*, 2010); y aún son más comunes en los niños con trastornos psiquiátricos y neurológicos subyacentes (DelRosso *et al.*, 2021). La mayoría del insomnio infantil puede atribuirse a malos hábitos de sueño y a la falta de imposición de los hábitos de acostarse por parte de los cuidadores. La incorporación contemporánea de la electrónica a cada aspecto de la vida diaria significa que ya no es suficiente que los clínicos simplemente recomienden no tener televisión en el dormitorio de un niño con insomnio. Los teléfonos móviles se han convertido en dispositivos para impedir el sueño a través de las aplicaciones, los mensajes de texto, la mensajería instantánea y los juegos que los niños se llevan directamente a la cama. Restringir todo acceso a los ordenadores, los videojuegos y el uso de los teléfonos móviles después de cierta hora de la noche puede producir una drástica mejora de la cantidad de sueño que los niños (y sus cuidadores) consiguen.

Otro problema clave de la higiene del sueño es la pérdida de asociación conductual entre estar en la cama y tiempo de dormir. Las rutinas conductuales alrededor de ir a la cama ayudan a señalar al cerebro cuándo es el momento de desconectar. Hacer los deberes en la cama, comer en la cama, jugar en la cama y comunicarse con amigos desde la cama rompen esa asociación conductual. Para aquellos con insomnio, el acto de permanecer despierto en la cama durante mucho tiempo, mirando el reloj y esperando el sueño, puede convertirse en otro comportamiento que interfiera con el sueño. Si el sueño no llega rápidamente, la asociación conductual de que la cama equivale a dormir se mejora al salir de esta para realizar alguna actividad tranquila y no electrónica, como sentarse en una silla a leer, y regresar a la cama solo después de volver a tener sueño. Incluimos una lista de prácticas de higiene del sueño en el capítulo 15, "Inicio de intervenciones psicosociales".

El sueño también se ve afectado por los pensamientos angustiosos, las preocupaciones y los síntomas de muchas entidades diferentes del DSM-5-TR (Tabla 4-8). Abordar problemas como el maltrato, el TEPT, los trastornos de ansiedad y los del estado de ánimo puede mejorar significativamente el sueño. En algunos casos, el insomnio empeora o perpetúa un trastorno del estado de ánimo hasta tal punto de que tomar un medicamento para restaurar el sueño necesario pueda ser una forma de ayudar a resolver el trastorno del estado de ánimo más rápidamente.

Las horas de acostarse razonables pueden ser un punto conflictivo a tratar. Los cuidadores no pueden esperar que los adolescentes se duerman a las 20:00 todas las noches, aunque eso pueda ser una expectativa razonable para los niños más pequeños. Para los niños con problemas de avance de fase del sueño a largo plazo, como rara vez dormirse antes de las 3:00, cambiar la hora de acostarse demasiado rápido no funciona porque se necesitan semanas para reentrenar el ritmo circadiano y las asociaciones conductuales con el sueño.

La apnea obstructiva del sueño también puede tener efectos psiquiátricos negativos y, por lo tanto, cuando se detecta la apnea en un niño (típicamente obeso) a través de la polisomnografía, el tratamiento de la apnea del sueño también puede mejorar otros síntomas psiquiátricos. Cuando las amígdalas son grandes, una amigdalectomía o adenoidectomía puede ser útil. Cualquier intervención quirúrgica más extensa en el paladar o la faringe de un niño en crecimiento debe contemplarse con mucho mayor escepticismo debido a las tasas más altas de complicaciones. Los sistemas de presión positiva continua en las vías respiratorias (CPAP)

TABLA 4-8. Preguntas para cribar los problemas de sueño

Preguntas sugeridas

Primero considerar

Abuso	*"¿Hay algo o alguien que te haya hecho sentir incómodo o inseguro?"*
	(para el cuidador) *"¿Le ha pasado algo a su hijo que no debiera haberle sucedido?"*
Acoso escolar	*"¿Otros niños te han estado molestando o haciéndote sentir miedo?"*
Malos hábitos de sueño	*"¿Qué haces normalmente antes de irte a la cama? ¿Qué haces cuando no puedes dormir?"*

Posibilidades diagnósticas comunes

Trastorno de ansiedad generalizada	*"¿Te sientes tenso, inquieto o preocupado la mayor parte del tiempo? ¿Estas preocupaciones te mantienen despierto?"*
Trastorno de insomnio	*"¿Te ha costado dormir tres o más noches a la semana durante al menos los últimos 3 meses?"*
Trastorno depresivo mayor	*"¿Te has sentido durante más de 2 semanas realmente decaído, deprimido o sin interés por las cosas que antes solías disfrutar?"*
TEPT	*"¿Evitas recordar los sucesos traumáticos del pasado? ¿Te asustas fácilmente o tienes pesadillas frecuentes?"*

pueden ser efectivos y seguros para el tratamiento de la apnea del sueño, pero generalmente es difícil lograr que un niño use una máquina de CPAP todas las noches; con mucha más frecuencia, estos sistemas se compran, pero no se utilizan. Tenga en cuenta que en caso de apnea del sueño grave se recomienda tomar sedantes potentes como las benzodiacepinas por la noche.

Los padres y los pacientes a menudo piden un medicamento recetado para ayudar con el sueño. Los problemas de esta estrategia son las limitaciones de la efectividad, la asociación psicológica de que uno no puede dormir sin una pastilla, la dependencia fisiológica o tolerancia, y la exposición a los efectos adversos no deseados. Una vez que las medidas de higiene del sueño fallan, podemos considerar el uso de un medicamento para tratar el insomnio de moderado a grave en los niños, pero el principio fundamental debe ser favorecer las opciones sedantes seguras y no adictivas con pocos efectos secundarios. El principio secundario es que, si un niño tiene insomnio más otro trastorno psiquiátrico, seleccionar un medicamento que pueda abordar ambas entidades a la vez es preferible a usar múltiples medicamentos.

Los antihistamínicos son una opción razonable de primera línea debido a su perfil de seguridad. La melatonina, hasta 5 mg por noche, se considera generalmente segura, pero existen al menos dudas teóricas sobre los efectos negativos que podría tener sobre otros sistemas hormonales. Opciones sedantes más potentes son los α_2-agonistas (clonidina, guanfacina), que, cuando se administran por la noche, pueden ayudar con el sueño además de otras afecciones como el TDAH. La ansiedad que continúa causando insomnio a pesar del uso de ISRS y TCC puede beneficiarse de la hidroxicina como opción no adictiva o del ensayo extraoficial de un antidepresivo sedante como la mirtazapina. En casos muy graves, una dosis baja de benzodiacepina o de un análogo de las benzodiacepinas (zolpidem, zaleplón) podría ser necesaria para lograr resultados. En los niños que requieren un antipsicótico para tratar su trastorno psiquiátrico, una opción sedante como la quetiapina o la risperidona tomada a la hora de dormir puede mejorar el insomnio comórbido. El uso de un antipsicótico únicamente como ayuda para dormir es inapropiado y no se recomienda en los niños (McVoy y Findling, 2013).

Autolesiones y suicidalidad

La suicidalidad y las conductas autolesivas son muy comunes entre los adolescentes, más de lo que muchos creen. En una encuesta nacional, el 18,8 % de los estudiantes de secundaria dijeron haber considerado seriamente el suicidio y el 8,9 % refirieron haber intentado suicidarse en el año anterior (Ivey-Stephenson *et al.*, 2020). Afortunadamente, los suicidios consumados son mucho más raros que los intentos de suicidio. Es más probable obtener respuestas completas y honestas sobre la suicidalidad y el abuso de sustancias cuando se entrevista a un joven lejos de sus cuidadores, por lo que hay que tener privacidad antes de preguntar sobre las autolesiones (Tabla 4-9).

Preguntar a los jóvenes si piensan suicidarse puede ser incómodo hasta que uno se acostumbra a hacerlo. A pesar de la incomodidad, estas preguntas no se pueden evitar. Dado que el suicidio es una de las tres principales causas de muerte entre los jóvenes, preguntar a un joven si piensa en el suicidio es tan importante como examinar a un adulto por dolor en el pecho o dificultad para respirar.

Si teme que preguntar por el suicidio pueda crear riesgos, permítanos tranquilizarle. Preguntar por los pensamientos, planes y antecedentes personales de suicidio no solo permite recopilar información diagnóstica esencial, sino que también muestra que

TABLA 4-9. Preguntas para evaluar las autolesiones y la suicidalidad

Preguntas sugeridas	
Primero considerar	
Agudeza del riesgo[a]	*"¿Alguna vez has pensado en hacerte daño o en quitarte la vida? ¿Alguna vez has hecho algo para lastimarte o has intentado suicidarte? ¿Tienes ahora algún plan que sirviera para quitarte la vida?"*
Desencadenantes actuales[a]	*"¿Has tenido algún problema reciente de relación con alguien o alguna desilusión grande?"*
Soportes actuales[a]	*"¿Hay alguien en tu vida en quien puedas apoyarte?"*
Acceso a medios letales[a]	*"¿Crees que puedes conseguir fácilmente un arma o suficientes pastillas como para matarte?"*
Posibilidades diagnósticas comunes	
Trastorno bipolar	*"¿Ha habido alguna vez algún período de 1 semana o más en el que te encontraras en el extremo opuesto de la depresión, con mucha energía y poca necesidad de dormir?"*
Trastorno depresivo mayor	*"¿Te has sentido durante más de 2 semanas realmente decaído, deprimido o sin interés por las cosas que antes solías disfrutar?"*
Trastorno depresivo persistente	*"¿Te has sentido persistentemente triste o melancólico durante más de 1 año?"*
Trastorno por consumo de sustancias[a]	*"¿Has estado consumiendo drogas o alcohol?"*

[a]Estas preguntas deben hacerse cuando el paciente esté solo.

a uno le preocupa. Para un joven que se autolesiona o tiene tendencias suicidas, tener a un adulto en su vida que le comunique que se preocupa por él o ella es terapéutico.

Al preguntar por la suicidalidad, sugerimos comenzar con preguntas amplias y luego ir concretando. Preguntar por los factores de riesgo, como *"¿Alguna vez has…?"*, antes de *"¿Y aho-*

La colaboración frente a problemas clínicos comunes **57**

ra…?" hace fluir mejor la conversación. Si se descubren autolesiones o conductas suicidas, continuar haciendo preguntas sobre dichas conductas suicidas previas (el predictor más fuerte de las conductas futuras), los planes actuales de autolesión y los factores de estrés del presente es clave para poder entender la inmediatez de cualquier riesgo. Si se descubre que el adolescente intentó evitar el descubrimiento prematuro de un intento de suicidio, escondiendo, por ejemplo, frascos de pastillas vacíos, esto sería muy preocupante. El acceso fácil e impulsivo a medios letales, como un arma de fuego cargada, es otro factor de riesgo importante.

Las conductas recurrentes de autolesión, como cortarse, son a menudo citadas por los propios jóvenes como un mecanismo de afrontamiento que realizan en parte para reducir su riesgo de suicidio. Sin embargo, la autolesión recurrente aumenta el riesgo de futuras conductas suicidas.

Los predictores más claros de un futuro suicidio son el historial de intentos de suicidio, un trastorno del estado de ánimo activo, el abuso de sustancias actual y los antecedentes familiares de conducta suicida. Para los adolescentes en particular, los intentos de suicidio a menudo se desencadenan después de una pérdida o una decepción aguda, como una ruptura con la pareja o un conflicto familiar agudo. Casi el 90 % de las muertes por suicidio en adolescentes ocurren por armas de fuego o por asfixia, lo que incluye el ahorcamiento, por lo que los planes suicidas que hacen referencia a estas estrategias son los más preocupantes (Eaton *et al.*, 2008). Los intentos de suicidio por sobredosis son mucho más comunes, pero también son mucho menos propensos a ser letales.

Sugerimos que, después de conocer tanto los aspectos generales como los detalles específicos de la situación, se actúe con prudencia a la hora de considerar una hospitalización aguda. Los especialistas de salud mental infantil no son mucho mejores que cualquier otra persona a la hora de evaluar riesgos una vez que se conocen todos los detalles de una situación. La diferencia es que los especialistas de salud mental infantil son expertos en la obtención de los detalles de la situación. La clave es seguir pidiendo más información para completar toda la situación, en lugar de detener las indagaciones en el "dijo que pensaba en el suicidio". Debería considerar la hospitalización de todo joven que parezca tener un riesgo significativo para su seguridad después de obtener los detalles de la situación. La hospitalización psiquiátrica mantiene al paciente físicamente seguro al menos por un corto tiempo, mientras se pueden iniciar más pasos en su atención.

Los jóvenes con conductas recurrentes de autolesión o pensamientos suicidas significativos deben derivarse a psicoterapia, ya que este es claramente el tratamiento más efectivo de que disponemos. Si una familia se niega a acudir a terapia con un profesional de salud mental, también se puede fomentar el uso de todos los demás posibles soportes y ayudas.

Los medicamentos no tienen un papel significativo en la reducción de los riesgos de suicidio o de autolesiones a corto plazo. Sin embargo, si un niño tiene un trastorno depresivo mayor o un trastorno de ansiedad, los riesgos de suicidio a largo plazo pueden reducirse mediante un tratamiento eficaz con ISRS. Consulte el capítulo 16, "Cómo iniciar una psicoterapia", para obtener más información sobre el uso de los ISRS y la suicidalidad. En caso de depresión grave, las mayores respuestas al tratamiento ocurren cuando los ISRS se combinan con psicoterapia. Se aconseja un seguimiento frecuente y hacer el entorno seguro (por ejemplo, restringir el acceso a medicamentos peligrosos y armas de fuego) de todos los jóvenes suicidas.

Abuso de sustancias

La clave para realizar cualquier diagnóstico es considerar su posibilidad, lo que puede suponer un reto cuando se trata del abuso de sustancias en adolescentes (Tabla 4-10). Cuando vemos a adolescentes de aspecto juvenil y fresco en nuestras consultas, puede resultarnos difícil verlos simultáneamente como posibles consumidores de sustancias, pero las estadísticas disponibles nos obligan a hacerlo. Solo en los Estados Unidos, las encuestas nacionales muestran que el 7 % de los jóvenes de 12 a 17 años consumieron alcohol en el último mes y el 6,7 % usaron vapeadores de nicotina o tabaco. Además, el 10,5 % de los jóvenes de 12 a 17 años usaron marihuana en el último año, el 3,3 % abusaron de medicamentos recetados (estimulantes, benzodiacepinas, narcóticos), el 2,4 % usaron inhalantes, el 1,3 % usaron alucinógenos (LSD, hongos) y el 0,7 % abusaron del dextrometorfano (Substance Abuse and Mental Health Services Administration, 2022).

El reconocimiento comienza recordando que se debe preguntar por el consumo de sustancias e, idealmente, hacerlo sin que un padre esté presente en la sala. Preferimos pedir a los padres que abandonen la sala para este aspecto del encuentro y reiterar abiertamente las normas de confidencialidad aplicables durante el proceso de separación. En general, todos entienden el concepto de mantener la confidencialidad a menos que exista un riesgo importante para la seguridad, como tener apagones o conducir bajo los efectos del alcohol. Este mismo tiempo a solas puede utilizarse para discutir otros temas sensibles, como las autolesiones y la suicidalidad.

Una herramienta de detección ampliamente recomendada para los adolescentes es el CRAFFT (Coche, Relajarse, Solo, Olvidar, Amigos, Problemas) (Figura 4-1), que la American Academy

TABLA 4-10. Preguntas para cribar el abuso de sustancias

	Preguntas sugeridas
Primero considerar	
Seguridad[a]	*"¿Alguna vez has ido en un coche conducido por alguien que estaba borracho o drogado? ¿Te has lesionado alguna vez mientras estabas borracho o drogado? ¿Te has desmayado o has hecho cosas de las que te arrepientas mientras estabas borracho o drogado?"*
Posibilidades diagnósticas comunes	
Trastorno por consumo de sustancias[a]	*"¿Te han pedido que reduzcas el consumo de alcohol o drogas? ¿Bebes o consumes drogas cuando estás solo? ¿Tienes mucha ansia de consumir o terminas consumiendo más de lo que querías?"*
Abstinencia de sustancias	*"¿Te pones más irritable o ansioso cuando el efecto del alcohol o las drogas va desapareciendo?"*
Tolerancia de sustancias	*"¿Ha ido perdiendo efecto con el tiempo la misma cantidad de droga o alcohol?"*
Trastorno mental inducido por sustancias/ medicamentos	*"¿Desarrollaste más problemas de ánimo o ansiedad después de empezar a consumir?"*
Papel de las sustancias en la automedicación	*"¿Hay algún problema que quiras resolver mediante el alcohol o las drogas?"*

[a]Estas preguntas deben hacerse cuando el paciente esté solo.

of Pediatrics recomienda usar durante las consultas de seguimiento de adolescentes (Yuma-Guerrero *et al.*, 2012). Si dos o más respuestas son positivas, hay una alta probabilidad de que exista un trastorno por consumo de sustancias (Knight *et al.*, 2002).

Las pruebas de drogas en orina pueden ayudar a evaluar la causa de una intoxicación aguda o utilizarse para seguir el tratamiento dentro de un programa especializado para el abuso de sustancias. Sin embargo, no recomendamos las pruebas de drogas en orina como parte de la atención rutinaria, ya que pueden disminuir innecesariamente la alianza terapéutica.

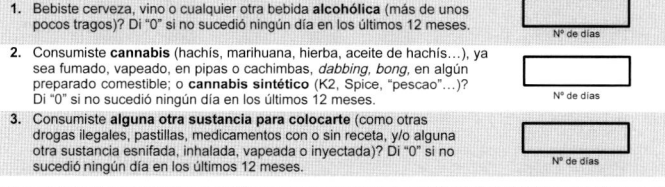

Comience con: *"Voy a hacerte unas cuantas preguntas que les hago a todos/as mis pacientes. Por favor, contesta con la mayor sinceridad posible. Te garantizo la confidencialidad de tus respuestas".*

Parte A

En los ÚLTIMOS 12 MESES, ¿cuántos días…

1. Bebiste cerveza, vino o cualquier otra bebida **alcohólica** (más de unos pocos tragos)? Di "0" si no sucedió ningún día en los últimos 12 meses.

   N° de días

2. Consumiste **cannabis** (hachís, marihuana, hierba, aceite de hachís…), ya sea fumado, vapeado, en pipas o cachimbas, *dabbing, bong,* en algún preparado comestible; o **cannabis sintético** (K2, Spice, "pescao"…)? Di "0" si no sucedió ningún día en los últimos 12 meses.

   N° de días

3. Consumiste **alguna otra sustancia para colocarte** (como otras drogas ilegales, pastillas, medicamentos con o sin receta, y/o alguna otra sustancia esnifada, inhalada, vapeada o inyectada)? Di "0" si no sucedió ningún día en los últimos 12 meses.

   N° de días

¿El/La paciente respondió "0" a TODAS las preguntas de la parte A?

Sí ☐   No ☐

Haga SOLO la PRIMERA PREGUNTA (C) de la parte B y finalice la entrevista

Haga las 6 PREGUNTAS de la parte B

Parte B

Marca "Sí" o "No" en cada pregunta

C	¿Alguna vez has ido en un COCHE/moto conducido por alguien (incluido tú mismo/a) que hubiese bebido alcohol o consumido algún tipo de droga?	No	Sí
R	¿Alguna vez has consumido alcohol o algún tipo de droga para RELAJARTE, sentirte mejor contigo mismo/a o encajar en un grupo?	No	Sí
A	¿Alguna vez has consumido alcohol o algún tipo de droga estando tú SOLO/A, sin compañía?	No	Sí
F	¿Alguna vez te has OLVIDADO de cosas que hiciste mientras consumías alcohol o algún tipo de droga?	No	Sí
F	¿Alguna vez tu FAMILIA o AMIGO/AS te han dicho que deberías reducir tu tu consumo de alcohol o drogas?	No	Sí
T	¿Alguna vez te has metido en LÍOS mientras consumías alcohol o algún tipo de droga?	No	Sí

*Dos o más respuestas afirmativas (Sí) en la parte B indican un problema serio que necesita una evaluación en mayor profundidad. Consulte el reverso para más instrucciones ➡

FIGURA 4-1. Entrevista de detección CRAFFT.

En el pasado se subrayaba la necesidad de determinar si el consumo de sustancias de un paciente representaba un abuso o una dependencia. Debido a que esta diferenciación a menudo era poco clara y conllevaba tanto la estigmatización como ramificaciones legales, estos diagnósticos separados de dependencia y abuso se fusionaron en un único diagnóstico de trastorno por consumo de sustancias en el DSM-5. Las características distintivas del trastorno por consumo de sustancias son la pérdida de control sobre el consumo, los deterioros sociales, el consumo en situaciones de riesgo o a pesar de las consecuencias negativas, y los cambios fisiológicos debido a la tolerancia o la abstinencia. En otras palabras, no todos los adolescentes que consumen sustancias tienen un trastorno.

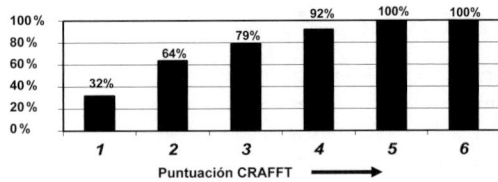

Interpretación de la puntuación CRAFFT

Probabilidad de un trastorno por consumo de sustancias (DSM-5) según la puntuación CRAFFT*

*Fuente: Mitchell SG, Kelly SM, Gryczynski J, Myers CP, O'Grady KE, Kirk AS y Schwartz RP. (2014). The CRAFFT cut-points and DSM-5 criteria for alcohol and other drugs: a reevaluation and reexamination. Substance Abuse, 35(4):376-380.

Use los puntos de conversación de las 5 R para estructurar un consejo breve.

1. **REPASE** los resultados del cribado.
   Por cada respuesta afirmativa "sí": *"¿Qué te parece si hablamos un poco de esto?".*

2. **RECOMIÉNDELE** que no consuma
   "Como tu médica/o (o enfermera/o, o profesional sanitario), mi recomendación es que no consumas alcohol, cannabis u otras drogas porque pueden: 1) dañar el desarrollo de tu cerebro; 2) afectar a tu capacidad de aprendizaje y a tu memoria, y 3) ponerte en situaciones desagradables o peligrosas".

3. El **RIESGO de CONDUCIR/IR EN COCHE**
   "Los accidentes de tráfico son la principal causa de muerte entre los y las jóvenes. Por eso, doy a todos mis pacientes jóvenes el Contrato para la Vida. Por favor, llévalo a casa y habla sobre ello con tus padres/tutores, para así crear un plan de vuelta a casa segura".

4. Busque que sus **RESPUESTAS** sean frases **MOTIVADORAS**
   No consumidores: *"Si alguien te pregunta por qué no bebes o por qué no consumes otras drogas, ¿qué le dirías?".* Consumidores: *"¿Cuáles serían algunos de los beneficios de no consumir?".*

5. **REFUERCE** su autoeficacia
   "Creo que tienes las habilidades y recursos necesarios para evitar que el consumo de alcohol y otras drogas te impida alcanzar tus objetivos".

Entregue al paciente el Contrato para la Vida. Disponible en www.crafft.org/contract

FIGURA 4-1. Entrevista de detección CRAFFT (*cont.*).

Esté atento a los síntomas causados por el abuso de sustancias que se asemejan a otra enfermedad psiquiátrica. Los fármacos sedantes (hipnóticos, ansiolíticos) y el alcohol pueden causar depresión durante la intoxicación pero ansiedad durante la abstinencia. Las drogas estimulantes (anfetaminas, cocaína) pueden causar psicosis y ansiedad durante la intoxicación pero depresión durante la abstinencia. Ambas clases de drogas causan alteraciones sexuales y del sueño. Los síntomas psicóticos pueden surgir por la toma de anticolinérgicos, fármacos cardiovasculares, esteroides, estimulantes y depresores. La marihuana puede causar ánimo deprimido y ansiedad, aunque los adolescentes afirmen que alivia su depresión o ansiedad. En un adolescente vulnerable a la psicosis, la marihuana puede desencadenar síntomas psicóticos persistentes (Morin *et al.*, 2019; Van Nierop *et al.*, 2013).

Cuando sea posible que los síntomas psiquiátricos se deban a sustancias, motivaremos al adolescente a realizar una autoevaluación consistente en no consumir durante un período específico (por ejemplo, al menos 2 semanas) para ver qué sucede. La mayoría de los trastornos mentales inducidos por sustancias comenzarán a mejorar después de unas semanas de abstinencia, una vez que la persona supere el pico de ansia de consumo. Con los adolescentes que dicen "Puedo dejarlo cuando quiera" seguiríamos esta afirmación, ayudándolos a que lo hagan por las razones que más sentido tengan para ellos, idealmente identificadas a través de un proceso de entrevista motivacional. Esto logra dos cosas: 1) determina si los síntomas están realmente inducidos por sustancias y 2) si no pueden pasar más de 2 semanas sin consumir, resalta su falta de control sobre el consumo.

El manejo de un trastorno por consumo de sustancias se basa en educar a los adolescentes sobre los resultados negativos del consumo, ayudándoles a identificar sus desencadenantes y las razones que los motivan a consumir, fomentando la motivación para el cambio e implicando a la familia en la resolución del problema. La entrevista motivacional, la TCC, la terapia familiar, los grupos de pares supervisados, el entrenamiento en *mindfulness*, la identificación de desencadenantes (para evitar el consumo futuro basado en señales), el cambio de grupos de amigos y la organización de recompensas a la evidencia de sobriedad son todas opciones específicas de atención ambulatoria.

Alimentación alterada

Los trastornos de la alimentación, como la anorexia y la bulimia, pueden suponer un reto diagnóstico, ya que los jóvenes con trastornos alimentarios graves generalmente intentan ocultar sus síntomas, incluso si les pregunta directamente una persona de confianza (Tabla 4-11). Con la anorexia nerviosa de bajo peso, retener información o incluso mentir a los clínicos es algo frecuente con el fin de mantener el trastorno alimentario. Los terapeutas a veces se refieren a estas mentiras como si fuera el trastorno alimentario, y no el propio paciente, quien habla. Debido a esta inconsistencia, los informantes colaterales (es decir, padres y otros cuidadores) suelen ser muy útiles para comprender la magnitud

TABLA 4-11.   Preguntas para cribar una alimentación alterada

Preguntas sugeridas

Primero considerar

Pérdida de peso inducida médicamente	*"¿Has tenido diarreas repetidas?"* (enfermedad inflamatoria intestinal) *"¿Has perdido peso a pesar de querer mantenerlo?"* (trastorno endocrino o cáncer)
Autolesión[a]	*"¿Has pensado alguna vez en hacerte daño? ¿Alguna vez te has hecho daño o has intentado suicidarte?"*

Posibilidades diagnósticas comunes

Anorexia nerviosa	*"¿Te preocupa perder el control cuando comes? ¿Prefieres comer solo?"* (curva de crecimiento: pérdida de peso inesperada o ganancia de peso insuficiente)
Bulimia nerviosa	*"¿Has tenido repetidamente momentos en los que comes en exceso y luego sientes la necesidad de compensarlo? ¿Usas laxantes o vomitas después de las comidas?"*
Trastorno depresivo mayor	*"¿Te has sentido durante más de 2 semanas realmente decaído, deprimido o sin interés por cosas que antes solías disfrutar?"*
Trastorno por consumo de sustancias[a]	*"¿Has estado consumiendo drogas o alcohol?"*

[a]Estas preguntas deben hacerse cuando el paciente esté solo.

de los síntomas y los comportamientos. Adoptar un enfoque investigativo ayuda. Cuando se descubre que un joven que niega el vómito autoinducido va al baño inmediatamente después de la mayoría de las comidas, se debe explorar la posibilidad de que la alimentación y la imagen corporal estén alteradas. Recuerde que los jóvenes con trastornos alimentarios presentan a menudo pensamiento rígido y perfeccionismo.

Salud mental materna posparto

La depresión periparto materna es común, observándose frecuencias más altas en los países en desarrollo (aproximadamente 1 de cada 5) que en los países desarrollados (aproximadamente 1 de cada 10) (Paschetta *et al.*, 2014). El riesgo de que la madre de un recién nacido experimente depresión aumenta con la presencia de factores estresantes como la pobreza, la falta de apoyo de la pareja, el embarazo no deseado y la violencia doméstica. Cuando una mujer tiene síntomas depresivos durante su embarazo, las probabilidades de que desarrolle depresión posparto aumentan, por lo que aconsejamos una mayor vigilancia para estos padres.

La atención obstétrica posparto de las madres y el primer año de atención sanitaria de los niños incluyen idealmente alguna forma de cribar los problemas de las madres con depresión y ansiedad (Tabla 4-12). Esto se puede lograr preguntando a la madre por su bienestar psicológico (lo que ayuda a comunicar su importancia), lo que se puede complementar con una breve escala de evaluación (como el Cuestionario de Salud del Paciente de 9 ítems, la Escala de Depresión Posnatal de Edimburgo o la Escala del Trastorno de Ansiedad Generalizada de 7 ítems) durante una consulta rutinaria. La fatiga y el deterioro del sueño, que a menudo se asocian a la maternidad en sí, deben reconocerse como posibles signos de un episodio de trastorno depresivo mayor.

La buena salud mental parental es importante para los niños. Cuando los padres tienen dificultades, esto puede tener efectos negativos sobre el estado físico (mala salud, ganancia de peso escasa), el estado cognitivo (adquisición tardía de hitos, atención alterada), el desarrollo social (trastorno negativista desafiante, problemas de conducta), el comportamiento (más llanto, irritabilidad y episodios de rebeldía) o el desarrollo emocional (depresión, ansiedad) del niño (Satyanarayana *et al.*, 2011). En raras ocasiones, un trastorno mental parental, como la aparición de una psicosis, puede volverse lo bastante grave como para que el progenitor pueda dañar al niño.

Tratar los problemas de salud mental de los padres durante el desarrollo temprano del niño afecta positivamente a la salud mental de este. Cuando un progenitor u otro cuidador que tiene una enfermedad mental recibe atención, aumenta en gran medida la probabilidad de que el niño desarrolle un temperamento tranquilo, lo que beneficiará al hogar durante años (Hanington *et al.*, 2010).

El tratamiento de un progenitor o cuidador comienza abordando los factores de estrés de la vida, que pueden ser leves (mantenerse al día con la colada o la limpieza) o graves (pérdida del empleo, mala relación con la pareja). Reunir a la red de soporte del progenitor para que le den apoyo y se tomen en serio su malestar puede ser suficiente para producir un cambio positivo. La psicoterapia está indicada

TABLA 4-12. Preguntas para cribar la salud mental materna posparto

Preguntas sugeridas	
Primero considerar	
Suicidalidad	*"¿Ha pensado alguna vez en hacerse daño?"*
Psicosis	*"¿Alguna vez ha oído voces o tenido la sensación de que la mente le estuviera jugando malas pasadas?"*
Seguridad infantil	*"¿Se ha sentido preocupada por la posibilidad de dañar intencionadamente a su hijo?"*
Posibilidades diagnósticas comunes	
Trastorno de ansiedad	*"¿Te preocupa perder el control cuando comes? ¿Prefiere comer sola?"* (curva de crecimiento: pérdida de peso inesperada o ganancia de peso insuficiente)
Trastorno depresivo mayor	*"¿Ha tenido repetidamente momentos en los que come en exceso y luego siente la necesidad de compensarlo? ¿Usa laxantes o vomita después de las comidas?"*

siempre que se haya instaurado una depresión mayor, un trastorno de ansiedad generalizada u otro trastorno significativo.

Al decidir si usar o no medicamentos psiquiátricos en el posparto, tenga en cuenta las mismas consideraciones terapéuticas que cabría hacer en cualquier otro momento. La cantidad de psicofármaco que se transmite a través de la leche materna suele ser demasiado baja como para producir efectos en el lactante, con la notable excepción del litio (Davanzo *et al.*, 2011). La depresión moderada-grave generalmente responde más deprisa a la combinación de un ISRS y psicoterapia, por lo que este debería ser el enfoque habitual (Lanza di Scalea y Wisner, 2009). La brexanolona, el primer medicamento aprobado por la FDA para el tratamiento de la depresión posparto, es una versión sintética de la alopregnanolona, una molécula que el cuerpo generalmente produce a partir de la progesterona. La brexanolona se administra en infusión intravenosa en régimen hospitalario durante 2,5 días. El uso de la brexanolona se ve limitado en la clínica por la dificultad que conlleva su administración y su costo real (Meltzer-Brody *et al.*, 2018).

Los medicamentos que se usan durante el embarazo deben sopesarse con algo más de cuidado en cuanto a los efectos que pudieran tener sobre el feto en desarrollo. El consejo tradicional era evitar el litio debido al riesgo de la anomalía de Ebstein, pero investigaciones más recientes (Pearlstein, 2013) han encontrado que estos defectos congénitos de la válvula tricúspide son más raros de lo que se creía anteriormente. El litio puede prescribirse con precaución y asesoramiento durante el embarazo (Fornaro *et al.*, 2020). Sin embargo, desaconsejamos el uso del valproato, un teratógeno conocido cuyo uso por las madres se asocia a trastornos del neurodesarrollo en los niños. El riesgo raro, pero bien documentado, de bajo peso al nacer o hipertensión pulmonar neonatal por tomar ISRS durante el embarazo hace que estos fármacos deban reservarse para los casos más graves de depresión y ansiedad (Pearlstein, 2013). Siempre que un progenitor presente psicosis o tendencias suicidas, se deberá considerar el ingreso hospitalario para tratarlo.

Capítulo 5

Cómo llegar a un diagnóstico del DSM-5-TR cuando se tienen 15 minutos

Incluso el más experimentado y hábil profesional desearía al menos 30 minutos para realizar una entrevista diagnóstica de salud mental. Determinar los rasgos de carácter, la capacidad cognitiva y la salud emocional de otra persona, especialmente de un niño o un adolescente, es complicado. Entonces, ¿por qué siquiera plantear una entrevista diagnóstica de 15 minutos como base para llegar a cualquier diagnóstico del DSM-5-TR?

Las entrevistas diagnósticas breves de salud mental ciertamente no son las ideales, pero son la realidad diaria a la que se enfrentan muchos de los que atienden a los jóvenes. Se espera normalmente que los clínicos de atención primaria y de los servicios de urgencias realicen entrevistas breves y eficientes. Se puede esperar que los clínicos de atención primaria pediátrica evalúen hasta 30 niños diferentes al día, lo que deja solo unos 15 minutos para cada paciente. Los clínicos de los servicios de urgencias se ven forzados a evaluar rápidamente los problemas de salud mental, especialmente durante las horas de la noche, cuando las urgencias están más sobrecargadas.

El tiempo disponible para realizar una evaluación de salud mental se ve aun más limitado cuando el paciente o la familia se centran en los problemas de salud física. Para cuando se identifica un problema psiquiátrico –la ansiedad que precede al dolor abdominal o la disforia experimentada como un dolor de cabeza– puede que solo queden unos minutos de consulta para llevar a cabo la evaluación diagnóstica completa de salud mental. Por eso puede ser útil comenzar las consultas de quejas físicas creando la expectativa de que se abordarán tanto la salud física como la salud mental, diciendo algo como: "*Estar sano significa tener bien la mente y el cuerpo, así que preguntaré por ambos*". También ayuda explicar la duración de la entrevista. Parece que cuando se plantean grandes cuestiones de salud mental, los pacientes suelen recurrir a esos "Ah, por cierto...", cuando el médico ya está con la mano en la puerta para salir de la sala de examen, por lo que conviene acotar el encuentro diciendo algo como: *"Tenemos 15 minutos. ¿Podemos hacer lo posible para repasar las necesidades tanto mentales como físicas en ese tiempo?"*.

Los clínicos suelen tener una disponibilidad de tiempo limitada de una forma u otra, por lo que es útil pensar en cómo utilizar mejor incluso los huecos cortos para avanzar en la atención de los niños y adolescentes con malestar mental. Los siguientes cinco pasos son una forma de realizar con eficiencia una evaluación diagnóstica de salud mental a un niño o adolescente:

1. Preseleccionar los problemas de salud mental con una herramienta validada.
2. Identificar las principales preocupaciones.
3. Establecer y abordar los problemas de seguridad.
4. Diagnosticar un trastorno probable o no especificado.
5. Recomendar un paso siguiente.

Paso 1: Utilizar una herramienta validada para preseleccionar los problemas de salud mental

Aunque siempre recomendamos el uso de herramientas de evaluación antes de la entrevista en las consultas de atención médica de niños sanos, las encontramos especialmente útiles cuando la queja principal es un problema de salud mental o conductual. Las herramientas de evaluación previa involucran al paciente y sus cuidadores en el tratamiento, normalizan la conversación sobre el malestar mental y ayudan a identificar el problema principal. Existen varios instrumentos breves para cribar numerosos problemas de salud mental. Un ejemplo es la Medida de Síntomas Transversales de Nivel 1 del DSM-5-TR (American Psychiatric Association, 2022), que contempla determinados síntomas de los principales trastornos del DSM-5 en un formato breve. Existen versiones para cuidadores de niños y adolescentes de entre 6 y 17 años, y para pacientes de entre 11 y 17 años. Estas medidas son gratuitas y pueden reproducirse para uso clínico; se hace referencia a ellas en el capítulo 11, "Uso de las medidas de evaluación del DSM-5-TR como ayuda diagnóstica". También recomendamos considerar el uso del Cuestionario de Síntomas Pediátricos o el Cuestionario de Fortalezas y Dificultades, otras dos medidas de evaluación breves pero de base amplia que tienen la ventaja adicional de que sus puntuaciones para niños están validadas en entornos médicos de atención primaria.

Cualquiera que sea la herramienta de cribado que seleccione para su consulta, deberá familiarizarse con su sistema de puntuación. La mayoría de las herramientas de cribado están diseñadas para tener una alta sensibilidad, lo que significa que buscan identificar a cualquier persona que pueda tener un diagnóstico particular, pero con menor especificidad, lo que implica que identificarán a algunas personas con el problema que finalmente no tendrán el diagnóstico que se está cribando. Los resultados positivos en ciertas categorías pueden sugerir las medidas de seguimiento a utilizar: por ejemplo, un puntaje alto de falta de atención en la evaluación de nivel 1 del DSM-5-TR se seguirá con la escala de falta de atención de nivel 2 del DSM-5-TR. Usar medidas de seguimiento puede aumentar la eficiencia de los encuentros clínicos y, si los pacientes son seguidos a lo largo del tiempo, esta puede ser una buena introducción al uso de escalas validadas para medir la respuesta al tratamiento, la recaída y la recuperación. Al menos, los resultados de las medidas de cribado también pueden usarse como iniciadores de conversación: *"Veo que indicaste algunos problemas en el cuestionario; ¿qué más me puedes contar al respecto?"*.

Aunque usar medidas de detección breves y amplias es probablemente lo mejor en un centro de atención rápida, si el tiempo y el plan clínico lo permiten, se puede considerar en su lugar una lista de verificación de síntomas más detallada. Estas listas de verificación más largas proporcionarán información sobre muchas más áreas diferentes del funcionamiento clínico, en comparación con las normas basadas en la edad, y predicciones sobre la probabilidad de que estén presentes trastornos clínicos específicos. Dos ejemplos muy utilizados de tales escalas son la CBCL o Lista de Verificación del Comportamiento Infantil (Achenbach, 1991 y 1992), y el BASC-3 o Sistema de Evaluación del Comportamiento para Niños (Reynolds y Kamphaus, 2015). Aunque requieren bastante más tiempo de cumplimentación por parte de los cuidadores, y de puntuación e interpretación por parte del personal, estas herramientas aportan imágenes fiables y amplias de los problemas de niños y jóvenes.

Si no se logra reconocer la presencia de un problema de salud mental con antelación, aún será posible pausar el proceso de evaluación cuando surja tal problema y solicitar que se complete la información del cribado centrado en los síntomas antes de continuar. Por ejemplo, se podría decir: *"Dadas las cuestiones que acabas de mencionar, ¿podrías dedicar unos momentos a completar esta información? Luego volveré para seguir hablando contigo"*. Adoptar este enfoque podría permitirle continuar con la atención del próximo paciente programado durante ese tiempo e incluso hacer que un asistente evalúe la herramienta de evaluación mientras se mantiene el horario.

Cuando ya se ha identificado un problema específico de salud mental, se puede utilizar una escala de evaluación centrada en el trastorno o los síntomas para conseguir mejor información diagnóstica. Ejemplos de estas escalas en el DSM-5-TR son las Medidas de Síntomas Transversales de Nivel 2 para padres o niños, que caracterizan categorías de síntomas tales como ira, ansiedad, depresión, falta de atención, irritabilidad, manía, alteraciones del sueño, síntomas somáticos y consumo de sustancias; estas escalas se tratan en el capítulo 11, pero también están disponibles en línea (www.psychiatry.org/Psychiatrists/Practice/DSM/Educational-Resources/DSM-5-Assessment-Measures). Otras escalas centradas en síntomas ya se han validado y normalizado con puntos de corte diagnósticos para los niños, y se tratan en el capítulo 12, "Uso de escalas de evaluación y sistemas de diagnóstico alternativos al evaluar a un joven". Los resultados positivos de estos instrumentos indican con más fuerza que determinado diagnóstico está presente, pero el uso de un instrumento diagnóstico depende en última instancia del juicio prudente del profesional.

Incluso las mejores escalas de evaluación y listas de verificación de síntomas son inherentemente imperfectas, por lo que es importante comprender sus limitaciones. Las preguntas pueden malinterpretarse, pueden pasar por alto síntomas clave, pueden verse afectadas por la tendencia del joven o el cuidador a referir los síntomas de modo excesivo o deficiente, o pueden responderse intencionadamente de manera falsa. Por esta razón, todas las encuestas y cuestionarios deben ir seguidos de una entrevista diagnóstica personalizada a fin de conseguir un retrato más fiable. Por ejemplo, si se ve a un adolescente que niega tener síntomas de depresión en la escala de evaluación pero parece retraído, habla en un tono monótono y bajo, y dice no tener esperanza, se debe considerar la depresión independientemente de las puntuaciones de la lista de verificación de síntomas.

Paso 2: Identificar las preocupaciones principales

Una vez que se ha completado y puntuado una escala de evaluación pertinente, el siguiente paso en la entrevista breve es identificar la principal preocupación del joven y del cuidador, para investigarla en más profundidad. Identificar el problema principal puede ser tan sencillo como preguntar concretamente: "*¿Qué es lo que más te preocupa hoy?*".

Una lista ilimitada de preocupaciones o quejas es demasiado difícil de manejar dentro de una investigación breve, incluso si los problemas al final se relacionan con el mismo diagnóstico, como suele ser el caso de la depresión. Por ejemplo, una familia puede describir problemas de sueño, bajo rendimiento académico, conductas autolesivas, irritabilidad y conflictos con un hermano como asuntos separados que les preocupan. Si identifica una de estas áreas –por ejemplo, la autolesión– como la principal preocupación de ese día, con el entendimiento de que las preocupaciones restantes, como el conflicto con el hermano, podrían tener que abordarse en otra cita, la entrevista de 15 minutos podrá ser entonces más fructífera.

El juicio cuidadoso es la clave. Por ejemplo, si un paciente y sus cuidadores están más preocupados por las alteraciones del sueño pero las herramientas de evaluación o el examen alertan de un problema de seguridad, debe explicar a los cuidadores que, aunque las alteraciones del sueño son importantes, la seguridad del paciente es el principal problema.

Hacer que el paciente y sus cuidadores identifiquen cada uno de ellos su preocupación principal fortalece la alianza terapéutica y aumenta el compromiso con la evaluación y el tratamiento. Cuando el paciente y sus cuidadores creen que realmente se comprende su preocupación principal, es más probable que participen en el tratamiento y sigan los próximos pasos que usted recomiende.

Paso 3: Identificar y abordar los problemas de seguridad

Toda evaluación de salud mental, por breve que sea, implica evaluar la seguridad. Si se identifican los problemas de seguridad, el plan de atención a corto plazo deberá tener en cuenta cómo reducir o eliminar los riesgos:

- Si sospecha que podrían producirse autolesiones o conductas suicidas, como ocurre en la depresión, pregunte: "*¿Alguna vez piensas en hacerte daño? ¿Te has hecho daño a propósito alguna vez?*".
- Si es posible que el abuso o la negligencia estén relacionados con los síntomas referidos, pregunte: "*¿Hay algo que te haya hecho sentir incómodo o inseguro? ¿Alguien ha intentado hacerte daño alguna vez?*".
- Si es posible que el menor suponga un riesgo para otra persona, pregunte: "*¿Alguna vez has lastimado a alguien a propósito? ¿Tienes planes de hacerlo ahora?*".

Paso 4: Diagnosticar un trastorno probable o no especificado

Al indagar en las circunstancias y detalles que rodean la principal preocupación de un paciente (y de su cuidador), y revisar los resultados de las herramientas de evaluación, un profesional puede llegar normalmente al diagnóstico probable en 15 minutos.

La confirmación de todos los diagnósticos, excepto de los más obvios, requerirá más tiempo de evaluación o una cita posterior esclarecedora. Por ejemplo, se podría determinar en solo 15 minutos que un niño tiene importantes deficiencias del desarrollo, lo que llevaría a un diagnóstico de trastorno del neurodesarrollo no especificado. Luego, durante la próxima cita, se harían indagaciones más detalladas para pulir aún más el diagnóstico, cambiando el diagnóstico previo por otro más específico, como serían un trastorno del lenguaje o un trastorno del espectro autista.

En el capítulo 4, "La colaboración frente a problemas clínicos comunes", describimos los diagnósticos más probables que hay que considerar y proponemos algunas preguntas de cribado específicas que se deben utilizar en relación con los problemas pediátricos más comunes.

Las evaluaciones rápidas son más fructíferas si se conocen los aspectos clave de las entidades clínicas habituales. Esto no difiere del resto de la medicina, en la que se utilizan conocimientos sinópticos de los trastornos para guiar la sospecha clínica. Cuando un adulto refiere un dolor en el pecho que se irradia por el brazo izquierdo, sospechamos un ataque al corazón. Cuando un bebé febril se tira de las orejas y está irritable, sospechamos una infección de oído. De manera similar podemos aprender a reconocer patrones básicos en la salud mental. Cuando un menor lleva varias semanas con ánimo persistentemente bajo y pierde el interés por las actividades y amigos de que antes disfrutaba, sospechamos un trastorno depresivo mayor. Para ayudar a informar la sospecha clínica, en la tabla 5-1 se muestra una lista de entidades psiquiátricas comunes con sus descripciones abreviadas. En capítulos posteriores se aporta información adicional.

Recuerde que estas son descripciones de comportamientos y síntomas. Aislados, estos comportamientos no constituyen un diagnóstico. En el sistema del DSM-5-TR, para que cualquier constelación de comportamientos y síntomas pueda calificarse de diagnóstico psiquiátrico, deben cumplirse dos condiciones:

1. Que causen deterioro funcional significativo.
2. Que no se expliquen mejor por otra etiología.

La segunda regla es muy importante. Un niño puede distraerse por un sinnúmero de razones sin tener un trastorno de déficit de atención/hiperactividad, y un adolescente puede estar triste por muchos motivos sin que se trate de un episodio depresivo mayor. Si este tipo de comportamientos y síntomas no afectan significativamente a la función o pueden explicarse mejor por otra etiología, no se debe realizar un diagnóstico formal de salud mental.

TABLA 5-1. Descripciones abreviadas de diagnósticos comunes del DSM-5-TR en los niños

Diagnóstico	Descripción
Anorexia nerviosa	La alimentación restrictiva y la evitación de alimentos, a menudo acompañadas de un deseo de evitar la obesidad, persisten a pesar de las consecuencias negativas
Trastorno por déficit de atención/ hiperactividad	Problema persistente de falta de atención y/o hiperactividad, con síntomas presentes en varios ámbitos, que es inapropiado para el nivel de desarrollo
Trastorno del espectro autista	Patrón persistente con predominio de déficits sociales, e intereses y comportamientos limitados que es inapropiado para el nivel de desarrollo
Trastorno bipolar	Episodio discreto de elevación del estado de ánimo durante varios días con pensamiento acelerado, disminución de la necesidad de dormir, gran energía persistente y asunción de riesgos inusuales
Bulimia nerviosa	Más de 3 meses de episodios recurrentes de atracones seguidos de un intenso deseo de compensarlos posteriormente (por ejemplo, mediante purgas o el uso de laxantes)
Trastorno de la conducta	Repetidas transgresiones importantes de las normas sociales y los derechos de los demás a lo largo de 1 año
Encopresis	Salida inapropiada de heces durante las adaptaciones psicológicas, generalmente facilitada por el estreñimiento crónico
Trastorno de ansiedad generalizada	Más de 6 meses con preocupaciones persistentes, pero difusas y cambiantes, la mayoría de los días, que causan síntomas como tensión, fatiga, irritabilidad y mala concentración
Trastorno depresivo mayor	Más de 2 semanas con estado de ánimo bajo (o irritable) junto con nuevos síntomas neurovegetativos (por ejemplo, pérdida de concentración, baja energía, alteraciones del sueño o del apetito)

Diagnóstico	Descripción
Trastorno obsesivo-compulsivo	Repeticiones internas de pensamientos no deseados y/o persistencia en repetir ciertos tipos de conductas o actos mentales (por ejemplo, limpieza, conteo) que consumen mucho tiempo
Trastorno negativista desafiante	Oposición y desafío de las normas y peticiones de los adultos de manera inapropiada para el desarrollo durante más de 6 meses
Ataque de pánico	Malestar o miedo repentinos, acompañados de síntomas corporales como taquicardia y excitación fisiológica (se considera trastorno de pánico si se temen ataques recurrentes y está afectado el funcionamiento)
Fobia (social o específica)	Miedo excesivo a un objeto o una situación que provoca un grado disfuncional de evitación y angustia durante más de 6 meses
Trastorno de estrés postraumático	Una experiencia traumática ha llevado a la evitación de los recordatorios del trauma, a hipervigilancia ante amenazas futuras y a la reexperimentación no deseada del trauma (incluidas pesadillas) durante más de 1 mes

Fuente: American Psychiatric Association, 2022.

Alternativamente, los clínicos pueden realizar un *diagnóstico no especificado* si un joven experimenta síntomas característicos de determinado trastorno mental, que causan malestar clínicamente significativo pero no cumplen los criterios completos de ningún diagnóstico específico. Si un clínico desea comunicar la razón específica por la que los síntomas de un niño o adolescente no cumplen los criterios, se recomienda al profesional que utilice el *diagnóstico de otro especificado*. En una entrevista diagnóstica de 15 minutos, es más probable que los clínicos lleguen a emplear etiquetas diagnósticas no especificadas en lugar de diagnósticos completos, pero esto debe servir como recordatorio de que el diagnóstico debe esclarecerse más adelante.

Se puede (y se debe) planificar un seguimiento del niño o adolescente para ver cómo se resuelven o evolucionan estos síntomas hacia un diagnóstico específico. Los niños y adolescentes merecen el diagnóstico más preciso y específico posible.

Paso 5: Recomendar un paso siguiente

Las decisiones de tratar o derivar terminan basándose en factores del paciente, como el diagnóstico y la gravedad, junto con el ajuste de las necesidades de tratamiento del paciente con las propias habilidades y disponibilidades del clínico, además del tipo de servicios disponibles en la comunidad local.

Derivación a un terapeuta

Con casi todos los problemas de salud mental moderados o graves es esencial derivar al menor a un terapeuta de salud mental capacitado. Explicar por qué creemos que ver a un terapeuta será útil puede aumentar la motivación de pacientes y cuidadores para seguir esta recomendación. Si los cuidadores tienen reservas acerca de visitar a un clínico de salud mental, es útil abordar estas preocupaciones durante la derivación y normalizarlas diciendo algo como *"Igual que te derivaría a un especialista para examinar tus ojos si pensara que necesitas gafas, te recomiendo que veas a un especialista en salud mental para abordar los problemas que hemos detectado juntos"*.

Intervenciones realizadas por la familia y autocuidado

Con los problemas de baja gravedad puede ser apropiado ofrecer orientación sobre el modo de cambiar el comportamiento o la gestión de la vida, cosas que el paciente y sus cuidadores puedan realizar en casa. Proporcionar consejos sobre cómo mejorar la higiene del sueño, manejar un comportamiento problemático o apoyar a un joven durante un proceso de adaptación vital es algo cotidiano para la mayoría de los médicos de atención primaria, pero ofrecemos algunas pautas en el capítulo 15, "Inicio de intervenciones psicosociales". Los consejos en folletos, libros, vídeos o sitios web para que la familia pueda orientarse mejor después de la cita también pueden ser de ayuda.

Evaluación educativa

Con respecto a los niños que tienen dificultades en el colegio y en los que se plantea una discapacidad del aprendizaje, abogamos por la realización de pruebas educativas. El camino para hacerlo puede depender de que sepamos motivar a los padres a realizar una solicitud por escrito para una evaluación de discapacidad del aprendizaje en el colegio del niño, lo que es un requisito en algunos lugares, como en los Estados Unidos.

Derivación a servicios de intervención temprana

En el caso de los niños muy pequeños con problemas de desarrollo, remita al niño a un programa local de intervención temprana. En los Estados Unidos se trataría del programa patrocinado por el Gobierno federal Zero to Three (www.zerotothree.org) o un programa patrocinado por el distrito escolar para niños de 4 a 5 años.

Plan de seguridad

Si hay un riesgo significativo de suicidio, homicidio o de otro tipo en relación con la seguridad del comportamiento, se debe considerar un plan de seguridad inmediato o la hospitalización mediante el sistema local de crisis de salud mental. Para los riesgos más leves, como la depresión sin pensamientos o planes suicidas activos, la supervisión y el monitoreo parental adecuados serían suficientes para detectar cualquier empeoramiento de los riesgos.

Medicamentos

Por lo general no es apropiado recomendar un nuevo medicamento psicotrópico a largo plazo después de una sola evaluación de 15 minutos. La excepción podría ser el ensayo a corto plazo de un fármaco de venta libre con bajo riesgo de producir efectos secundarios médicos, como la melatonina en caso de insomnio. Sin embargo, después de una segunda cita o de cualquier evaluación de mayor duración, cuando el diagnóstico se vuelve más seguro, realizar una prescripción puede ser lo apropiado. Siempre que sospeche trastornos mentales más graves, como un trastorno bipolar o esquizofrenia, debe derivar al paciente y sus cuidadores inmediatamente a un especialista en salud mental.

Cita de seguimiento

Si identifica un trastorno mental, recomiende una cita de seguimiento. Esto puede servir a varios propósitos:

- Lograr suficiente tiempo para completar mejor el proceso diagnóstico
- Comunicar una conexión terapéutica y un apoyo continuados en torno al problema

- Seguir la respuesta a cualquier intervención inicial para que el plan de tratamiento pueda ajustarse
- Identificar cualquier problema del plan de derivación, teniendo así la oportunidad de resolverlo

Capítulo 6

Cómo llegar a un diagnóstico del DSM-5-TR cuando se tienen 30 minutos

En el capítulo 5, "Cómo llegar a un diagnóstico del DSM-5-TR cuando se tienen 15 minutos", describimos un proceso diagnóstico que seguir cuando el tiempo con el paciente es de tan solo 15 minutos. Ahora relajamos un poco las cosas y examinamos un escenario más razonable desde el punto de vista diagnóstico, uno en el que se tiene más tiempo con el paciente, alrededor de media hora. No recomendamos realizar entrevistas y procesos diagnósticos con limitaciones de tiempo impuestas arbitrariamente, pero queremos reflejar la realidad de la práctica clínica: las limitaciones de programación existen e, incluso sin presión de tiempo, organizar el proceso diagnóstico de manera que sea lo más eficiente posible tiene un valor positivo.

Cada entrevista con un joven que sufre malestar mental será única. A veces necesitará calmar a un niño que grita o ganarse la confianza de un adolescente reacio antes de poder hacer cualquier pregunta diagnóstica. En momentos como estos, a veces parece que se está perdiendo el tiempo, y hay otras personas que ver y otras tareas que atender. Sin embargo, los buenos entrevistadores aprenden a aceptar estos momentos como parte de la entrevista en sí. Observan y escuchan al niño o adolescente buscando pistas de si el malestar es interno o externo, y qué es lo que los lleva a cooperar o no con el profesional.

Cada joven también es único, por lo que todo encuentro inicial empieza por conocer al niño o adolescente que estamos viendo. Utilizamos diferentes estrategias dependiendo de la edad y el estado de desarrollo del niño, el lugar en el que nos encontramos, nuestra familiaridad con el paciente, el sentido del humor del paciente y muchas otras variables. Antes de presentarnos a un paciente, nos gusta saber cuánto tiempo ha estado esperando y con quién. Un niño que haya estado sentado tranquilamente durante 15 minutos en la sala de espera probablemente tendrá necesidades diferentes de las de otro que haya estado esperando horas para verle en el servicio de urgencias. Cuando conocemos a un paciente, preferimos iniciar la conversación por algo con lo que el menor ya esté haciendo. Si un niño pequeño trae un peluche a la cita o lleva una camiseta colorida, le preguntamos por ello. Si un adolescente trae un libro o está escuchando música, le pedimos que nos describa el libro o la canción. El objetivo no es hacer un juicio estético sobre los peluches, la ropa, los libros o la música con los que acude el menor, sino entender cómo piensa.

Preguntar por algo que el paciente comunique de manera consciente (o inconsciente) también fortalece la alianza terapéutica. Imagine que entra en una consulta y el médico comienza a hablarle de sus intereses, pero ignora todo intento de hablar de los suyos. Usted, como la mayoría de nosotros, se sentiría ignorado y, probablemente, se mostraría reacio a realizar ningún tratamiento con ese médico. Ahora imagine que visita a otro médico y este ya sabe cómo se llama, pronuncia correctamente su nombre y luego le pregunta cómo es que se llama así. Probablemente cooperaría usted más comprometido con este segundo médico y su tratamiento. Se puede (y se debe) emplear la misma cortesía con los niños y adolescentes que uno conoce como pacientes.

Recomendamos que comience cada entrevista presentándose, preguntando al joven cómo se llama, evaluando qué espera del encuentro, aclarando cualquier malentendido que haya y dando una idea de cuánto durará la consulta. Son los cuidadores, y no los propios jóvenes, quienes piden cita la mayoría de las veces, por lo que reconocer verbalmente este hecho de inmediato (*"Así que tu madre quería que vinieras a verme…"*) le muestra al joven que uno puede ver las cosas desde su perspectiva.

Creemos que, cuando el encuentro se limita a 30 minutos, se puede lograr con éxito la alianza terapéutica y realizar una entrevista diagnóstica, con algunas salvedades:

- Todo examen psiquiátrico que obtenga toda la información de una única fuente estará incompleto. Esto es especialmente cierto cuando se entrevista a un niño o adolescente. Debe decirle a la persona que está entrevistando que hablará con algunos de sus cuidadores adultos sobre su salud y de qué tratará la conversación. Consulte el capítulo 4, "La colaboración frente a problemas clínicos comunes", y el capítulo 11, "Uso de las medidas de evaluación del DSM-5-TR como ayuda diagnóstica", para saber cuáles son las herramientas que se pueden utilizar al entrevistar a cuidadores adultos.

- Un examen psiquiátrico efectivo permite, en última instancia, acceder al mundo interno de una persona. Los pensamientos, impulsos y deseos de un joven pueden abordarse de muchas maneras. A continuación describimos la entrevista más adecuada para cualquier joven capaz de tolerar preguntas directas. Cuando esté entrevistando a un niño o adolescente que no pueda hacerlo debido a su edad, una discapacidad o falta de interés, recomendamos centrarse en la parte más esencial del examen y dedicar el resto del tiempo a desarrollar la alianza terapéutica.
- Todo examen psiquiátrico competente siempre incluye un relato de las relaciones que conforman su existencia. Esto es especialmente cierto en el caso de los niños y adolescentes, cuya dependencia de otras personas es más evidente que en el caso del adulto medio. Durante la consulta con un joven, siempre hacemos preguntas como: "*¿Con quién vives?*", "*¿cómo pasas los días?*", "*¿quién cuida de ti?*" y "*¿en quién puedes confiar?*". Este tipo de preguntas conducen naturalmente a otras preguntas críticas sobre los cuidadores del joven.

Teniendo en cuenta estas advertencias, ofrecemos la siguiente guía de entrevista diagnóstica según los criterios del DSM-5-TR (American Psychiatric Association, 2022). La entrevista no incluye indicaciones para las categorías del DSM-5-TR que son poco comunes en la infancia y la adolescencia, como los trastornos neurocognitivos, de juego, parafílicos, de personalidad y de disfunción sexual; sin embargo, en el capítulo 11 indicamos cómo usar el Inventario de Personalidad del DSM-5 para evaluar rasgos de personalidad. Hemos enseñado una versión de esta entrevista a estudiantes, residentes, becarios y profesores. Hasta que se desarrollan los hábitos de un profesional experimentado, ayuda practicar una entrevista estructurada. Facilita sentirse cómodo al preguntar por cuestiones íntimas, ayuda a recordar que hay que examinar las principales categorías de enfermedades mentales en todos los pacientes y permite desarrollar buenos hábitos de entrevista.

Por supuesto, utilizar una entrevista estructurada tiene un inconveniente. A veces hemos visto profesionales que leen una pregunta tras otra, sin detenerse para las pausas habituales del habla humana e incluso sin mirar al paciente. En la *Guía de bolsillo del DSM-5-TR® para el examen diagnóstico* (Nussbaum, 2022), llamamos a este tipo de entrevistadores *robots psiquiátricos,* que preguntan cosas como "*He oído que tienes pensamientos suicidas, pero ¿puedes deletrear* mundo *al revés?*", preguntas que muestran más fidelidad a la entrevista esquematizada que atención a la persona concreta que tienen delante. Estos entrevistadores hablan tan rígidamente y se mantienen tan decididamente en el guion que, al observarlos, te preguntas cuál de sus articulaciones necesita engrasarse primero. Ambos hemos realizado la entrevista del robot psiquiátrico en algún momento de nuestras carreras, y escribimos esta guía, en parte, para que pueda el lector aprender de nuestros errores.

Lo que hemos encontrado (y seguimos encontrando) que supone un reto es darle a la entrevista la cantidad justa de estructura para la entrevista. Una persona excitada necesita calma, una persona triste necesita ánimo y, a veces, una misma persona necesita ambas cosas en la misma entrevista. Afortunadamente, siempre se tiene la mejor guía posible: la persona que se tiene delante. Siga su ejemplo. Observe su lenguaje corporal. Si parece desinteresada, es momento de cambiar de enfoque.

Al utilizar esta entrevista diagnóstica, encuentre el equilibrio entre ser un robot psiquiátrico y practicar una versión formal hasta que se convierta en hábito. La entrevista diagnóstica de 30 minutos parecerá forzada al principio, pero gradualmente aportará la infraestructura que precisa una entrevista conversacional.

Sin importar cuán distraído o molesto esté el paciente, los buenos entrevistadores siempre le dan unos minutos para expresar su propia opinión. Luego resumen y aclaran las preocupaciones del paciente y organizan el examen según sea necesario, modulando la estructura y el lenguaje de la entrevista para adaptarse a las necesidades del joven. Hacen preguntas claras y concisas. Si el paciente se expresa de forma vaga, buscan precisión. Si el paciente sigue mostrándose vago, exploran el porqué. No piden permiso para cambiar de tema, sino que utilizan frases de transición como: *"Creo que entiendo esto, pero ¿y aquello?"*, Desarrollar un repertorio de preguntas estándar es útil, y por eso aconsejamos usar esta entrevista estructurada hasta que se convierta en un hábito. Luego se podrán usar estas preguntas para desarrollar un estilo conversacional de entrevista en el que el paciente cuente su historia, se forme una alianza con él, se haga uno idea de su proceso de pensamiento y se recopilen los datos clínicos necesarios para hacer un diagnóstico preciso. De este modo se reduce la alienación del paciente, al hacer que lo extraño resulte más familiar.

Guía de la entrevista diagnóstica pediátrica de 30 minutos

El esquema de entrevista de este apartado incluye encabezados para indicar el tiempo asignado a cada parte (**en negrita**), instrucciones para el entrevistador (en letra normal) y preguntas que el entrevistador debe hacer (*en cursiva*).

Minuto 1

Preséntese al paciente. Pregunte cómo le gustaría que lo llamaran. Aclare las expectativas sobre el tiempo que durará la consulta y qué se logrará con ella. Describa los límites aplicables de confidencialidad si se trata de un adolescente, como "*Lo que hablemos será confidencial, excepto si corre riesgo tu seguridad; en ese caso hablaremos juntos con tu padre o tu madre sobre cómo garantizar tu seguridad*". Luego pregunte, "*¿Por qué estás hoy aquí?*".

Minutos 2-4

Escuchar

El discurso ininterrumpido del paciente indica gran parte de su estado mental, guía la anamnesis y fomenta la alianza. Mientras habla, escuche el contenido y la forma de sus frases. ¿Qué está diciendo o no diciendo? ¿Cómo lo está diciendo? ¿Cómo coinciden sus declaraciones con su apariencia? Aunque pueda sentir la tentación de interrumpir o comenzar a hacer preguntas, con la experiencia descubrirá que permitir que la persona hable inicialmente sin interrupciones aporta más información que las respuestas a las preguntas. Cuando hable a continuación, intente que la pregunta sea tanto receptiva como abierta, en la línea de: "*Dijiste ____; ¿Puedes contarme más sobre eso?*". Dependiendo de la naturaleza de la enfermedad, algunas personas no podrán llenar este tiempo; su incapacidad de hacerlo revela información valiosa sobre su estado mental y su angustia. Si la persona no habla espontáneamente, es posible que haya que usar estímulos y proceder a hacer la historia de la enfermedad actual. Recuerde: al clínico que guarda silencio al principio a menudo se le escucha después.

Minutos 5-12

Historia de la enfermedad actual

Las preguntas deben seguir los criterios del DSM-5, tal como se describe en el capítulo 7, "Cómo llegar a un diagnóstico pediátrico del DSM-5-TR cuando se tienen 45 minutos o más". Además, debe centrarse en lo que ha cambiado recientemente, en el "¿por qué ahora?" de la presentación. Al hacerlo, trate de comprender los sucesos precipitantes haciendo preguntas como las siguientes: *"¿Cuándo comenzó tu malestar actual? ¿Cuándo fue la última vez que te sentiste emocionalmente bien? ¿Puedes identificar algún hecho precipitante, perpetuante o atenuante? ¿Cómo han afectado tus pensamientos y comportamientos a tu capacidad de funcionar con la familia, los amigos y la comunidad? ¿Cómo ves tu nivel actual de funcionamiento y en qué se diferencia del que tenías hace días, semanas o meses?".*

Historial psiquiátrico

"¿Cuándo notaste por primera vez los síntomas? ¿Cuándo buscaste tratamiento por primera vez? ¿Alguna vez has tenido una recuperación completa? ¿Alguna vez te han hospitalizado? ¿Cuántas veces? ¿Cuál fue la razón de esas hospitalizaciones y cuánto tiempo estuviste en el hospital? ¿Recibes tratamiento de salud mental ambulatorio? ¿Tomas medicamentos para alguna enfermedad mental? ¿Qué medicamentos te han ayudado más? ¿Tuviste algún efecto negativo por algún medicamento? ¿Cuál fue la razón de que dejaras de tomar el medicamento anterior? ¿Cuánto tiempo estuviste tomando cada medicamento y con qué frecuencia lo tomabas? ¿Conoces el nombre, la dosis y el número de dosis por día de los medicamentos que estás tomando actualmente?".

Seguridad

Algunos clínicos se sienten incómodos al preguntar por la seguridad; les preocupa que puedan molestar a los pacientes o incluso darles ideas sobre cómo hacerse daño a sí mismos o a los demás. Estos temores son en gran medida infundados y con la práctica encontrará que estas preguntas van siendo cada vez más fáciles de hacer. Siempre son esenciales para hacer la evaluación general del riesgo. *"¿Piensas frecuentemente en hacerte daño? ¿Alguna vez te has hecho daño, como cortarte o golpearte? ¿Has intentado alguna vez suicidarte? ¿Cuántos intentos has hecho? ¿Qué hiciste? ¿Qué tratamiento médico o psiquiátrico recibiste después de esos intentos? ¿Sueles alterarte tanto como para amenazar o llegar a hacer daño a otras personas, animales o cosas? ¿Alguna vez has sido agresivo con personas o animales, destruido pertenencias, engañado a otras personas o robado cosas?".*

Minutos 13-17

Revisión por sistemas

La revisión psiquiátrica por sistemas es un breve resumen de los síntomas psiquiátricos comunes que puede que no se hayan detectado en la historia de la enfermedad actual. Si la persona responde afirmativamente a estas preguntas, deberá explorar más a fondo los criterios del DSM-5-TR, como se muestra en el capítulo 7.

Trastornos del ánimo. "*¿Te has sentido triste, vacío o irritable? ¿Has perdido interés o sientes menos placer por las cosas que solías disfrutar? ¿Estás enojado la mayor parte del tiempo? ¿Ha habido algún momento en el que te hayas sentido muy feliz, más seguro de ti mismo y con mucha más energía de lo habitual durante muchos días seguidos? Si es así, ¿puedes describir qué sucedió?*" (v. los "Trastornos depresivos" o "Trastornos bipolares y relacionados" en el capítulo 7).

Psicosis. "*¿Has visto alguna vez cosas que otras personas no pudieran ver? ¿Has escuchado ruidos, sonidos o voces que otras personas no pudieran oír? ¿Alguna vez sientes que la gente te sigue o intenta hacerte daño de alguna manera? ¿Alguna vez has sentido que tenías poderes especiales, como leer la mente de otras personas? Al ver vídeos o escuchar música, ¿alguna vez has sentido que te hablaban solo a ti?*" (v. "Espectro de la esquizofrenia y otros trastornos psicóticos" en el capítulo 7).

Ansiedad. "*¿Dirías que te preocupas mucho o más que otros chicos de tu edad? ¿La gente dice que te preocupas demasiado o que eres demasiado tímido? ¿Te sientes asustado si estás solo o lejos de tu familia? ¿Te da miedo ir al colegio? ¿Te resulta difícil controlar o detener tus preocupaciones? ¿Hay cosas, lugares o situaciones concretas que te pongan muy nervioso o te den miedo? ¿Alguna vez te has sentido asustado, nervioso o ansioso de repente sin razón alguna? Si es así, ¿me lo quieres contar?*" (v. "Trastornos de ansiedad" en el capítulo 7).

Obsesiones y compulsiones. "*¿Te vienen a la mente con frecuencia imágenes, pensamientos o impulsos que tú no quieres tener? ¿Hay algún acto físico que sientas que debes realizar para evitar o reducir el malestar que te producen esas imágenes, pensamientos o impulsos?*" (v. "Trastornos obsesivo-compulsivos y relacionados" en el capítulo 7).

Trauma. "*¿Qué es lo peor que te ha pasado? ¿Alguien te ha tocado alguna vez de una forma que tú no quisieras? ¿Alguna vez has sentido que tu vida estaba en peligro o has pensado que ibas a sufrir una lesión grave? ¿Tienes recuerdos infelices que no te dejan dormir o sentirte bien ahora?*" (v. "Trastornos relacionados con traumas y factores de estrés" en el capítulo 7).

Disociación. "*¿La gente dice que sueñas despierto a menudo o que pareces distraído? ¿Pierdes la noción del tiempo y luego no recuerdas bien lo que hiciste durante ese rato? ¿Alguna vez sientes como si es-*

tuvieras fuera de tu cuerpo o te estuvieras observando a ti mismo?" (v. "Trastornos disociativos" en el capítulo 7).

Alimentación e ingesta. *"¿Qué piensas de tu aspecto físico? ¿Evitas ciertos alimentos hasta el punto de afectar negativamente a tu salud o peso? ¿Te preocupa perder el control de la cantidad que comes?"* (v. "Trastornos de la conducta alimentaria o de la ingesta de alimentos" en el capítulo 7).

Excreción. *"¿Has tenido algún problema de pérdida de orina o heces en la ropa o la cama?"* (v. "Trastornos de la excreción" en el capítulo 7).

Preocupaciones somáticas. *"¿Te preocupas por tu salud más que otros chicos? ¿Sueles faltar al colegio porque no te sientes bien? ¿Te pones enfermo con dolores y molestias más a menudo que la mayoría de los otros chicos?"* (v. "Trastornos de síntomas somáticos y relacionados" en el capítulo 7).

Dormir. *"¿Te cuesta conciliar el sueño o te despiertas mucho por la noche? ¿Sueles tener sueño durante el día? ¿Alguien te ha dicho que dejas de respirar o jadeas mientras duermes?"* (v. "Trastornos del ciclo de sueño-vigilia" en el capítulo 7).

Sustancias y otras adicciones. *"En el último año, ¿has bebido alcohol, fumado marihuana o tomado alguna otra cosa para colocarte? ¿Alguna vez has montado en coche con alguien que estuviera colocado o bebiendo alcohol? ¿Tomas alguna vez alcohol o drogas cuando estás solo? ¿Tomas alguna vez alcohol o drogas para relajarte?"* (Knight *et al.*, 2002) (v. "Trastornos relacionados con sustancias y adictivos" en el capítulo 7).

Minutos 18-23

Antecedentes médicos

"¿Tienes algún problema médico crónico? ¿Estas enfermedades te han afectado emocionalmente? ¿Alguna vez te han operado de algo? ¿Has tenido alguna vez alguna convulsiones o te has golpeado la cabeza con tanta fuerza como para perder el conocimiento? ¿Tomas algún medicamento para alguna enfermedad física? ¿Tomas suplementos, vitaminas, medicamentos de venta libre o hierbas regularmente?".

Alergias. *"¿Eres alérgico a algún medicamento?".* Si es así, *"¿me puedes decir cómo es esa alergia?".*

Antecedentes familiares. *"¿Alguno de tus familiares ha tenido alguna vez nerviosismo, problemas nerviosos, depresión, manía, psicosis o esqui-*

zofrenia, problemas derivados del consumo excesivo de alcohol o abuso de drogas; ha intentado suicidarse, o ha requerido hospitalización psiquiátrica? ¿Alguno de tus familiares de primer grado ha muerto por suicidio?".

Historia del desarrollo. *"¿Sabes si tu madre tuvo alguna dificultad durante el embarazo o el parto? ¿Cómo eras de niño pequeño? ¿Recibiste alguna vez tratamientos para el desarrollo o el habla, o educación especial?"* (consulte el capítulo 13, "Reconocimiento de señales de alerta en el desarrollo", para conocer los hitos del desarrollo temprano). Observe la altura y el peso actuales del menor en una curva de crecimiento. Si procede, pregunte: *"¿Cuándo alcanzaste la pubertad y cómo te sentiste al respecto?".*

Historia social. *"¿Tuviste algún problema de comportamiento o de aprendizaje durante la primera infancia? Cuando comenzaste a ir al colegio, ¿tuviste problemas para relacionarte socialmente con tus compañeros o para seguir el ritmo académico? ¿Hasta dónde has llegado en los estudios? ¿Quién vivía en tu casa durante tu primera infancia? ¿Quién vive allí ahora? ¿La fe religiosa fue parte de tu educación? ¿Lo es actualmente? ¿Alguna vez has tenido un trabajo fuera de casa? ¿Alguna vez te han suspendido? ¿Expulsado? ¿Arrestado? ¿Encarcelado? ¿Qué te gusta hacer? ¿Cómo pasas el tiempo en Internet? ¿Qué te gusta de ti mismo? ¿Qué les gusta a tus amigos de ti? ¿Tienes amigos en los que puedas confiar? ¿Eres sexualmente activo? ¿Te sientes realmente incómodo con tu género asignado?".*

Minutos 24-28

Examen del estado mental

Ya ha observado u obtenido la mayoría de los datos pertinentes del examen del estado mental y ahora llega el momento de organizar los hallazgos para poder abordar cualquier cosa que quede pendiente. Hay una versión detallada del examen del estado mental en el capítulo 10, "Organización de un examen exhaustivo del estado mental pediátrico con un glosario psiquiátrico", pero los componentes esenciales son los siguientes:

- Apariencia física
- Conducta
- Habla
- Emoción
- Proceso de pensamiento
- Contenido del pensamiento
- Cognición y recursos intelectuales
- Introspección y juicio: *"¿Qué problemas tienes? ¿Estás enfermo de alguna manera? ¿Cuáles son tus planes futuros?"*

Miniexamen del Estado Mental

El Miniexamen del Estado Mental (*Mini-Mental State Examination* o MMSE) es una evaluación de la capacidad cognitiva básica que se utiliza comúnmente en la psiquiatría adulta y geriátrica, que contiene preguntas estandarizadas y que proporciona una puntuación numérica. Encontramos que el MMSE es menos pertinente para los jóvenes que para los adultos mayores. Cuando se utiliza, el MMSE es más difícil de interpretar en los pacientes de edades más jóvenes conforme al desarrollo. Sin embargo, si se sospecha una enfermedad mental grave (por ejemplo, esquizofrenia) o una encefalopatía, el MMSE puede aportar valor diagnóstico. Al utilizar el MMSE, la introducción podría ser algo así como: "*¿Has tenido algún problema de concentración o memoria? ¿Puedes ayudarme a entender hasta dónde llegan esos problemas?*". El MMSE incluye los siguientes elementos: nombre, fecha y hora, lugar, recuerdo inmediato, atención (contar hacia atrás desde 100 de siete en siete, deletrear *mundo* al revés), recuerdo diferido, información general (presidente, gobernador, cinco ciudades grandes), abstracciones, proverbios, nombrar, repetición, mandato de tres etapas, lectura, copia y escritura (Folstein *et al.*, 1975).

Minutos 29-30

Haga las preguntas de seguimiento que procedan. Agradézcale al paciente su tiempo y, si es apropiado, comience a explicar el diagnóstico y el tratamiento. Considere hacer las siguientes preguntas: "*¿Las preguntas que te he hecho han abordado tus principales preocupaciones? ¿Hay algo importante que haya pasado por alto o algo que realmente debiera saber para comprender mejor por lo que estás pasando?*".

PARTE II

El abordaje de niños y adolescentes con el DSM-5-TR

Cómo llegar a un diagnóstico pediátrico del DSM-5-TR cuando se tienen 45 minutos o más

En el capítulo 6, "Cómo llegar a un diagnóstico del DSM-5-TR cuando se tienen 30 minutos", describimos una entrevista diagnóstica que incluía una pregunta de cribado por cada una de las categorías de trastornos mentales del DSM-5-TR (American Psychiatric Association, 2022) que afectan habitualmente a niños y adolescentes. Si se está hablando con un joven que responde afirmativamente a una de esas preguntas, esa será la vía por la que transcurra la entrevista diagnóstica psiquiátrica. Un buen entrevistador recorre hábilmente estas vías con el joven y, si es posible, llega a un diagnóstico específico y preciso por el camino. En este capítulo dejamos de lado las limitaciones de tiempo externas que puedan afectar a la entrevista diagnóstica y simplemente describimos un proceso para evaluar a un menor siguiendo los criterios diagnósticos del DSM-5-TR.

Este capítulo sigue el orden de las clases diagnósticas del texto principal del DSM-5-TR, comenzando con los trastornos del neurodesarrollo. Dentro de cada clase diagnóstica presentada, ya sean los trastornos bipolares y relacionados o los trastornos de la excreción, el apartado comienza con una o más preguntas de cribado del modelo de entrevista presentado en el capítulo 6. Después de las preguntas de cribado puede haber preguntas de seguimiento. Si las preguntas de seguimiento incluyen una medida de deterioro o una medida de tiempo, dichas medidas son parte obligatoria de los criterios diagnósticos subsiguientes. Al hacer preguntas de seguimiento antes de las preguntas adicionales sobre síntomas de los criterios diagnósticos, hacemos la entrevista más eficiente y precisa, reservándonos el diagnóstico completo de trastorno mental de una persona afectada por sus experiencias.

Las preguntas de cribado y seguimiento van seguidas de los criterios diagnósticos. Cuando es el entrevistador quien ha de sonsacar los criterios diagnósticos, ofrecemos *indicaciones (en cursiva)* para el síntoma relevante. Estructuramos estas preguntas de manera que la respuesta afirmativa cumpla los criterios de dicho síntoma. Cuando los criterios diagnósticos se observan en lugar de sonsacarse, como en el caso del habla desorganizada, la ralentización psicomotora o la hiperactividad autonómica, se enumeran como instrucciones para el entrevistador en letra romana. El número mínimo de síntomas necesarios para alcanzar un diagnóstico particular aparece <u>subrayado</u>. No enumeramos todas las posibles preguntas que se pueden usar para averiguar un síntoma relevante, pero estas preguntas están específicamente diseñadas para adaptarse al DSM-5-TR. Para hacer el proceso diagnóstico lo más claro posible, hemos incluido criterios negativos para los diagnósticos del DSM-5-TR bajo el encabezado "Exclusiones". Por ejemplo, según el DSM-5-TR, los estallidos agresivos recurrentes de un joven no cumplen los criterios del trastorno explosivo intermitente si ocurren solo durante un trastorno de adaptación. Estos criterios de exclusión generalmente no requieren hacer ninguna pregunta específica, sino que dependen de la historia que se obtenga. Los subtipos más comunes, los especificadores y las medidas de gravedad se enumeran bajo el encabezado "Modificadores", pero la gama completa de modificadores se encuentra solo en el DSM-5-TR.

En aras de la brevedad, esta guía incluye preguntas diagnósticas para los trastornos más comunes del DSM-5-TR. La idea es centrarse en los criterios diagnósticos de los trastornos paradigmáticos de cada apartado antes de explorar los diagnósticos relacionados, es decir, seguir las avenidas principales del DSM-5-TR antes de recorrer sus calles secundarias.

En este libro, las calles colaterales están etiquetadas como *alternativas*, término que no se utiliza en el DSM-5-TR. Estas alternativas incluyen solo diagnósticos relacionados del mismo capítulo del DSM-5-TR. Por ejemplo, el trastorno esquizofreniforme se enumera como una alternativa a la esquizofrenia porque ambos están agrupados en el DSM-5-TR. En cambio, el trastorno bipolar I y otros diagnósticos enumerados en el diagnóstico diferencial de la esquizofrenia no están en el apartado de alternativas de la esquizofrenia porque estos trastornos se encuentran en diferentes apartados del DSM-5-TR. Por cada diagnóstico listado como alternativa se incluyen los criterios diagnósticos esenciales y se remite al entrevistador a las páginas correspondientes del DSM-5-TR, para que lea los criterios diagnósticos y el material asociado en detalle. Incluimos todos los diagnósticos del DSM-5-TR y hemos eliminado los criterios repetitivos, especialmente en los diversos trastornos mentales asociados a otra afección médica o en los trastornos mentales inducidos por sustancias, en los que, en términos generales, los síntomas del trastorno son un efecto directo de otra afección médica o del consumo de una sustancia.

Como se sugiere en esta introducción, este libro no sustituye al DSM-5-TR, sino que es una herramienta de diagnóstico práctica con frases concretas que poder utilizar, una versión operativa del DSM-5-TR, el equivalente de la versión esquemática de una calle de la ciudad que aparece en el mapa de un teléfono, en lugar de un retrato detallado de cada calle colateral. Este libro le ayuda a llegar a su destino de manera oportuna y luego le invita a adentrarse en los detalles del DSM-5-TR.

Trastornos del neurodesarrollo

DSM-5-TR, pp. 35-99

Este apartado contiene preguntas formuladas para entrevistar a un niño mayor con capacidad de autorreflexión. Para niños más pequeños, reformule estas preguntas para entrevistar al cuidador del niño en su lugar.

Preguntas de detección: *¿Tuviste algún problema de aprendizaje o te metías en muchos líos por tu comportamiento cuando eras más pequeño? Cuando empezaste a ir al colegio, ¿tenías problemas para llevarte bien con tus compañeros de clase o te costaba mantener el ritmo académico?*

Si es así, pregunte: *¿Tienes problemas para concentrarte o te resulta difícil no ser impulsivo o hiperactivo? ¿Tienes dificultades para comunicarte con otras personas? ¿Hay ciertas cosas que hagas con frecuencia y te resulte difícil controlar? ¿Te cuesta aprender más que a tus compañeros de clase?*

- Si predominan los déficits del funcionamiento intelectual o de determinadas habilidades académicas, pase a los criterios de discapacidad intelectual (trastorno del desarrollo intelectual).
- Si predominan los déficits de las interacciones sociales o los comportamientos motores perjudiciales, proceda con los criterios del trastorno del espectro autista.
- Si predominan la falta de atención, la hiperactividad o la impulsividad, acuda a los criterios del trastorno por déficit de atención/hiperactividad (TDAH).

1. Trastorno del desarrollo intelectual (discapacidad intelectual)

a. Inclusión: requiere déficits intelectuales, que comienzan durante el desarrollo temprano, que afectan al funcionamiento adaptativo, manifestado por ambos de los siguientes síntomas.

   i. Déficits de las funciones intelectuales, como el razonamiento, la resolución de problemas, la planificación, el pensamiento abstracto, el juicio, el aprendizaje académico y el aprendizaje experiencial. Deben ser confirmados tanto por la evaluación clínica como por pruebas de inteligencia individualizadas y estandarizadas.

   ii. Funcionamiento adaptativo deteriorado según lo normativo para la edad y la cultura, que restringe la participación y el desempeño en uno o más aspectos de las actividades de la vida diaria. Las limitaciones hacen necesario un apoyo continuo en los estudios, en el trabajo o para la vida independiente.

b. Modificadores

   i. Gravedad (v. DSM-5-TR, pp. 39-41, tabla 1)
- Leve
- Moderado
- Grave
- Profundo

c. Alternativas

   i. Si una persona menor de 5 años no alcanza los hitos del desarrollo esperados en varias áreas del funcionamiento intelectual y no puede someterse a una evaluación sistemática del funcionamiento intelectual, considere el retraso general del desarrollo (v. DSM-5-TR, p. 46), un diagnóstico que requiere reevaluación después de un período de tiempo.

   ii. Si una persona mayor de 5 años presenta una discapacidad intelectual que no puede caracterizarse bien debido a las discapacidades sensoriales o físicas asociadas, considere el trastorno del desarrollo intelectual no especificado (v. DSM-5-TR, p. 46). Este diagnóstico solo debe usarse en circunstancias excepcionales y requiere una reevaluación.

   iii. Si una persona tiene dificultades persistentes en la adquisición del lenguaje (hablado, escrito, de signos u otras modalidades) que comienzan en el período de desarrollo temprano y dan lugar a limitaciones funcionales sustanciales, considere el diagnóstico de trastorno del lenguaje (los criterios completos están disponibles en el DSM-5-TR, p. 47). El trastorno del lenguaje puede ser una discapacidad primaria o coexistir con otros trastornos. Este diagnóstico no debe utilizarse si las dificultades del lenguaje se explican mejor por una discapacidad auditiva o sensorial, una discapacidad intelectual o un retraso global del desarrollo, o están causadas por otra entidad médica o neurológica.

iv. Si una persona tiene dificultades persistentes en la producción de sonidos del habla que interfieren con la inteligibilidad del habla o impiden la comunicación verbal de mensajes, considere el trastorno fonológico (los criterios completos se encuentran disponibles en el DSM-5-TR, p. 50). Los síntomas deben estar presentes en el período de desarrollo temprano y dar lugar a limitaciones de la comunicación efectiva, la participación social, el logro académico y el desempeño ocupacional, de manera individual o en cualquier combinación. El trastorno fonológico puede ser un deterioro primario o coexistir con otros trastornos o afecciones congénitas o adquiridas. Este diagnóstico no debe utilizarse si las dificultades del sonido del habla se deben a entidades médicas o neurológicas congénitas o adquiridas.

v. Si una persona presenta alteraciones marcadas y frecuentes de la fluidez y el patrón temporal del habla que son inapropiadas para su edad y sus habilidades lingüísticas, considere el trastorno de la fluidez de inicio en la infancia (tartamudeo) (los criterios completos están disponibles en el DSM-5-TR, pp. 51-52). Los síntomas deben comenzar en el período de desarrollo temprano. La alteración debe causar ansiedad al hablar o afectar a la capacidad de comunicarse eficazmente. El trastorno puede coexistir con otros trastornos; sin embargo, no se debe utilizar el diagnóstico si el trastorno se atribuye a un déficit sensorial o motor del habla, se debe a otra afección médica o neurológica, o se explica mejor por otro trastorno mental.

vi. Si una persona tiene dificultades persistentes en el uso social de la comunicación verbal y no verbal que limitan funcionalmente la comunicación efectiva, la participación social, las relaciones sociales, el rendimiento académico o el desempeño ocupacional, considere el trastorno de la comunicación social (pragmático) (los criterios completos están disponibles en el DSM-5-TR, p. 54). Los síntomas comienzan durante el período de desarrollo temprano. El trastorno puede coexistir con otros trastornos; sin embargo, este diagnóstico no debe utilizarse si los síntomas se explican mejor por una discapacidad intelectual, un retraso global del desarrollo u otro trastorno mental, o son atribuibles a otra entidad médica o neurológica.

vii. Si una persona presenta síntomas de un trastorno de la comunicación que causan malestar clínicamente significativo o deterioro, pero no cumple todos los criterios de un trastorno de la comunicación o de otro trastorno del neurodesarrollo, considere el trastorno de la comunicación no especificado (v. DSM-5-TR, p. 56).

viii. Si una persona tiene dificultades persistentes para aprender y utilizar habilidades académicas que comienzan durante los años escolares y finalmente dan lugar a una interferencia significativa con el rendimiento académico u ocupacional, considere el trastorno específico del aprendizaje (los criterios completos, junto con las calificaciones de gravedad, están disponibles en el DSM-5-TR, pp. 76-78). Para cumplir los criterios, las habilidades actuales deben estar muy por debajo del rango promedio para la edad, el género, el grupo cultural y el nivel educativo de la persona. Los síntomas no deben explicarse mejor por otro trastorno intelectual, médico, mental, neurológico o sensorial.

2. Trastorno del espectro autista

Este apartado contiene preguntas formuladas para entrevistar a un niño mayor con capacidad de autorreflexión. Para los niños más pequeños o aquellos con funcionamiento cognitivo limitado, reformule estas preguntas para entrevistar al cuidador del niño en su lugar.

a. Inclusión: requiere déficits persistentes en la comunicación social y la interacción social, en múltiples contextos, que estén presentes en la infancia temprana, aunque puedan no manifestarse hasta que las demandas sociales superen las capacidades limitadas, y que causen deterioro funcional clínicamente significativo. El trastorno se caracteriza por <u>todos</u> los siguientes déficits persistentes de la comunicación y la interacción social.

i. Déficits de la reciprocidad socioemocional: *Cuando conoces a alguien, ¿cómo te presentas? ¿Te resulta difícil saludar a otra persona? ¿Te cuesta compartir tus intereses, pensamientos y sentimientos con otras personas? ¿No te gusta escuchar lo que interesa a los demás o cómo se sienten?*

ii. Déficits de los comportamientos comunicativos no verbales utilizados para la interacción social; estos suelen ser observados por un profesional y varían desde una comunicación verbal y no verbal mal integrada, pasando por anomalías del contacto visual y el lenguaje corporal, o déficits de la comprensión y el uso de la comunicación no verbal, hasta una total falta de expresión facial o de gestos.

iii. Déficits del desarrollo y el mantenimiento de relaciones: *¿No te interesan los demás? ¿Eres incapaz de participar en juegos imaginativos con otros? ¿Te resulta difícil hacer nuevos amigos? Cuando una situación cambia, ¿te cuesta adaptarte al cambio?*

b. Inclusión: además, el diagnóstico requiere al menos <u>dos</u> de los siguientes signos de patrones restringidos y repetitivos de comportamiento, intereses o actividades.

i. Habla, movimientos o uso de objetos de forma estereotipada o repetitiva, como estereotipias motoras simples, ecolalia, uso repetitivo de objetos o frases idiosincráticas.

ii. Insistencia en la uniformidad y adhesión excesiva a las rutinas o la evitación del cambio: *¿Tienes algún comportamiento que repitas siempre y que sea especial? ¿Qué sucede cuando no puedes realizar esos comportamientos repetitivos y especiales? ¿Te cuesta cambiar?*

iii. Intereses restringidos de intensidad o foco anormal: *¿Hay solo muy pocas cosas en las que te centres o que te interesen?*

iv. Hiperreactividad o hiporreactividad a los estímulos sensoriales: *¿Qué haces si notas algo doloroso? ¿Algo caliente? ¿Algo frío? ¿Hay sonidos, texturas u olores particulares a los que reacciones con intensidad? ¿Te quedas como embobado con las luces o los objetos giratorios?*

c. Modificadores

i. Especificadores

- Con (o sin) deterioro intelectual asociado
- Con (o sin) deterioro del lenguaje asociado
- Asociado a una afección médica o genética conocida, o a un factor ambiental

- Asociado a otro trastorno del neurodesarrollo, mental o del comportamiento
- Con catatonía

ii. La gravedad se codifica por separado en las deficiencias de la comunicación social y los patrones de comportamiento restringidos y repetitivos.

- Nivel 1: requiere apoyo
- Nivel 2: requiere apoyo sustancial
- Nivel 3: requiere un apoyo muy sustancial

d. Alternativas

i. Si una persona muestra un rendimiento motor coordinado sustancialmente por debajo de los niveles esperados, que interfiere significativamente con las actividades de la vida diaria o el rendimiento académico, y que comenzó en el período de desarrollo temprano, considere el trastorno del desarrollo de la coordinación (los criterios completos están en el DSM-5-TR, pp. 85-86). Son ejemplos la torpeza y el rendimiento lento e inexacto de las habilidades motoras. La alteración no puede deberse a otra entidad médica o neurológica, ni explicarse mejor por otro trastorno mental.

ii. Si una persona muestra un comportamiento motor repetitivo, aparentemente deliberado pero sin propósito, como sacudir o agitar las manos, balancear el cuerpo, golpear la cabeza o morderse a sí misma, considere el trastorno de movimientos estereotipados (los criterios completos están en el DSM-5-TR, p. 89). La alteración motora causa malestar o deterioro clínicamente significativos. El comportamiento motor no se debe a los efectos fisiológicos directos de una sustancia o una afección médica general, y no se explica mejor por los síntomas de otro trastorno mental.

iii. Un tic es un movimiento o vocalización que se produce de forma repentina, rápida, recurrente y no rítmica. Si una persona experimenta tanto tics motores como vocales que comienzan antes de los 18 años, considere el trastorno de Tourette (los criterios completos están en el DSM-5-TR, p. 93). Los tics pueden aumentar y disminuir en frecuencia, pero deben persistir durante al menos 1 año después de su aparición. Los tics no pueden deberse a los efectos fisiológicos directos de otra afección médica o de una sustancia.

iv. Si una persona experimenta tics motores o vocales, pero no ambos, durante la enfermedad y nunca ha tenido síntomas que cumplan los criterios del trastorno de

Tourette, considere el trastorno de tics motores o vocales persistente (crónico) (los criterios completos están en el DSM-5-TR, p. 93). El inicio es antes de los 18 años y los tics pueden aumentar o disminuir en frecuencia, aunque deben haber persistido durante más de 1 año desde su aparición.

v. Si una persona experimenta tics motores y/o vocales durante al menos 1 año, comenzando estos antes de los 18 años, y no se deben a las consecuencias fisiológicas directas de otra afección médica o sustancia, y la persona nunca ha tenido síntomas que cumplan los criterios del trastorno de la Tourette, considere el trastorno de tics motores o vocales persistente (crónico) (los criterios completos están en el DSM-5-TR, p. 93). Los tics pueden aumentar y disminuir en frecuencia, pero deben haber persistido durante más de 1 año desde su aparición.

vi. Si una persona experimenta tics motores y/o vocales durante menos de 1 año, comenzando estos antes de los 18 años, no son atribuibles a las consecuencias fisiológicas de una sustancia u otra afección médica, y nunca se han cumplido los criterios del trastorno de la Tourette o el trastorno de tics motores o vocales persistente (crónico), considere el trastorno de tics transitorio (los criterios completos están en el DSM-5-TR, p. 93).

vii. Si una persona experimenta tics que no cumplen los criterios de un trastorno de tics específico porque los movimientos o las vocalizaciones son atípicos en relación con la edad de inicio o la presentación clínica, considere otro trastorno de tics especificado o el trastorno de tics no especificado (v. DSM-5-TR, p. 98).

3. Trastorno de déficit de atención/hiperactividad

a. Inclusión: requiere un patrón de comportamiento, con inicio antes de los 12 años, que esté presente en múltiples entornos y que provoque dificultades en el rendimiento social, educativo o laboral. Los síntomas deben estar presentes de manera persistente durante al menos 6 meses en un grado que no sea coherente con el nivel de desarrollo de la persona. El trastorno se manifiesta por al menos <u>seis</u> de los siguientes síntomas de falta de atención.

i. Pasa por alto los detalles: *En al menos los últimos 6 meses, ¿te han dicho que a menudo pasas por alto o no te das cuenta de los detalles, o que cometes errores por descuido en lo que haces?*

ii. Falta de atención en tareas: *¿Te cuesta normalmente mantenerte concentrado en una tarea o actividad, como leer un texto largo o escuchar una clase o una conversación?*

iii. Parece no escuchar: *¿Te dicen otras personas que cuando te hablan parece que tienes la mente en otro lugar o que no escuchas?*

iv. No termina las tareas: *¿Te cuesta normalmente terminar los deberes, las tareas del hogar o los trabajos porque pierdes la concentración o te distraes fácilmente?*

v. Dificultad para organizar tareas: *¿Te suele resultar difícil organizar tareas o actividades? ¿Tienes problemas para organizar el tiempo o cumplir los plazos?*

vi. Evita tareas que requieren actividad mental sostenida: *¿Sueles evitar las tareas que requieren un esfuerzo mental sostenido?*

vii. A menudo pierde cosas necesarias para las tareas: *¿Sueles perder las cosas necesarias para tus tareas o actividades, como material escolar, libros, herramientas, carteras, llaves, documentos, gafas o tu teléfono?*

viii. Se distrae fácilmente: *¿Crees que te distraes a menudo fácilmente con cosas o pensamientos no relacionados con la actividad o tarea que se supone que debes hacer?*

ix. A menudo olvidadizo: *¿Crees o te han dicho que sueles olvidarte de tus actividades diarias?*

b. Inclusión: alternativamente, requiere la presencia de al menos <u>seis</u> de las siguientes manifestaciones de hiperactividad e impulsividad durante el mismo período.

i. Inquietud: *En los últimos 6 meses, ¿te has encontrado a menudo moviendo las manos o los pies? ¿Te resulta difícil sentarte sin moverte?*

ii. Deja el asiento: *Cuando estás en una situación en la que tienes que estar sentado, ¿te sueles levantar del asiento?*

iii. Corre o trepa: *¿Sueles correr o subirte a sitios en situaciones en que no sea lo más correcto hacerlo?*

iv. Incapaz de mantener la calma: *¿Sueles ser incapaz de jugar o trabajar en silencio?*

v. Hiperactividad: *¿Piensas, o te han dicho, que estás siempre moviéndote, como si tuvieras un motor dentro? ¿Te resulta incómodo estar quieto durante un tiempo prolongado?*

vi. Habla en exceso: *¿Hablas a menudo en exceso?*

vii. Responde impulsivamente: *¿Te cuesta normalmente esperar tu turno en una conversación? ¿Sueles completar las* *frases de otras personas o responder antes de que la pregunta haya terminado?*

viii. Dificultades para esperar turnos: *¿Te suele resultar difícil esperar tu turno o hacer cola?*

ix. Interrumpe o se entromete: *¿Te entrometes normalmente en las actividades, conversaciones o juegos de otras personas? ¿Sueles coger o utilizar cosas de los demás sin su permiso?*

c. Exclusión: si los criterios no se cumplen en dos o más contextos, o no hay evidencia de que los síntomas interfieran con el funcionamiento, los síntomas ocurren solo en el contexto de un trastorno psicótico o los síntomas se explican mejor por otro trastorno mental (por ejemplo, un trastorno de ansiedad que cause falta de atención), no realice este diagnóstico.

d. Modificadores

i. Especificadores

- Presentación combinada: si se cumplen los criterios de falta de atención e hiperactividad-impulsividad durante los últimos 6 meses.
- Presentación predominantemente inatenta: si se cumplen los criterios de falta de atención, pero no se han cumplido los criterios de hiperactividad-impulsividad en los últimos 6 meses.
- Presentación predominantemente hiperactiva/impulsiva: cuando se cumplen los criterios de hiperactividad-impulsividad y no se han cumplido los criterios de falta de atención durante los últimos 6 meses.
- En remisión parcial si ya no se cumplen todos los criterios pero aún hay síntomas.

ii. Gravedad

- Leve: hay pocos síntomas, si los hay, que excedan los necesarios para realizar el diagnóstico, y los síntomas solo ocasionan leves deterioros del funcionamiento social u ocupacional.
- Moderado: hay síntomas o deterioro funcional entre "leves" y "graves".
- Grave: se presentan muchos síntomas que exceden los necesarios para realizar el diagnóstico, o varios síntomas que son particularmente graves, o los síntomas producen un deterioro marcado del funcionamiento social u ocupacional.

e. Alternativa: si un joven experimenta síntomas subumbrales o aún no ha podido usted verificar todos los criterios, considere el otro trastorno de déficit de atención/hiperactividad especificado o el trastorno de déficit de atención/hiperactividad no especificado (v. DSM-5-TR, p. 76). Los síntomas deben acompañarse de deterioro, no deben ocurrir exclusivamente durante el curso de una esquizofrenia u otro trastorno psicótico, y no deben explicarse mejor por otro trastorno mental.

Espectro de la esquizofrenia y otros trastornos psicóticos

DSM-5-TR, pp. 101-138

Preguntas de detección: *¿Has tenido visiones o visto otras cosas que los demás no vieran? ¿Has escuchado ruidos, sonidos o voces que otras personas no oyeran? ¿Alguna vez sientes que la gente te sigue o intenta hacerte daño de alguna manera? ¿Alguna vez has sentido que tuvieras poderes especiales, como leer la mente de otras personas? Mientras ves vídeos o escuchas música, ¿alguna vez has sentido que se referían solo a ti?*

Si es así, pregunte: *¿Estas experiencias influyen en tu comportamiento o te dicen que hagas cosas? ¿Estas experiencias te causaron alguna vez problemas significativos con tus amigos o tu familia, en el colegio o en otro entorno?*

- Si es así, proceda a los criterios de la esquizofrenia.

1. Esquizofrenia

   a. Inclusión: requiere al menos 6 meses de signos continuos de alteración, que pueden incluir síntomas prodrómicos o residuales. Durante al menos 1 mes de ese período, al menos <u>dos</u> de los siguientes síntomas están presentes y al menos <u>uno</u> de los síntomas debe ser de delirios, alucinaciones o discurso desorganizado.

      i. Delirios: *¿Hay alguien que esté tratando de hacerte daño? Cuando lees un libro, ves la televisión o usas un ordenador, ¿alguna vez encuentras mensajes que parecen estar dirigidos solo a ti? ¿Tienes poderes o habilidades especiales?*
      ii. Alucinaciones: *Cuando estás despierto, ¿alguna vez escuchas una voz diferente de tus propios pensamientos y que*

otras personas no pueden oír? Cuando estás despierto, ¿alguna vez ves cosas que otras personas no pueden ver?

 iii. Discurso desorganizado como descarrilamiento frecuente o incoherencia

 iv. Comportamiento muy desorganizado o catatónico

 v. Síntomas negativos como la expresión emotiva disminuida o la abulia

b. Exclusiones

 i. Si la alteración se atribuye a los efectos fisiológicos de una sustancia (por ejemplo, una droga de abuso, un medicamento) u otra afección médica, no realice el diagnóstico.

 ii. Si a una persona joven se le ha diagnosticado un trastorno del espectro autista o un trastorno de la comunicación de inicio en la infancia, la esquizofrenia solo puede diagnosticarse si también están presentes delirios o alucinaciones prominentes durante al menos 1 mes.

c. Modificadores

 i. Especificadores

- Primer episodio, actualmente en episodio agudo
- Primer episodio, actualmente en remisión parcial
- Primer episodio, actualmente en remisión completa
- Múltiples episodios, actualmente en episodio agudo
- Múltiples episodios, actualmente en remisión parcial
- Múltiples episodios, actualmente en remisión completa
- Continuo
- No especificado

 ii. Especificadores adicionales

- Con catatonía: usar cuando al menos <u>tres</u> de los siguientes están presentes: estupor, catalepsia, flexibilidad cérea, mutismo, negativismo, posturas, manierismos, estereotipias, agitación, muecas, ecolalia, ecopraxia.

 iii. Gravedad

- La gravedad se evalúa mediante una valoración cuantitativa de los síntomas primarios de la psicosis, cada uno de los cuales puede ser calificado por su gravedad actual en una escala de 5 puntos (v. Escala Clínica Gravedad de los Síntomas de las Dimensiones de Psicosis en el DSM-5-TR, pp. 851-853).

d. Alternativas

    i. Si una persona experimenta solo delirios, ya sean extraños o no extraños, y su funcionamiento no está marcadamente deteriorado más allá de las ramificaciones de su delirio, considere el trastorno delirante (los criterios completos están en el DSM-5-TR, pp. 104-106). Los criterios incluyen múltiples especificadores: erotomaníaco, grandioso, celotípico, persecutorio y somático. Si una persona alguna vez ha tenido síntomas que cumplan los criterios completos de la esquizofrenia, si los delirios ocurren durante la catatonía, si los delirios se deben a los efectos fisiológicos de una sustancia u otra afección médica, o si los delirios se explican mejor por otro trastorno mental, no haga el diagnóstico.

    ii. Si una persona ha experimentado al menos 1 día pero menos de 1 mes síntomas de esquizofrenia, considere el trastorno psicótico breve (los criterios completos se encuentran en el DSM-5-TR, pp. 108-109). La persona generalmente experimenta un inicio agudo con agitación emocional o confusión abrumadora. La persona presenta menos síntomas negativos, experimenta menos deterioro funcional y siempre experimenta un eventual retorno a su nivel previo de funcionamiento.

    iii. Si una persona ha experimentado al menos 1 mes pero menos de 6 meses síntomas de esquizofrenia, considere el trastorno esquizofreniforme (los criterios completos están en el DSM-5-TR, pp. 111-112). Este diagnóstico no debe utilizarse si la alteración se debe a los efectos fisiológicos de una sustancia o a otra afección médica.

    iv. Si una persona cuyos síntomas cumplen los criterios de la esquizofrenia también experimenta alteraciones importantes del estado de ánimo, ya sean episodios depresivos mayores o episodios maníacos, durante al menos la mitad del tiempo en que sus síntomas cumplen los criterios de la esquizofrenia, considere el trastorno esquizoafectivo (los criterios completos están en el DSM-5-TR, pp. 121-122). A lo largo de la vida de la persona, debe haber experimentado al menos 2 semanas de delirios o alucinaciones en ausencia de un episodio importante del estado de ánimo.

    v. Si una sustancia o medicamento causa directamente delirios y/o alucinaciones durante la intoxicación o la abstinencia de dicha sustancia, considere el trastorno psicótico inducido por sustancias/medicamentos (los criterios completos están en el DSM-5-TR, pp. 126-127), pero recuerde que aproximadamente un tercio de las personas diagnosticadas de trastorno psicótico inducido por sustancias acaban desarrollando trastornos del espectro de la esquizofrenia o trastornos bipolares cuando se las sigue longitudinalmente. Los criterios incluyen múltiples especificadores de sustancias individuales.

vi. Si otra afección médica causa directamente el episodio psicótico, considere el trastorno psicótico debido a otra afección médica (los criterios completos están en el DSM-5-TR, p. 131). Este diagnóstico debe considerarse cuando están presentes la plausibilidad biológica, la temporalidad y síntomas psicóticos atípicos. Este diagnóstico no debe utilizarse durante un episodio de delirium o cuando el episodio psicótico se explica mejor por otro trastorno mental.

vii. Si una persona experimenta síntomas psicóticos que causan malestar o deterioro funcional clínicamente significativos sin cumplir los criterios completos de otro trastorno psicótico, considere el trastorno del espectro de la esquizofrenia u otro trastorno psicótico no especificado (v. DSM-5-TR, p. 138). Si desea comunicar la razón específica por la cual los síntomas no cumplen los criterios, considere el otro trastorno del espectro de la esquizofrenia u otro trastorno psicótico especificado (v. DSM-5-TR, p. 138). Son ejemplos las alucinaciones auditivas persistentes en ausencia de cualquier otro síntoma psicótico y los síntomas delirantes de la pareja de un individuo con trastorno delirante.

Trastornos bipolares y relacionados

DSM-5-TR, pp. 139-175

Preguntas de detección: *¿Ha habido algún momento en el que, durante varios días seguidos, te sintieras muy feliz, más seguro de ti mismo y con mucha más energía de lo habitual?*

Si es así, pregunte: *Durante esos momentos, ¿te sentías así todo el día o la mayor parte del día? ¿Alguna vez duró al menos 1 semana o hizo que te ingresaran en un hospital? ¿Estos períodos te causaron problemas importantes con tus amigos o familiares, en el trabajo o en otro entorno?*

- Si los síntomas tuvieron la duración de 1 semana o fueron causa de hospitalización, proceda a los criterios del trastorno bipolar I.
- Si no, proceda a los criterios del trastorno bipolar II.

1. Trastorno bipolar I

   a. Inclusión: un episodio maníaco –definido como un período claro de ánimo anormal y persistentemente elevado o irritable, con aumento de la actividad deliberada o la energía, que dura al menos 1 semana y está presente la mayor parte del día– requiere, además, al menos <u>tres</u> de los siguientes síntomas.

      i. Autoestima inflada o grandiosidad: *Durante ese período, ¿te sentiste especialmente confiado, como si pudieras lograr algo extraordinario que de otro modo no hubieras podido hacer?*

      ii. Disminución de la necesidad de sueño: *Durante ese período, ¿notaste algún cambio en la cantidad de sueño que necesitabas para sentirte descansado? ¿Te sentías descansado después de menos de 3 horas de sueño?*

      iii. Más hablador de lo habitual: *Durante ese período, ¿alguien te dijo que hablabas más de lo habitual o que era difícil interrumpirte?*

      iv. Fuga de ideas: *Durante ese período, ¿tenías pensamientos acelerados? ¿Tenías tantas ideas que no podías seguir el ritmo de todas ellas?*

      v. Distraibilidad: *Durante ese período, ¿tenías más problemas de lo habitual para concentrarte? ¿Te distraías fácilmente?*

      vi. Aumento de la actividad con fines concretos: *Durante ese período, ¿cómo pasabas el tiempo? ¿Te encontrabas mucho más activo de lo habitual?*

      vii. Participación excesiva en actividades que tienen un alto potencial de consecuencias dolorosas: *Durante ese período, ¿participabas en actividades que fueran inusuales para ti? ¿Gastabas dinero, consumías sustancias o realizabas actividades sexuales de manera inusual para ti? ¿Alguna de estas actividades te causó problemas, a ti o a otra persona?*

   b. Exclusiones

      i. La aparición de episodios maníacos y de depresión mayor no se explica mejor por un trastorno esquizoafectivo, una esquizofrenia, un trastorno esquizofreniforme, un trastorno delirante u otro trastorno del espectro de la esquizofrenia o psicótico especificado o no especificado.

  ii. El episodio no se debe a los efectos fisiológicos de una sustancia u otra afección médica. Sin embargo, un episodio maníaco que surge durante el tratamiento antidepresivo y persiste más allá del efecto fisiológico del tratamiento sí cumple los criterios del trastorno bipolar I.

c. Modificadores

  i. Episodio actual (o más reciente)

  • Maníaco
  • Hipomaníaco
  • Deprimido
  • No especificado (usar cuando se cumplen los síntomas, pero no la duración de los criterios)

  ii. Especificadores

  • Con angustia ansiosa
  • Con características mixtas: usar si al menos <u>tres</u> de los síntomas de un episodio depresivo mayor están presentes simultáneamente
  • Con ciclos rápidos: usar si el paciente tuvo al menos <u>cuatro</u> episodios (maníacos, hipomaníacos o depresivos) en los últimos 12 meses
  • Con características melancólicas
  • Con características atípicas
  • Con características psicóticas congruentes con el estado de ánimo
  • Con características psicóticas incongruentes con el estado de ánimo
  • Con catatonía
  • Con inicio en el periparto: utilizar si el inicio de los síntomas anímicos se produce durante el embarazo o en las 4 semanas posteriores al parto
  • Con patrón estacional

  iii. Curso y gravedad

  • Episodio actual o más reciente maníaco, hipomaníaco, depresivo, no especificado

    • Leve
    • Moderado
    • Grave
    • Con características psicóticas
    • En remisión parcial

- En remisión completa
- No especificado

d. Alternativas

  i. Si una sustancia, incluidas las prescritas para tratar la depresión, causa directamente el episodio, considere el trastorno bipolar o relacionado inducido por sustancias/medicamentos (los criterios completos están en el DSM-5-TR, pp. 162-163).
  ii. Si otra afección médica causa el episodio, considere el trastorno bipolar o relacionado debido a otra afección médica (los criterios completos están en el DSM-5-TR, p. 166).

2. Trastorno bipolar II

a. Inclusión: requiere al menos <u>tres</u> de los siguientes criterios durante un episodio hipomaníaco, definido como un período claro de ánimo anormal y persistentemente elevado o irritable, y aumento de la actividad con fines concretos o de la energía que dura al menos 4 días y está presente la mayor parte del día.

  i. Autoestima inflada o grandiosidad: *Durante ese período, ¿te sentiste especialmente seguro, como si pudieras lograr algo extraordinario que de otro modo no hubieras podido hacer?*
  ii. Disminución de la necesidad de sueño: *Durante ese período, ¿notaste algún cambio en la cantidad de sueño que necesitabas para sentirte descansado? ¿Te sentías descansado después de menos de 3 horas de sueño?*
  iii. Más hablador de lo habitual: *Durante ese período, ¿alguien te dijo que hablabas más de lo habitual o que era difícil interrumpirte?*
  iv. Fuga de ideas: *Durante ese período, ¿tenías pensamientos acelerados? ¿Tenías tantas ideas que no podías seguirles el ritmo?*
  v. Distraibilidad: *Durante ese período, ¿tenías más problemas de lo habitual para concentrarte? ¿Te distraías fácilmente?*
  vi. Aumento de la actividad con fines concretos: *Durante ese período, ¿cómo pasabas el tiempo? ¿Te encontrabas mucho más activo de lo habitual?*
  vii. Participación excesiva en actividades que tienen un alto potencial de consecuencias dolorosas: *Durante ese período, ¿hacías actividades inusuales para ti? ¿Gastabas dinero,*

consumías sustancias o realizabas actividades sexuales de manera inusual para ti? ¿Alguna de estas actividades causó problemas a alguien?

b. Exclusiones

   i. Si alguna vez ha habido un episodio maníaco o si el episodio es atribuible a los efectos fisiológicos de una sustancia o medicamento, no se da este diagnóstico.

   ii. Si el episodio hipomaníaco se explica mejor por un trastorno esquizoafectivo, una esquizofrenia, un trastorno esquizofreniforme, un trastorno delirante u otro trastorno del espectro de la esquizofrenia o psicótico de otro tipo especificado o no especificado, no se da este diagnóstico.

c. Modificadores

   i. Especificar el episodio actual o más reciente

- Hipomaníaco
- Deprimido

   ii. Especificadores

- Con angustia ansiosa
- Con características mixtas: usar si al menos tres de los síntomas de un episodio depresivo mayor están presentes simultáneamente
- Con ciclos rápidos
- Con características melancólicas
- Con características atípicas
- Con características psicóticas congruentes con el estado de ánimo
- Con características psicóticas incongruentes con el estado de ánimo
- Con catatonía
- Con inicio en el periparto
- Con patrón estacional

   iii. Curso

- En remisión parcial
- En remisión completa

   iv. Gravedad

- Leve
- Moderado
- Grave

d. Alternativas

  i. Si una persona informa de 1 año o más de múltiples síntomas hipomaníacos y depresivos que nunca alcanzaron el nivel de un episodio hipomaníaco o de depresión mayor, considere el trastorno ciclotímico (los criterios completos están en el DSM-5-TR, pp. 159-160). Durante el mismo período de 1 año, los períodos hipomaníacos y depresivos han estado presentes al menos la mitad del tiempo y el individuo no ha estado sin los síntomas durante más de 2 meses seguidos. Si los síntomas se deben a los efectos fisiológicos de una sustancia u otra afección médica, no se da este diagnóstico.

  ii. Si una persona experimenta síntomas característicos del trastorno bipolar que causan malestar o deterioro funcional clínicamente significativos, pero sin cumplir los criterios completos de un trastorno bipolar, considere el trastorno bipolar o relacionado no especificado (v. DSM-5-TR, p. 169). Para comunicar la razón específica por la cual los síntomas de la persona no cumplen los criterios, como en el caso de una hipomanía de corta duración, una ciclotimia de corta duración o una hipomanía sin episodio depresivo mayor previo, considere el otro trastorno bipolar o relacionado especificado (v. DSM-5-TR, pp. 168-169). Son ejemplos la ciclotimia de corta duración y el episodio hipomaníaco sin episodio depresivo mayor previo.

Trastornos depresivos

DSM-5-TR, pp. 177-214

Preguntas de detección: *¿Te has sentido triste, vacío o irritable? ¿Has perdido interés o sientes menos placer en las cosas que solías disfrutar? ¿Estás enojado la mayor parte del tiempo?*

  Si es así, pregunte: *¿Duró eso alguna vez al menos 2 semanas? ¿Estos períodos te causaron problemas importantes con tus amigos o familiares, en el colegio o en otro entorno?*

- Si es así, proceda a los criterios del trastorno depresivo mayor.
- Si un niño de 6 años o más responde que no, haga la pregunta de detección de la irritabilidad que aparece después de los especificadores del trastorno depresivo mayor más adelante en este apartado.

1. Trastorno depresivo mayor, episodios únicos y recurrentes

   a. Inclusión: requiere la presencia de al menos <u>cinco</u> de los siguientes síntomas, que deben incluir el estado de ánimo deprimido o la pérdida del interés o el placer (anhedonia) durante el mismo episodio de 2 semanas.

      i. Ánimo deprimido durante gran parte del día (ya evaluado)
      ii. Interés o placer marcadamente disminuido en las actividades (ya evaluado)
      iii. Pérdida o aumento de peso significativos: *Durante ese período, ¿notaste algún cambio importante en las ganas de comer? ¿Notaste algún cambio de peso?*
      iv. Insomnio o hipersomnia: *Durante ese período, ¿dormías más o menos de lo habitual? ¿Te costaba trabajo conciliar el sueño o permanecer dormido?*
      v. Agitación o retraso psicomotor: *Durante ese período, ¿alguien te dijo si parecías moverte más rápido o más lento de lo habitual?*
      vi. Fatiga o pérdida de energía: *Durante ese período, ¿cómo era tu nivel de energía? ¿Alguien te dijo que parecías agotado o con menos energía de lo habitual?*
      vii. Sentimientos de inutilidad o culpa excesiva: *Durante ese período, ¿te sentiste inútil o culpable en relación con sucesos o relaciones actuales o del pasado?*
      viii. Concentración disminuida: *Durante ese período, ¿fuiste incapaz de tomar decisiones o de concentrarte como sueles hacerlo?*
      ix. Pensamientos recurrentes de muerte o suicidio: *Durante ese período, ¿pensaste en la muerte más de lo habitual? ¿Pensaste en hacerte daño o quitarte la vida? ¿Hiciste un plan de suicidio?*

   b. Exclusiones

      i. Si alguna vez ha habido un episodio maníaco o un episodio hipomaníaco, o el episodio depresivo mayor es atribuible a los efectos fisiológicos de una sustancia o a otra afección médica, no se da el diagnóstico.
      ii. Si al menos un episodio depresivo mayor se explica mejor por, y se superpone a, un trastorno esquizoafectivo, una esquizofrenia, un trastorno esquizofreniforme, un trastorno delirante u otro trastorno del espectro de

Cómo llegar a un diagnóstico pediátrico del DSM-5-TR **113** la esquizofrenia o psicótico de otro tipo, especificado o no especificado, no se da el diagnóstico.

c. Modificadores

i. Especificadores

- Con angustia ansiosa
- Con características mixtas: usar si hay al menos <u>tres</u> síntomas de episodio maníaco presentes simultáneamente
- Con características melancólicas
- Con características atípicas (por ejemplo, reactividad del estado de ánimo, aumento de peso, hipersomnia, parálisis plúmbea, patrón prolongado de sensibilidad al rechazo interpersonal)
- Con características psicóticas congruentes con el estado de ánimo
- Con características psicóticas incongruentes con el estado de ánimo
- Con catatonía
- Con inicio en el periparto (durante el embarazo o 4 semanas después del parto)
- Con patrón estacional (el inicio y la remisión ocurren en momentos específicos del año)

ii. Curso y gravedad

- Episodio único
- Episodio recurrente
- En remisión parcial
- En remisión completa
- Leve
- Moderado
- Grave
- Con características psicóticas
- No especificado

d. Alternativas

i. Si una persona dice que tiene depresión durante al menos 2 años y que ello le produce malestar o deterioro clínicamente significativos, junto con al menos <u>dos</u> síntomas adicionales de episodio depresivo mayor, considere el trastorno depresivo persistente (los criterios completos están en el DSM-5-TR, pp. 193-194). Si la persona pasa 2 meses continuos sin síntomas depresivos, no se debe dar el diagnóstico. Si la persona ha tenido alguna vez un episodio maníaco o hipomaníaco, no se debe dar el diagnóstico. Si la alteración se explica mejor por un trastorno psicótico o se debe a los efectos fisiológicos de una sustancia u otra afección médica, no se debe dar el diagnóstico.

ii. Si una joven describe cambios de humor pronunciados que comienzan en la semana antes de la menstruación, mejoran unos días después del inicio de la menstruación y disminuyen en la semana posterior a la menstruación, considere el trastorno disfórico premenstrual (los criterios completos están en el DSM-5-TR, p. 197). Los criterios diagnósticos incluyen al menos <u>uno</u> de los siguientes: labilidad afectiva marcada, irritabilidad marcada o conflictos interpersonales, estado de ánimo deprimido marcado y ansiedad marcada. Al menos <u>uno</u> de los siguientes síntomas debe estar presente adicionalmente (para alcanzar un total de <u>cinco</u> síntomas cuando se combinan con los síntomas ya mencionados): disminución del interés en las actividades habituales; dificultad subjetiva para concentrarse; letargo, fatiga fácil o marcada falta de energía; cambio marcado del apetito; hipersomnia o insomnio; sensación de estar abrumada, y síntomas físicos como sensibilidad o hinchazón en los senos, dolor en las articulaciones o los músculos, hinchazón y aumento de peso.

iii. Si la intoxicación o abstinencia de una sustancia, incluyendo un medicamento, causa directamente un estado de ánimo deprimido prominente y persistente, o anhedonia en ausencia de delirium, considere el trastorno depresivo inducido por sustancias/medicamentos (los criterios completos están en el DSM-5-TR, pp. 201-202).

iv. Si otra afección médica causa directamente un estado de ánimo deprimido prominente y persistente, o anhedonia en ausencia de delirium, considere el trastorno depresivo debido a otra afección médica (los criterios completos están en el DSM-5-TR, p. 206).

v. Si la persona experimenta un episodio depresivo que causa malestar o deterioro funcional clínicamente significativos sin síntomas que cumplan con los criterios completos de un trastorno depresivo, considere el trastorno depresivo no especificado (v. DSM-5-TR, p. 210). Si desea comunicar la razón específica por la cual los síntomas de la persona no cumplen los criterios, considere el otro trastorno depresivo especificado (v. DSM-5-TR, pp. 209-210). Son ejemplos la depresión breve recurrente, el episodio depresivo de corta duración, el episodio depresivo con síntomas insuficientes y el trastorno depresivo mayor superpuesto a un trastorno psicótico.

vi. Si la persona presenta síntomas característicos de un trastorno del estado de ánimo que causan malestar o deterioro clínicamente significativos sin cumplir los criterios completos de ningún trastorno bipolar o depresivo específico, considere el trastorno del estado de ánimo no especificado (v. DSM-5-TR, p. 210). Este diagnóstico debe considerarse cuando es difícil elegir, como en la agitación aguda, entre el trastorno bipolar no especificado y el trastorno depresivo.

Pregunta de detección de la irritabilidad para niños: *¿Alguna vez te enrabietas, gritas o te portas mal?*
Si es así, pregunte: *¿Te enrabietas todos los días o cada dos días? ¿Las rabietas o los gritos te causan problemas en casa o en el colegio?*

- Si es así, proceda a los criterios del trastorno de desregulación disruptiva.
- Si no, busque información colateral de los cuidadores o proceda a otra categoría diagnóstica.

2. Trastorno de desregulación disruptiva

a. Inclusión: requiere rabietas graves y recurrentes (verbales y/o conductuales) en respuesta a estresores comunes, con un promedio de al menos tres por semana, durante al menos 12 meses. Los arrebatos deben ocurrir en al menos dos entornos distintos (por ejemplo, en casa, en el colegio o con los compañeros), ser graves en al menos un entorno, comenzar antes de los 10 años de edad y estar caracterizados por los siguientes tres síntomas.

i. Rabietas o conductas negativas: *Cuando te enfadas o te enrabietas, ¿qué sucede? ¿Gritas? ¿Abofeteas, golpeas, muerdes o pegas a otra persona? ¿Rompes o destruyes cosas?*

ii. Reacción desproporcionada: *Cuando te enfadas o te enrabietas, ¿sabes qué te lo ha provocado? ¿Qué tipo de cosas te molestan tanto que sientes ganas de gritar o de golpear?*

iii. Ánimo persistentemente irritable o enfadado entre los arrebatos: *Cuando no estás gritando o enrabietado, ¿cómo te sientes por dentro? ¿Sueles sentirte gruñón, enfadado, irritable o triste?*

b. Exclusiones

i. Estas respuestas deben ser inconsistentes con el nivel de desarrollo del niño.

ii. Si los comportamientos ocurren exclusivamente durante un episodio de trastorno depresivo mayor o se explican mejor por otro trastorno mental (por ejemplo, trastorno del espectro autista, trastorno de estrés postraumático (TEPT), trastorno de ansiedad por separación, trastorno depresivo persistente), no realice el diagnóstico.

iii. Si los síntomas son atribuibles a los efectos fisiológicos de una sustancia o a otra afección médica o neurológica, no realice el diagnóstico.

iv. Si el niño está diagnosticado actualmente de trastorno negativista desafiante, trastorno explosivo intermitente o trastorno bipolar, no realice el diagnóstico.

c. Alternativa: si, durante el último año, hubo un período que duró más de 1 día durante el cual el niño mostró un estado de ánimo anormalmente elevado y tres de los criterios de un episodio maníaco, considere la posibilidad de un trastorno bipolar (v. DSM-5-TR, pp. 139-175).

Trastornos de ansiedad

DSM-5-TR, pp. 215-261

Preguntas de detección: *¿Dirías que te preocupas mucho o más que otros niños de tu edad? ¿La gente dice que te preocupas demasiado o que eres demasiado tímido? ¿Te sientes asustado cuando estás solo o lejos de tu familia? ¿Te da miedo ir al colegio? ¿Te resulta difícil controlar o detener tus preocupaciones? ¿Hay ciertas cosas, lugares o situaciones que te hagan sentir muy ansioso o asustado? ¿Alguna vez te has sentido repentinamente asustado, nervioso o ansioso sin razón alguna? Si es así, ¿puedes contarme cómo fue?*

Si es así, pregunte: *¿Estas cosas te causan problemas importantes con tus amigos o familiares, en el colegio o en otro lugar?*

- Si se descubre una fobia específica, proceda a los criterios de la fobia específica.
- Si no, primero proceda a los criterios del trastorno de pánico. Luego proceda a los criterios del trastorno de ansiedad generalizada.

1. Fobia específica

a. Inclusión: requiere que, durante al menos 6 meses, la persona haya experimentado miedo o ansiedad marcados, caracterizados por los siguientes <u>tres</u> síntomas.

i. Miedo específico: *¿Hay algún objeto o situación concretos,
    como volar, las alturas, los animales u otra cosa, que te dé
    tanto miedo que, si lo ves, enseguida te asusta o te produce
    ansiedad? ¿Qué es?*

ii. Miedo o ansiedad provocados por la exposición:
    *Cuando te pasa esto, ¿notas enseguida miedo o ansiedad, llo-
    ras, te enrabietas o te aferras a uno de tus padres?*

iii. Evitación: *¿Haces algo para evitar esas cosas? ¿Qué ha-
    ces? Si tienes que enfrentarte a esas cosas, ¿tienes mucho
    miedo o ansiedad, lloras, te enrabietas o te aferras a uno de
    tus padres?*

b. Exclusión: el miedo, la ansiedad y la evitación no se limitan
    a objetos o situaciones relacionadas con obsesiones, recor-
    datorios de sucesos traumáticos, la separación del hogar o
    las figuras de apego, o situaciones sociales.

c. Modificadores

    i. Especificadores

        • Descriptivo
        • Animal
        • Entorno natural
        • Sangre, inyecciones, heridas
        • Situacional
        • Otro

d. Alternativas

    i. Si el joven refiere malestar excesivo e inapropiado para
        su desarrollo al separarse de su hogar o de una figura
        de apego principal, o si expresa la preocupación persis-
        tente de que su figura de apego principal resulte daña-
        da o muera, provocando renuencia o rechazo a alejarse
        del hogar o de una figura de apego principal, considere
        el trastorno de ansiedad por separación (los criterios
        completos están en el DSM-5-TR, p. 217). El inicio de
        este trastorno es antes de los 18 años. La duración míni-
        ma de los síntomas necesaria para cumplir los criterios
        diagnósticos es de 4 semanas para los niños y adoles-
        centes.

    ii. Si el joven no habla nunca en determinadas situacio-
        nes sociales durante al menos 1 mes y esto interfiere
        con los logros educativos u ocupacionales, considere
        el mutismo selectivo (los criterios completos están en
        el DSM-5-TR, p. 222). Si la alteración se debe a falta de

conocimiento del idioma hablado o de comodidad con él, no realice el diagnóstico. Si la alteración se explica mejor por un trastorno de la comunicación, un trastorno del espectro autista o un trastorno psicótico, no realice el diagnóstico.

iii. Si el joven refiere al menos 6 meses de miedo o ansiedad marcados y desproporcionados en relación con situaciones como el transporte público, los espacios abiertos, estar en espacios cerrados, hacer cola, estar en una multitud o estar fuera de casa solo, y si estos miedos le llevan a evitar activamente estas situaciones, considere la agorafobia (los criterios completos están en el DSM-5-TR, p. 246).

iv. Si el joven refiere al menos 6 meses de miedo o ansiedad marcados o de evitación en relación con situaciones sociales en las que teme que otras personas lo observen o examinen, de manera desproporcionada a la amenaza real que representan estas situaciones sociales, y el miedo, la ansiedad o la evitación causan malestar o deterioro clínicamente significativos, considere el trastorno de ansiedad social (los criterios completos están en el DSM-5-TR, pp. 229-230). En los niños, la ansiedad debe aparecer con los compañeros, no solo con los adultos. Los niños pueden expresar miedo o ansiedad llorando, con rabietas, quedándose inmóviles, aferrándose, encogiéndose o no hablando en las situaciones sociales.

2. Trastorno de pánico

a. Inclusión: requiere ataques de pánico recurrentes, caracterizados por al menos <u>cuatro</u> de los siguientes síntomas.

i. Palpitaciones o taquicardia: *Cuando notas estas oleadas repentinas de miedo intenso o malestar, ¿te late el corazón más deprisa o con más fuerza?*

ii. Sudoración: *En esas situaciones, ¿notas si sudas más de lo habitual?*

iii. Temblor o sacudidas: *En esas situaciones, ¿tiemblas o te aparece algún temblor?*

iv. Sensaciones de falta de aire o asfixia: *En esos momentos, ¿sientes que te falta el aire o no puedes respirar?*

v. Sensación de ahogo: *En esas situaciones, ¿sientes como si te ahogaras, como si tuvieras algo en la garganta que no dejara pasar el aire?*

vi. Dolor o malestar en el tórax: *En esos momentos, ¿sientes dolor intenso o malestar en el pecho?*

vii. Náuseas o malestar abdominal: *En esos momentos, ¿te sientes mal del estómago o tienes ganas de vomitar?*

viii. Sentirse mareado, inestable, aturdido o desmayado: *En esos momentos, ¿te notas mareado, aturdido o como si fueras a desmayarte?*

ix. Escalofríos o sensaciones de calor: *En esas situaciones, ¿notas mucho frío y tiritas, o sientes un calor intenso?*

x. Parestesias: *En esas situaciones, ¿sientes entumecimiento u hormigueo?*

xi. Desrealización o despersonalización: *En esas situaciones, ¿sientes que las personas o lugares que te son familiares son irreales o que estás tan separado de tu cuerpo que es como si estuvieras fuera de él o viéndote a ti mismo desde fuera?*

xii. Miedo a perder el control: *En esos momentos, ¿temes que puedas estar perdiendo el control o incluso "volviéndote loco"?*

xiii. Miedo a morir: *En esos momentos, ¿temes que puedas estar muriéndote?*

b. Inclusión: al menos <u>un</u> ataque de pánico es seguido por como mínimo 1 mes de al menos <u>uno</u> de los siguientes síntomas.

i. Preocupación persistente por las consecuencias: *¿Estás siempre preocupado o inquieto por la posibilidad de sufrir más ataques de pánico? ¿Te preocupa repetidamente que estos ataques signifiquen que estás teniendo un ataque al corazón, perdiendo el control o "volviéndote loco"?*

ii. Cambios desadaptativos para evitar ataques: *¿Has realizado cambios importantes en tu comportamiento, como evitar situaciones desconocidas o hacer ejercicio, para evitar los ataques?*

c. Exclusión: si la alteración se explica mejor por otro trastorno mental o es atribuible a los efectos fisiológicos de una sustancia o medicamento, o a otra afección médica, no realice el diagnóstico.

d. Alternativas: si una persona joven refiere ataques de pánico como los descritos pero no está siempre preocupada por las consecuencias ni realiza cambios desadaptativos para evitar los ataques, considere usar el especificador de ataque de pánico (v. DSM-5-TR, p. 242). El especificador de ataque de pánico se puede usar con otros trastornos de ansiedad, así como con los trastornos depresivos, traumáticos y por uso de sustancias.

3. Trastorno de ansiedad generalizada

   a. Inclusión: requiere ansiedad y preocupación excesivas que sean difíciles de controlar, la mayoría de los días durante al menos 6 meses, en relación con varios sucesos o actividades (como el rendimiento escolar) y asociadas con al menos <u>tres</u> de los siguientes síntomas.

      i. Inquietud: *Cuando piensas en cosas o actividades que te ponen ansioso o te preocupan, ¿te sientes inquieto, nervioso o tenso?*
      ii. Fatiga fácil: *¿Crees que a menudo te cansas o fatigas fácilmente?*
      iii. Dificultad para concentrarse: *Cuando estás ansioso o preocupado, ¿te suele resultar difícil concentrarte o notas que la mente se te queda en blanco?*
      iv. Irritabilidad: *Cuando estás ansioso o preocupado, ¿sueles sentirte irritable o te molestas con facilidad?*
      v. Tensión muscular: *Cuando te sientes ansioso o preocupado, ¿tienes a menudo rigidez o tensión muscular?*
      vi. Alteración del sueño: *¿Te resulta difícil conciliar el sueño o permanecer dormido, o duermes inquieto y sin descansar?*

   b. Exclusión: si la ansiedad y la preocupación se explican mejor por otro trastorno mental o son atribuibles a los efectos fisiológicos de una sustancia o medicamento, o a otra afección médica, no realice el diagnóstico.

   c. Alternativas

      i. Si una sustancia, incluidos los medicamentos recetados para tratar un trastorno mental, causa directamente el episodio, considere el trastorno de ansiedad inducido por sustancias/medicamentos (los criterios completos están en el DSM-5-TR, pp. 255-256).
      ii. Si otra afección médica causa directamente la ansiedad y la preocupación, considere el trastorno de ansiedad debido a otra afección médica (los criterios completos están en el DSM-5-TR, pp. 258-259).
      iii. Si el joven experimenta síntomas característicos de un trastorno de ansiedad que causan malestar o deterioro clínicamente significativos sin cumplir los criterios completos de otro trastorno de ansiedad, considere el trastorno de ansiedad no especificado (v. DSM-5-TR, p. 261). Si desea comunicar la razón específica por la cual los síntomas del joven no cumplen los criterios de

ningún trastorno de ansiedad específico, considere el otro trastorno de ansiedad especificado (v. DSM-5-TR, p. 261). Son ejemplos el *khyâl cap* (ataques de viento), el *ataque de nervios* y la ansiedad generalizada que no afecta a la mayoría de los días.

Trastorno obsesivo-compulsivo y trastornos relacionados

DSM-5-TR, pp. 263-294

Preguntas de detección: *¿Te asaltan con frecuencia imágenes, pensamientos o impulsos intrusivos que no deseas tener? ¿Hay algún acto físico que sientas que debes hacer para evitar o reducir el malestar que te producen estas imágenes, pensamientos o impulsos?*

Si es así, pregunte: *¿Estas experiencias o comportamientos te causan problemas importantes con tus amigos o familiares, en el colegio o en otro entorno?*

- Si es así, proceda a los criterios del trastorno obsesivo-compulsivo (TOC).
- Si no, proceda a la pregunta de detección de comportamientos repetitivos centrados en el cuerpo, que sigue al apartado del TOC.

1. Trastorno obsesivo-compulsivo

   a. Inclusión: requiere la presencia de pensamientos obsesivos, comportamientos compulsivos o ambos, manifestados por <u>todos</u> los siguientes síntomas.

      i. Pensamientos obsesivos (según lo definido por ambas preguntas): *Cuando te vienen estas imágenes, pensamientos o impulsos intrusivos que no deseas tener, ¿te crean mucha ansiedad o angustia? ¿Tienes que esforzarte mucho para ignorar o suprimir este tipo de pensamientos?*

      ii. Comportamientos compulsivos (según la definición de ambas preguntas): *Algunas personas intentan contrarrestar las ideas intrusivas realizando repetidamente algún tipo de acto, como lavarse las manos o comprobar cerraduras, o un acto mental, como contar, rezar o repetir palabras en silencio. ¿Haces algo así? ¿Piensas que hacerlo reducirá tu angustia o evitará que ocurra algo que temes?*

b. Inclusión: las obsesiones o compulsiones consumen mucho tiempo (por ejemplo, ocupan más de 1 hora al día), o causan malestar o deterioro clínicamente significativos.

c. Exclusiones

   i. Si las obsesiones o compulsiones se explican mejor por otro trastorno mental, no realice el diagnóstico. Si los síntomas obsesivo-compulsivos se deben a los efectos fisiológicos de una sustancia, no realice el diagnóstico.

   ii. Si la persona joven refiere que sus imágenes, pensamientos o impulsos intrusivos son placenteros, sus síntomas no cumplen con los criterios del TOC. En su lugar, considere los trastornos por uso de sustancias, los trastornos de personalidad y los trastornos parafílicos.

   iii. Exclusión: si un joven refiere imágenes, pensamientos o impulsos intrusivos centrados en preocupaciones más del mundo real, considere un trastorno de ansiedad.

d. Modificadores

   i. Especificadores

      • Perspicacia

         • Con buena o razonable introspección: usar si el joven reconoce que sus creencias son definitivamente o probablemente falsas.
         • Con poca introspección: utilizar si la persona joven cree que sus creencias son probablemente ciertas.
         • Con ausencia de introspección/creencias delirantes: usar si el joven está completamente convencido de que sus creencias son verdaderas.

   ii. Relacionado con tics: usar si los síntomas del joven cumplen los criterios de un trastorno de tics crónico actual o de por vida.

e. Alternativas

   i. Si una persona joven refiere tener imágenes, pensamientos o impulsos intrusivos centrados en su imagen corporal, considere el trastorno dismórfico corporal (los criterios completos están en el DSM-5-TR, pp. 271-272). Los criterios incluyen la preocupación por defectos percibidos en la apariencia física, más allá de la preocupación por el peso o la grasa corporal de las personas con trastorno alimentario, comportamientos repetitivos o actos mentales en respuesta a la preocupación por la apariencia, y malestar o deterioro clínicamente significativos debidos a la preocupación.

ii. Si una persona joven refiere dificultad persistente para desprenderse de sus posesiones, independientemente de su valor, considere el trastorno de acumulación (los criterios completos están en el DSM-5-TR, p. 277). Los criterios incluyen fuertes impulsos de guardar objetos, malestar asociado al desecho de objetos y acumulación de muchas posesiones que desordenan el hogar o el lugar de trabajo hasta el punto de que ya no se pueden utilizar para su función prevista.

iii. Si una sustancia, incluidas las prescritas para tratar la depresión, causa directamente la afección, considere el trastorno obsesivo-compulsivo y los trastornos relacionados inducidos por sustancias/medicamentos (los criterios completos están en el DSM-5-TR, pp. 287-289).

iv. Si otra afección médica causa directamente el episodio, considere el trastorno obsesivo-compulsivo y trastornos relacionados debidos a otra afección médica (los criterios completos están en el DSM-5-TR, p. 291).

v. Si un joven experimenta síntomas característicos del trastorno obsesivo-compulsivo, o un trastorno relacionado, que causan malestar o deterioro funcional clínicamente significativos sin cumplir los criterios completos de otro trastorno obsesivo-compulsivo o trastorno relacionado, considere el trastorno obsesivo-compulsivo y trastornos relacionados no especificados (v. DSM-5-TR, p. 294). Si desea comunicar la razón específica por la cual los síntomas de la persona no cumplen los criterios del trastorno obsesivo-compulsivo y los trastornos relacionados, considere el otro trastorno obsesivo-compulsivo o trastorno relacionado especificado (v. DSM-5-TR, pp. 293-294). Son ejemplos el trastorno dismórfico corporal con defectos reales, el trastorno dismórfico corporal sin comportamientos repetitivos, el trastorno de comportamiento repetitivo centrado en el cuerpo, los celos obsesivos, el trastorno de referencia olfativa, el *shubo-kyofu* y el *koro*.

2. Conductas repetitivas centradas en el cuerpo

a. Inclusión: el DSM-5-TR incluye dos trastornos, la tricotilomanía (trastorno de arrancarse el cabello) y el trastorno de excoriación (rascado de la piel), con criterios estructurados de manera idéntica. Cualquiera de los diagnósticos requiere la presencia de <u>los tres</u> siguientes síntomas.

i. Comportamiento: *¿Te arrancas el cabello o te pellizcas la piel con tanta frecuencia que has perdido cabello o tienes lesiones en la piel?*

ii. Intentos repetidos de cambiar: *¿Has intentado repetidamente disminuir o detener este comportamiento?*

iii. Deterioro: *¿Este comportamiento te hace sentir avergonzado o fuera de control? ¿Evitas el colegio, los entornos sociales o el trabajo debido a estos comportamientos?*

b. Exclusión

i. Si el comportamiento se debe a otra afección médica, se explica mejor por otro trastorno mental o es resultado del uso de sustancias, no se deben diagnosticar ni la tricotilomanía ni el trastorno de excoriación.

Trastornos relacionados con traumas y factores de estrés

DSM-5-TR, pp. 295-328

Preguntas de detección: *¿Qué es lo peor que te ha pasado? ¿Alguien te ha tocado de manera que no desearas? ¿Alguna vez has sufrido o presenciado algún suceso en el que resultaras gravemente herido o tu vida estuviera en peligro, o en el que pensaras que ibas a resultar gravemente herido o a estar en peligro?*

Si es así, pregunte: *¿Piensas en esos sucesos o vuelves a vivirlos? ¿Pensar en estas situaciones te causa problemas importantes con tus amigos o tu familia, en el colegio o en algún otro sitio?*

- Si es así, proceda a los criterios del TEPT.
- Si el niño dice que no pero su familia o sus cuidadores refieren alteraciones de los vínculos primarios del niño, proceda a los criterios del trastorno de apego reactivo.

1. Trastorno de estrés postraumático

a. Inclusión: requiere exposición, real o en forma de amenaza, a la muerte, a una lesión grave o a una violación sexual de al menos una de las siguientes maneras: experiencia directa; presenciar en persona; enterarse de la muerte, lesión grave o violación sexual de un familiar cercano o amigo, real o en forma de amenaza; exposición repetida o extrema a detalles aversivos de sucesos traumáticos. En un niño de

6 años o menos, la exposición traumática puede ser enterarse del trauma experimentado por un padre o cuidador. Además, la persona debe experimentar al menos <u>uno</u> de los siguientes síntomas de intrusión durante al menos 1 mes después de la experiencia traumática.

i. Recuerdos: *Después de esa experiencia, ¿tuviste alguna vez recuerdos intrusivos de la misma cuando no querías pensar en ello?* Con los niños pequeños vale la recreación repetitiva a través del juego: *¿Recreas repetidamente esa experiencia con tus juguetes o muñecos cuando juegas?*

ii. Sueños: *¿Has tenido sueños recurrentes y angustiosos relacionados con la experiencia?* Con los niños pequeños valen los sueños aterradores sin contenido reconocible: *¿Tienes frecuentemente sueños muy aterradores que no puedas recordar o describir?*

iii. Escenas retrospectivas: *Después de esa experiencia, ¿alguna vez sentiste como si te estuviera sucediendo de nuevo, como si volvieras al pasado?* En los niños pequeños, esto puede observarse en su juego.

iv. Malestar por exposición: *¿Sientes un malestar intenso o prolongado cuando estás cerca de personas, lugares u objetos que te recuerdan esa experiencia?*

v. Reacciones fisiológicas: *Cuando estás cerca de personas, lugares u objetos que te recuerdan esa experiencia, ¿tienes reacciones físicas angustiosas?*

b. Inclusión: además, la persona joven mayor de 6 años debe experimentar al menos <u>uno</u> de los siguientes síntomas de evitación después de la experiencia traumática. Si es un niño de 6 años o menos, no es necesario tener síntomas anímicos negativos si al menos <u>uno</u> de los síntomas (v. el punto c a continuación) está presente.

i. Recordatorios internos: *¿Te esfuerzas por evitar los pensamientos, sentimientos o sensaciones físicas que te traen recuerdos de esa experiencia?*

ii. Recordatorios externos: *¿Te esfuerzas por evitar las personas, lugares y objetos que te traen recuerdos de esa experiencia?*

c. Inclusión: además, un joven mayor de 6 años debe experimentar al menos <u>dos</u> de los siguientes síntomas negativos. Con un niño de 6 años o menos, no es necesario experimentar síntomas de estado de ánimo negativo si al menos <u>un</u> síntoma de evitación (v. el punto b arriba) está presente.

i. Memoria deteriorada: *¿Tienes problemas para recordar partes importantes del suceso?*

ii. Imagen negativa de uno mismo: *¿Tienes con frecuencia pensamientos negativos sobre ti mismo, otras personas o el mundo?*

iii. Culpa: *¿Te culpas frecuentemente a ti mismo o a otros de lo sucedido, incluso sabiendo que ni tú ni ellos fuisteis los responsables?*

iv. Estado emocional negativo: *¿Te sientes abatido, enfadado, avergonzado o temeroso la mayor parte del tiempo?*

v. Participación disminuida: *¿Estás mucho menos interesado en actividades en que solías participar?*

vi. Desapego: *¿Te sientes desapegado o distanciado de las personas que hay en tu vida debido a esta experiencia?*

vii. Incapacidad de experimentar emociones positivas: *¿Sientes que no puedes sentirte feliz, amado o satisfecho? ¿Te sientes entumecido o como si no pudieras querer a nadie?*

d. Inclusión: además, el joven debe presentar al menos <u>dos</u> de los siguientes comportamientos.

i. Irritable o agresivo: *¿Te pones a menudo muy gruñón o agresivo?*

ii. Imprudencia: *¿Actúas a menudo de manera imprudente o autodestructiva?*

iii. Hipervigilancia: *¿Estás siempre en tensión o nervioso?*

iv. Sobresalto exagerado: *¿Te asustas fácilmente?*

v. Concentración deteriorada: *¿Te suele resultar difícil concentrarte en una tarea o problema?*

vi. Alteración del sueño: *¿Te suele costar trabajo conciliar el sueño o permanecer dormido, o te despiertas sin sentirte descansado?*

e. Exclusión: el episodio no está causado directamente por una sustancia o por otra afección médica.

f. Modificadores

i. Subtipos

• Con síntomas disociativos, ya sea despersonalización o desrealización

ii. Especificador

• Con expresión retardada: utilizar si la persona no presenta todos los criterios diagnósticos hasta al menos 6 meses después de la experiencia traumática.

g. Alternativas

i. Si el episodio dura menos de 1 mes y la experiencia ocurrió en el último mes, y el joven experimenta al menos <u>nueve</u> de los síntomas postraumáticos descritos anteriormente, considere el trastorno de estrés agudo (los criterios completos están en el DSM-5-TR, pp. 313-315).

ii. Si el episodio comenzó dentro de los 3 meses posteriores a la experiencia y los síntomas del joven no cumplen los criterios sintomáticos y conductuales del TEPT, considere el trastorno de adaptación (los criterios completos están en el DSM-5-TR, pp. 319-320). Los criterios incluyen un malestar intenso y desproporcionado en respuesta a un factor de estrés agudo, ya sea traumático o no traumático, y un deterioro significativo del funcionamiento.

iii. Si un joven experimenta síntomas característicos de un trastorno relacionado con traumas y factores de estrés que causan malestar o deterioro funcional clínicamente significativos sin cumplir todos los criterios de uno de los trastornos nombrados, considere el trastorno relacionado con traumas y factores de estrés no especificado (v. DSM-5-TR, p. 328). Si desea comunicar la razón específica por la cual los síntomas del joven no cumplen los criterios de ningún trastorno específico, considere el otro trastorno especificado relacionado con traumas y factores de estrés (v. DSM-5-TR, pp. 327-328). Son ejemplos el trastorno de duelo prolongado y los trastornos de tipo adaptativo con inicio retardado de los síntomas a más de 3 meses después del factor de estrés.

iv. Si el joven experimenta un duelo persistente tras la muerte de alguien cercano, considere el trastorno de duelo prolongado (v. DSM-5-TR, pp. 322-323). La muerte debe haber ocurrido al menos 6 meses antes para que los síntomas cumplan los criterios. Para que se cumplan los criterios, la persona debe, casi a diario, echar mucho de menos o añorar intensamente al fallecido, o estar inmersa en pensamientos o recuerdos del fallecido más allá de las normas culturales o sociales esperadas. Para que se cumplan los criterios, la persona debe haber experimentado <u>tres</u> o más de estos síntomas casi a diario durante el último mes: disrupción de la identidad, marcado sentido de incredulidad sobre la muerte, evitación de los recordatorios de que la persona ha muerto, dolor emocional intenso, dificultad para reintegrarse en las actividades y relaciones, entumecimiento emocional, sensación de que la vida no tiene sentido y soledad intensa.

2. Trastorno de apego reactivo

Este apartado contiene preguntas formuladas para entrevistar a un niño mayor con capacidad de autorreflexión. Con los niños más pequeños o con funcionamiento cognitivo limitado, reformule estas preguntas para entrevistar al cuidador del niño en su lugar.

   a. Inclusión: requiere que el niño experimente cuidados patogénicos antes de los 5 años, que den lugar a los <u>dos</u> comportamientos siguientes:

      i. Búsqueda de consuelo rara o mínima: *Cuando te sientes muy enfadado, molesto o triste, ¿evitas que te consuelen o se compadezcan de ti?*

     ii. Respuesta rara o mínima al consuelo: *Cuando te sientes muy enfadado, molesto o triste, y alguien te dice o hace algo agradable ¿te hace eso sentir un poco mejor?*

   b. Inclusión: requiere la experiencia persistente de al menos <u>dos</u> de los siguientes estados.

      i. Falta relativa de respuesta social y emocional hacia los demás: *Cuando interactúas con otras personas, ¿sueles tener muy pocos sentimientos o emociones?*

     ii. Afecto positivo limitado: *¿Sueles encontrar difícil emocionarte o sentirte bien o alegre?*

    iii. Episodios de irritabilidad, tristeza o miedo inexplicables que son evidentes durante interacciones no amenazantes con los cuidadores: *¿Te ocurre a menudo que te notas irritable, triste o asustado con un cuidador adulto que no representa ninguna amenaza para ti?*

   c. Inclusión: requiere la experiencia persistente de al menos <u>uno</u> de los siguientes estados, que deben evaluarse en la historia social.

      i. Negligencia social o privación en forma de falta persistente de satisfacción de las necesidades emocionales básicas de consuelo, estímulo y afecto

     ii. Cambios repetidos de cuidadores principales que limitan las oportunidades de formar vínculos estables

    iii. Crianza en entornos inusuales que limitan gravemente las oportunidades de formar apegos selectivos

d. Exclusiones

    i. Si el niño no tiene una edad de desarrollo de al menos 9 meses, no realice el diagnóstico.

    ii. Si los síntomas del niño cumplen los criterios del trastorno del espectro autista, no realice el diagnóstico.

e. Modificadores

    i. Especificador

      • Persistente: usar si el trastorno está presente durante más de 12 meses.

    ii. Gravedad: se especifica como grave cuando el niño presenta todos los síntomas del trastorno, manifestándose cada síntoma en niveles relativamente altos.

f. Alternativa: si un niño pequeño que ha experimentado extremos de cuidado insuficiente muestra un comportamiento externalizante profundamente perturbado, considere el trastorno de relación social desinhibida (los criterios completos están en el DSM-5-TR, pp. 298-299). Los criterios incluyen al menos <u>dos</u> de los siguientes síntomas: reticencia reducida hacia los adultos desconocidos, comportamiento verbal o físico excesivamente familiar, disminución de la comprobación de la presencia del cuidador adulto después de alejarse y disposición a irse con un adulto desconocido con escasa vacilación.

Trastornos disociativos

DSM-5-TR, pp. 329-348

Preguntas de detección: *Aunque a todo el mundo le cuesta recordar cosas a veces, ¿alguna vez se te pasa el tiempo sin que te des cuenta, olvidas detalles importantes de ti mismo o te encuentras con que participaste en cosas que no puedes recordar? ¿Alguna vez sientes que las personas o lugares que te son familiares son irreales o que estás tan separado de tu cuerpo que es como si estuvieras fuera de él o viéndote a ti mismo?*

Si es así, pregunte: *¿Estas experiencias te causaron problemas importantes con tus amigos o tu familia, en el colegio o en otro entorno?*

• Si predomina la amnesia, proceda a los criterios de la amnesia disociativa.

• Si predomina la despersonalización o la desrealización, proceda a los criterios del trastorno de despersonalización/desrealización.

1. Amnesia disociativa

   a. Inclusión: requiere la presencia de incapacidad de recordar información autobiográfica importante más allá del olvido ordinario, manifestada con mayor frecuencia por al menos uno de los siguientes síntomas.

      i. Amnesia localizada o selectiva: *¿Te ves incapaz de recordar algún suceso realmente importante, especialmente si fue bastante estresante o incluso traumático?*

      ii. Amnesia generalizada: *¿Te ves incapaz de recordar momentos realmente importantes de tu vida o detalles de tu propia identidad?*

   b. Exclusiones

      i. Si la alteración se explica mejor por un trastorno de identidad disociativo, un TEPT, un trastorno de estrés agudo o un trastorno de síntomas somáticos, no realice el diagnóstico.

      ii. Si la alteración se debe a los efectos fisiológicos de una sustancia o de una afección médica neurológica o de otro tipo, no realice el diagnóstico.

   c. Modificadores

      i. Especificador

         • Con fuga disociativa: usar si la persona realiza un viaje intencionado o vagabundea desconcertado con amnesia del hecho.

   d. Alternativa: si el joven refiere una alteración de la identidad, caracterizada por dos o más estados de personalidad distintos o una experiencia de posesión, que causa malestar y deterioro funcional clínicamente significativos, considere el trastorno de identidad disociativo (los criterios completos están en el DSM-5-TR, p. 330). Los criterios incluyen lagunas recurrentes de memoria que no corresponden al olvido ordinario y experiencias disociativas que no forman parte de ninguna práctica cultural o religiosa ampliamente aceptada, y que no son atribuibles a los efectos fisiológicos de una sustancia u otra afección médica.

2. Trastorno de despersonalización/desrealización

   a. Inclusión: requiere al menos una de las siguientes manifestaciones.

      i. Despersonalización: *¿Tienes frecuentemente sensaciones de irrealidad o desapego, como si fueras un observador externo*

de tu mente, de tus pensamientos, sentimientos o sensacio-
nes, de tu cuerpo o de ti mismo en general?

ii. Desrealización: *¿Tienes frecuentemente sensaciones de*
irrealidad o desapego de tu entorno, como si a menudo perci-
bieras a las personas o lugares como irreales, oníricos, nebu-
losos, sin vida o visualmente distorsionados?

b. Inclusión: requiere una prueba de realidad intacta. *Duran-*
te estas experiencias, ¿puedes distinguir estas sensaciones de los
hechos reales, de lo que está ocurriendo fuera de ti?

c. Exclusiones

i. Si la alteración se debe a los efectos fisiológicos de una
sustancia o a una afección médica neurológica o de otro
tipo, no realice el diagnóstico.

ii. Si la despersonalización o desrealización ocurren exclusivamente como síntoma de otro trastorno mental o
durante este, no realice el diagnóstico.

d. Alternativa: si el joven presenta un trastorno cuyos síntomas más prominentes son amnésicos pero no cumplen los
criterios de ningún trastorno específico, considere el otro
trastorno disociativo especificado (v. DSM-5-TR, pp. 347-
348). Son ejemplos las alteraciones disociativas subumbrales de la identidad y la memoria, los síndromes crónicos y
recurrentes de síntomas disociativos mixtos, las alteraciones de la identidad en los individuos sometidos a períodos
prolongados de intensa persuasión coercitiva, las reacciones agudas a situaciones estresantes, los estados psicóticos
agudos mezclados con síntomas disociativos en una persona cuyos síntomas no cumplen los criterios del delirium o
de un trastorno psicótico, y el trance disociativo.

Trastornos de síntomas somáticos y relacionados

DSM-5-TR, pp. 349-370

Preguntas de detección: *¿Te preocupas por tu salud física más que la*
mayoría de los jóvenes? ¿Te enfermas más a menudo que la mayoría de
los jóvenes?

Si es así, pregunte: *¿Estas cosas afectan de forma importante a tu*
vida diaria en casa o en el colegio?

Si es así, pregunte: *¿Qué te resulta peor: preocuparte por los sín-*
tomas que tienes, o preocuparte por tu salud y la posibilidad de estar
enfermo?

- Si predomina la preocupación por los síntomas, proceda a los criterios del trastorno de síntomas somáticos.
- Si predomina la preocupación por estar enfermo, proceda a los criterios del trastorno de ansiedad por enfermedad.

1. Trastorno de síntomas somáticos

   a. Inclusión: requiere al menos un síntoma somático que cause malestar. *¿Tienes síntomas inexplicables que te causen ansiedad o angustia? ¿Estos síntomas alteran de manera importante tu vida diaria?*

   b. Inclusión: requiere al menos uno de los siguientes pensamientos, sentimientos o comportamientos durante al menos 6 meses.

      i. Pensamientos desproporcionados: *¿Te ves constantemente inmerso en tus problemas de salud y en lo graves que pudieran ser?*

      ii. Nivel persistentemente alto de ansiedad: *¿Notas reiteradamente un nivel alto de ansiedad o preocupación por tus problemas de salud?*

      iii. Inversión excesiva: *¿Crees que inviertes mucho más tiempo y energía de lo que te gustaría en tus preocupaciones acerca de la salud?*

   c. Modificadores

      i. Especificadores
         - Con dolor predominante
         - Persistente

      ii. Gravedad
         - Leve: uno de los síntomas especificados en el punto b, arriba
         - Moderado: dos o más de los síntomas especificados en el punto b, arriba
         - Grave: dos o más de los síntomas especificados en el punto b, arriba, además de múltiples quejas somáticas (o un síntoma somático muy grave)

   d. Alternativas

      i. Si el joven se centra más en la pérdida de la función corporal que en el malestar que le causa un síntoma en particular, considere el trastorno de síntomas neurológicos funcionales (trastorno de conversión) (los criterios completos están en el DSM-5-TR, pp. 360-361). Los criterios de este trastorno incluyen síntomas de alteración de la función motora voluntaria o sensorial, evidencia clínica de que estos síntomas o déficits son inconsistentes con las entidades médicas o neurológicas reconocidas, y un deterioro significativo del funcionamiento social o laboral. Cuando sea posible, especifique el tipo de síntoma utilizando los especificadores disponibles: con debilidad o parálisis, con movimientos anormales, con síntomas de deglución, con síntomas del habla, con ataques o convulsiones, y con síntomas sensoriales especiales.

ii. Si el joven tiene una afección médica documentada que no es un trastorno mental, pero los factores conductuales o psicológicos afectan negativamente al curso de su afección médica al retrasar la recuperación, disminuir la adherencia, aumentar significativamente los riesgos para la salud o influir en la fisiopatología subyacente, considere los factores psicológicos que influyen en otras afecciones médicas (los criterios completos están en el DSM-5-TR, pp. 364-365).

iii. Si el joven falsifica signos o síntomas físicos o psicológicos, o se induce lesiones o enfermedades para presentarse engañosamente ante otros como enfermo, discapacitado o lesionado, considere el trastorno facticio autoimpuesto (los criterios completos se encuentran en el DSM-5-TR, p. 367). Para que se cumplan los criterios, el joven debe exhibir estos comportamientos incluso en ausencia de recompensas externas evidentes. Los síntomas no pueden explicarse mejor por otro trastorno mental, como, por ejemplo, un trastorno psicótico.

iv. Si el joven falsifica signos o síntomas físicos o psicológicos, o induce lesiones o enfermedades para presentar engañosamente a otra persona como enferma, discapacitada o lesionada, considere el trastorno facticio impuesto a otro (los criterios completos están en el DSM-5-TR, p. 367). El diagnóstico se asigna al perpetrador, y no a la víctima, y para que se cumplan los criterios, el comportamiento debe ocurrir incluso en ausencia de recompensas externas evidentes y no poder explicarse mejor por otro trastorno mental, como un trastorno psicótico.

2. Trastorno de ansiedad por enfermedad

a. Inclusión: requiere <u>todos</u> los siguientes síntomas durante al menos 6 meses y la <u>ausencia</u> de síntomas somáticos.

i. Preocupación: *¿Te sientes incapaz de dejar de pensar en que tienes o vas a contraer una enfermedad grave?*

ii. Ansiedad: *¿Sientes un alto nivel de ansiedad o preocupación por tener o contraer una enfermedad grave?*

iii. Conductas asociadas: *¿Han afectado estas preocupaciones a tu comportamiento? Algunas personas se miran el cuerpo con frecuencia en busca de signos de enfermedad, leen sobre enfermedades a todas horas o evitan a personas, lugares u objetos para prevenir enfermedades. ¿Has hecho tú alguna de esas cosas o cosas similares?*

b. Exclusión: si los síntomas de la persona se explican mejor por otro trastorno mental, no realice el diagnóstico.

c. Modificadores

i. Subtipos

- Con búsqueda de asistencia
- Con evitación de la asistencia

ii. Curso

- Transitorio

d. Alternativas: si un joven presenta síntomas característicos del trastorno de síntomas somáticos que causan malestar o deterioro clínicamente significativos sin cumplir los criterios completos de un trastorno específico, considere el trastorno de síntomas somáticos o relacionado no especificado (v. DSM-5-TR, p. 370). Si desea comunicar las razones específicas por las que no se cumplen los criterios completos, considere el otro trastorno de síntomas somáticos o relacionado especificado (v. DSM-5-TR, p. 370). Son ejemplos el trastorno de síntomas somáticos breve, el trastorno de ansiedad por enfermedad breve, el trastorno de ansiedad por enfermedad sin comportamientos excesivos relacionados con la salud y la seudociesis.

Trastornos de la conducta alimentaria y de la ingesta de alimentos

DSM-5-TR, pp. 371-397

Preguntas de detección: *¿Qué opinas de tu apariencia? ¿Evitas ciertos alimentos tanto como para que afecte negativamente a tu salud o el peso?*

Si es así, pregunte: *Cuando te consideras a ti mismo, ¿es la forma del cuerpo o el peso una de las cosas más importantes?*

- Si es así, proceda a los criterios de la anorexia nerviosa.
- Si no, proceda a los criterios del trastorno de evitación/restricción de la ingesta de alimentos.

1. Anorexia nerviosa

   a. Inclusión: requiere la presencia de las <u>tres</u> siguientes características.

      i. Restricción energética que conduce a un peso corporal significativamente bajo una vez ajustados la edad, la trayectoria de desarrollo, la salud física y el sexo: *¿Has limitado lo que comes para lograr un peso corporal bajo? ¿Cuál es el peso más bajo que has tenido? ¿Cuánto pesas ahora?*

      ii. Miedo a ganar peso o comportamiento que interfiere con el aumento de peso: *¿Tienes mucho miedo a ganar peso o a engordar? ¿Ha habido alguna vez algún momento en el que ya pesaras poco y aun así hicieras cosas para impedir el aumento de peso?*

      iii. Alteración de la percepción del peso o la forma propia: *¿Qué te parecen el peso que tienes y la forma de tu cuerpo? ¿Hay partes concretas de tu cuerpo que evalúes o midas con frecuencia? ¿Cómo crees que afectará a tu salud física tener un peso corporal significativamente bajo?*

   b. Modificadores

      i. Subtipos

         - Tipo restrictivo: utilizar si el joven no refiere episodios recurrentes de atracones o purgas en los últimos 3 meses.
         - Tipo de atracones/purgas: utilizar si el joven refiere episodios recurrentes de atracones o purgas en los últimos 3 meses.

      ii. Especificadores

         - En remisión parcial
         - En remisión completa

      iii. Gravedad (basada en percentiles ajustados a la edad y el género, equivalentes al IMC en los adultos)

         - Leve: IMC ≥ 17 kg/m^2
         - Moderado: IMC = 16-16,99 kg/m^2
         - Grave: IMC = 15-15,99 kg/m^2
         - Extremo: < 15 kg/m^2

c. Alternativas

    i. Si una persona joven refiere episodios recurrentes de atracones, repetidos comportamientos compensatorios inapropiados para prevenir el aumento de peso (por ejemplo, uso indebido de laxantes u otros medicamentos, vómitos autoinducidos, ejercicio excesivo) y una autoimagen indebidamente influenciada por la forma o el peso corporales, considere la bulimia nerviosa (los criterios completos están en el DSM-5-TR, pp. 387-388). El diagnóstico requiere que tanto los atracones como los comportamientos compensatorios ocurran, de media, al menos una vez a la semana durante 3 meses. No se puede hacer el diagnóstico si los atracones y los comportamientos compensatorios ocurren solo durante episodios de anorexia nerviosa.

    ii. Si el joven tiene episodios recurrentes de atracones caracterizados <u>tanto</u> por comer cantidades de comida definitivamente mayores de lo que la mayoría de las personas comerían en un período de tiempo similar y bajo circunstancias similares, como por la sensación de falta de control sobre la comida durante el episodio, considere el trastorno de atracones (los criterios completos están en el DSM-5-TR, pp. 392-393). Los episodios de atracones se asocian al menos a <u>tres</u> de los siguientes: comer mucho más rápido de lo normal; comer hasta sentirse incómodamente lleno; comer grandes cantidades de comida cuando no se siente hambre física; comer a solas por sentir vergüenza de la cantidad que se está comiendo, y sentirse disgustado con uno mismo, deprimido o muy culpable después de comer en exceso. Para que se realice el diagnóstico, la persona debe experimentar un malestar marcado respecto a los atracones y estos deben ocurrir, de media, al menos una vez a la semana durante 3 meses. Finalmente, los atracones no pueden ocurrir exclusivamente durante la anorexia nerviosa o la bulimia nerviosa.

2. Trastorno de evitación/restricción de la ingesta de alimentos

a. Inclusión: requiere una alteración significativa de la alimentación o la ingesta, manifestada por al menos <u>una</u> de las siguientes secuelas.

    i. Pérdida de peso significativa: *¿Evitas ciertos alimentos o restringes lo que comes hasta el punto de no haber crecido al ritmo esperado o de haber tenido una pérdida de peso importante?*

ii. Deficiencia nutricional significativa: *¿Evitas o restringes los alimentos hasta el punto de que tu salud se ve afectada negativamente, por ejemplo por un déficit nutricional importante?*

iii. Dependencia de la alimentación enteral o suplementos orales: *¿Has evitado o restringido los alimentos hasta el punto de depender de la alimentación por sonda o de suplementos orales para mantener la nutrición?*

iv. Interferencia marcada con el funcionamiento psicosocial: *¿Ha afectado la evitación o restricción de alimentos a tu capacidad de realizar tus actividades sociales habituales, o te ha dificultado entablar o mantener relaciones? ¿Puedes comer con otras personas o participar en actividades sociales cuando hay comida presente?*

b. Exclusiones

i. Si la alteración alimentaria se explica mejor por la falta de disponibilidad de alimentos (por ejemplo, inseguridad alimentaria), por una práctica culturalmente sancionada (por ejemplo, ayuno religioso) o por prácticas alimentarias relacionadas con una alteración de la imagen corporal, no realice el diagnóstico.

ii. Si la alteración alimentaria se debe a otra afección médica o se explica mejor por otro trastorno mental, no realice el diagnóstico.

c. Modificadores

i Especificador

• En remisión

d. Alternativas

i. Si un joven consume de manera persistente sustancias no alimenticias y no nutritivas durante un período de al menos 1 mes, considere la pica (v. DSM-5-TR, pp. 371-372). El consumo de sustancias no alimenticias y no nutritivas debe ser inapropiado para la etapa de desarrollo de la persona y no debe formar parte de una práctica culturalmente aceptada o socialmente normativa.

ii. Si un joven regurgita repetidamente alimentos durante un período de al menos 1 mes, considere el trastorno de rumiación (los criterios completos se encuentran en el DSM-5-TR, p. 374). Para que se realice este diagnóstico, la regurgitación no puede ocurrir como resultado de un problema digestivo o de otra afección médica, y tampoco puede ocurrir exclusivamente durante una anorexia nerviosa, una bulimia nerviosa, un trastorno de atracones o un trastorno de evitación/restricción de la ingesta de alimentos.

iii. Si el joven presenta una alteración atípica, mixta o sub-umbral de su alimentación e ingesta, o si carece de in-formación suficiente para hacer un diagnóstico más específico, considere el otro trastorno de la conducta alimentaria o de la ingesta de alimentos especificado (v. DSM-5-TR, p. 396) o el trastorno de la conducta alimentaria o de la ingesta de alimentos no especificado (v. DSM-5-TR, p. 397). El DSM-5-TR también permite el uso de estos diagnósticos para síndromes específicos que no están formalmente incluidos en el mismo, como la anorexia nerviosa atípica, el síndrome de ingesta nocturna y el trastorno de purgas.

Trastornos de la excreción

DSM-5-TR, pp. 399-405

Pregunta de detección: *¿Has tenido pérdidas repetidas de orina o heces en la ropa, la cama, el suelo u otro lugar inapropiado?*

- Si hay pérdida de orina, proceda a los criterios de la enuresis.
- Si hay fuga de heces, proceda a los criterios de la encopresis.

1. Enuresis

   a. Inclusión

      i. Inclusión: además de la emisión repetida, intencional o involuntaria, de orina en la cama o la ropa, se requiere la siguiente frecuencia.

      ii. Ocurre al menos dos veces por semana durante 3 meses consecutivos: *¿Te ha pasado esto al menos dos veces por semana? ¿Te ha ocurrido también durante al menos 3 meses seguidos?*

   b. Exclusiones

      i. Si el niño es menor de 5 años, o tiene una edad de desa-rrollo equivalente, no realice el diagnóstico.

      ii. Si el comportamiento se debe a los efectos fisiológicos de una sustancia o a otra afección médica a través de un mecanismo distinto del estreñimiento, no realice el diagnóstico.

   c. Modificadores

      i. Solo nocturno

      ii. Solo diurno: incontinencia de urgencia (síntomas de urgencia repentina) o aplazamiento de la micción (aplazamiento consciente de la micción)

    iii. Nocturnos y diurnos

2. Encopresis

  a. Inclusión

    i. Además de la evacuación repetida de heces de manera
intencionada o involuntaria en lugares inapropiados
(por ejemplo, ropa, suelo), se requiere la siguiente frecuencia.

    ii. Ocurre al menos mensualmente durante al menos 3 meses
consecutivos: *¿Te ha pasado esto al menos una vez al mes?*
¿Te ha ocurrido también durante al menos 3 meses seguidos?

  b. Exclusiones

    i. Si el niño es menor de 4 años, o tiene una edad de desarrollo equivalente, no realice el diagnóstico.

    ii. Si el comportamiento se debe a los efectos fisiológicos
de una sustancia o a otra afección médica a través de
un mecanismo distinto del estreñimiento, no realice el
diagnóstico.

  c. Modificadores

    i. Con estreñimiento e incontinencia por rebosamiento

    ii. Sin estreñimiento e incontinencia por rebosamiento

  d. Alternativas

    i. Si el joven experimenta síntomas característicos de un
trastorno de la excreción que causan malestar o deterioro clínicamente significativos sin cumplir todos los
criterios de un trastorno de la excreción, considere el
trastorno de la excreción no especificado (v. DSM-5-TR,
p. 405). En el caso que desee comunicar la razón específica por la cual no se cumplen todos los criterios,
considere el otro trastorno de la excreción especificado
(v. DSM-5-TR, p. 405).

Trastornos del sueño-vigilia

DSM-5-TR, pp. 407-476

Preguntas de detección: *¿Sueles dormir pocas horas o tu sueño es
de poca calidad, es decir, no es reparador? Alternativamente, ¿notas a
menudo somnolencia excesiva? ¿Has notado o te han dicho que haces*

cosas raras mientras duermes? ¿Has notado o te han dicho que dejas de respirar o jadeas mientras duermes?

- Si predomina la insatisfacción con la cantidad o calidad del sueño, proceda a los criterios del trastorno de insomnio.
- Si predomina el sueño excesivo, proceda a los criterios del trastorno de hipersomnia.
- Si predominan la necesidad irreprimible de dormir o los lapsos repentinos de sueño, proceda a los criterios de la narcolepsia.
- Si predominan los comportamientos de sueño inusuales (parasomnias), proceda a los criterios del síndrome de las piernas inquietas.
- Si predominan los problemas respiratorios durante el sueño, proceda a los criterios de la apnea o hipopnea obstructiva del sueño.

1. Trastorno de insomnio

   a. Inclusión: requiere insatisfacción con la cantidad o calidad del sueño, al menos 3 noches por semana, durante al menos 3 meses, manifestada por al menos <u>uno</u> de los siguientes síntomas.

      i. Dificultad para conciliar el sueño: *¿Te suele costar dormirte sin la ayuda de un padre u otra persona?*
      ii. Dificultad para mantener el sueño: *Si te despiertas y quieres seguir durmiendo, ¿necesitas la ayuda de un padre o de otra persona para volver a dormirte?*
      iii. Despertar temprano por la mañana: *¿A menudo te despiertas antes de tiempo y eres incapaz de volver a dormirte?*

   b. Exclusiones

      i. La dificultad para dormir debe ocurrir a pesar de tener la ocasión de hacerlo.
      ii. Si el insomnio se explica mejor por otro trastorno del sueño-vigilia u ocurre exclusivamente durante el mismo, es atribuible a los efectos fisiológicos de una sustancia, o se explica mejor por un trastorno mental o un problema médico coexistente, no realice el diagnóstico.

   c. Modificadores

      i. Especificadores

         - Con comorbilidad mental sin trastorno del sueño, incluidos los trastornos por uso de sustancias

- Con otra comorbilidad médica
- Con otro trastorno del sueño

ii. Curso

- Episódico
- Persistente
- Recurrente

d. Alternativas

i. Si una persona joven experimenta un patrón persistente o recurrente de alteración del sueño que produce somnolencia excesiva, insomnio o ambas cosas, y dicha alteración se debe principalmente a una modificación del sistema circadiano o a un desajuste entre el ritmo circadiano endógeno y el horario de sueño-vigilia requerido por el entorno físico de la persona o su horario social o escolar, considere un trastorno del ritmo circadiano de sueño-vigilia (los criterios completos, junto con múltiples subtipos, se encuentran en el DSM-5-TR, pp. 443-451). La alteración del sueño debe causar malestar o deterioro funcional clínicamente significativos.

ii. Si el uso, la intoxicación o la abstinencia de sustancias están etiológicamente relacionados con el insomnio, considere el trastorno del sueño inducido por sustancias/medicamentos, tipo insomnio (los criterios completos, junto con múltiples subtipos, se encuentran en el DSM-5-TR, pp. 468-469). La alteración no puede explicarse mejor por un delirium, un trastorno del sueño no inducido por sustancias o los síntomas de sueño usualmente asociados con un síndrome de intoxicación o abstinencia.

iii. Si una persona joven experimenta síntomas característicos de un trastorno de insomnio que causan malestar o deterioro clínicamente significativos, pero la duración ha sido inferior a 3 meses, considere el trastorno de insomnio no especificado (v. DSM-5-TR, p. 475). El diagnóstico se reserva para los síntomas de insomnio que producen malestar o deterioro funcional significativos. Si desea comunicar la razón por la cual los síntomas de la persona no cumplen los criterios completos de un trastorno específico del sueño, considere el otro trastorno de insomnio especificado (v. DSM-5-TR, p. 475).

2. Trastorno de hipersomnia

a. Inclusión: requiere somnolencia excesiva al menos tres veces por semana durante al menos 3 meses, a pesar de un período principal de sueño que dura al menos 7 horas, lo que causa malestar o deterioro funcional significativos. La hipersomnia se manifiesta por al menos <u>uno</u> de los siguientes síntomas.

   i. Períodos recurrentes de sueño: *¿Sueles dormir varias veces en el mismo día?*

   ii. Episodio prolongado de sueño no reparador: *¿Sueles dormir al menos 9 horas y notar que no has descansado?*

   iii. Inercia del sueño: *¿Te suele costar trabajo mantenerte despierto del todo? Después de despertar, ¿sueles sentirte aturdido o notar que no puedes realizar bien tareas o actividades que en otro momento te resultarían sencillas?*

b. Exclusión: si la hipersomnia ocurre exclusivamente durante otro trastorno del sueño, se explica mejor por otro trastorno del sueño o es atribuible a los efectos fisiológicos de una sustancia, no realice el diagnóstico.

c. Modificadores

   i. Especificadores

- Con trastorno mental, incluidos los trastornos por consumo de sustancias
- Con afección médica
- Con otro trastorno del sueño

   ii. Curso

- Agudo: usar si la duración es inferior a 1 mes.
- Subagudo: usar si la duración es de 1 a 3 meses.
- Persistente: utilizar si la duración es superior a 3 meses.

   iii. Gravedad

- Leve: dificultad para mantener la alerta diurna 1-2 días/semana
- Moderado: dificultad para mantener la alerta diurna 3-4 días/semana
- Grave: dificultad para mantener la alerta diurna 5-7 días/semana

d. Alternativa: si el uso, la intoxicación o la abstinencia de sustancias están etiológicamente relacionados con la somnolencia diurna, considere el trastorno del sueño inducido por sustancias/medicamentos, tipo somnolencia diurna (los criterios completos, junto con múltiples subtipos, se encuentran en el DSM-5-TR, pp. 468-469). Si la alteración se explica mejor por un delirium, un trastorno del sueño no inducido por sustancias o los síntomas de sueño generalmente asociados con un síndrome de intoxicación o abstinencia, no se debe utilizar este diagnóstico.

3. Narcolepsia

   a. Inclusión: requiere períodos de necesidad irreprimible de dormir o de quedarse dormido, al menos tres veces por semana durante los últimos 3 meses, junto con al menos uno de los siguientes.

      i. Episodios de cataplexia: *¿Cuántas veces al mes como mínimo te pasa que de repente haces una mueca, abres la boca de par en par y sacas la lengua, o pierdes el tono muscular en todo el cuerpo, sin ningún desencadenante emocional obvio?*

      ii. Déficit de hipocretina: medido mediante los valores de inmunorreactividad de la hipocretina-1 en el líquido cefalorraquídeo (CSF-1).

      iii. La polisomnografía del sueño nocturno muestra una latencia del sueño de movimientos oculares rápidos (REM) < 15 minutos, o el test de latencia múltiple del sueño muestra una latencia media del sueño < 8 minutos y > 2 períodos de sueño REM inicial.

   b. Modificadores

      i. Especificadores

         • Narcolepsia con cataplexia o déficit de hipocretina
         • Narcolepsia sin cataplexia y sin déficit de hipocretina o hipocretina no medida
         • Narcolepsia con cataplexia o déficit de hipocretina debida a una afección médica
         • Narcolepsia sin cataplexia y sin déficit de hipocretina debida a una afección médica

      ii. Gravedad

         • Leve: necesidad de siestas solo una o dos veces al día. La alteración del sueño, si está presente, es leve. La cataplexia, cuando está presente, ocurre menos de una vez por semana.

- Moderado: necesidad de múltiples siestas diarias. El sueño puede estar moderadamente alterado. La cataplexia, cuando está presente, ocurre diariamente o cada pocos días.
- Grave: somnolencia casi constante. A menudo, sueño nocturno muy alterado (es decir, movimientos excesivos, sueños vívidos). La cataplexia, cuando está presente, es resistente a la medicación, con múltiples ataques diarios.

4. Apnea o hipopnea obstructiva del sueño

a. Inclusión: requiere episodios repetidos de obstrucción de las vías respiratorias superiores durante el sueño. Debe haber evidencia polisomnográfica de al menos cinco apneas o hipopneas obstructivas por hora de sueño y <u>uno</u> de los siguientes síntomas.

   i. Alteraciones nocturnas de la respiración: *¿Sueles molestar a tus padres, hermanos o cualquier otra persona con ronquidos, resoplidos, jadeos o pausas respiratorias durante el sueño?*

   ii. Somnolencia diurna, fatiga o sueño no reparador: *Incluso si has podido dormir toda la noche ¿te despiertas al día siguiente sintiéndote exhausto, somnoliento o fatigado?*

b. Inclusión: alternativamente, el diagnóstico puede realizarse mediante evidencia polisomnográfica de 15 o más apneas o hipopneas obstructivas por hora de sueño, independientemente de los síntomas acompañantes.

c. Modificadores

   i. Gravedad

   - Leve: usar si el índice de apneas e hipopneas del joven es inferior a 15.
   - Moderado: usar si el índice de apneas-hipopneas del joven está entre 15 y 30.
   - Grave: usar si el índice de apneas e hipopneas del joven es superior a 30.

d. Alternativas

   i. Si una persona joven presenta cinco o más apneas centrales por hora de sueño durante un examen polisomnográfico, y esta alteración no se explica mejor por otro trastorno del sueño actual, considere la apnea central del sueño (los criterios completos se encuentran en el DSM-5-TR, pp. 435-436).

ii. Si una persona joven presenta episodios de respiración superficial asociados a desaturación de oxígeno arterial y/o niveles elevados de dióxido de carbono durante un examen polisomnográfico, y esta alteración no se explica mejor por otro trastorno del sueño actual, considere la hipoventilación relacionada con el sueño (los criterios completos se encuentran en el DSM-5-TR, pp. 439-440). Este trastorno se asocia sobre todo a trastornos médicos o neurológicos, obesidad, uso de medicamentos o trastornos por consumo de sustancias.

5. Síndrome de las piernas inquietas

   a. Inclusión: requiere el impulso de mover las piernas, generalmente acompañado de –o en respuesta a– sensaciones incómodas y desagradables en las piernas, como mínimo tres veces por semana durante al menos 3 meses, tal como se manifiesta por <u>todos</u> los siguientes síntomas.

      i. Necesidad de mover las piernas: *Mientras estás en la cama, ¿sueles notar sensaciones incómodas o desagradables en las piernas? ¿Sueles sentir la necesidad de mover las piernas cuando estás inactivo?*

      ii. Aliviado con el movimiento: *¿Estos síntomas se alivian parcial o completamente al mover las piernas?*

      iii. Empeoramiento nocturno: *¿En qué momentos del día sientes más la necesidad de mover las piernas? ¿Es peor por la tarde o por la noche, sin importar lo que hayas hecho durante el día?*

   b. Exclusión: si los síntomas del joven se explican mejor por otro trastorno mental, otra afección médica o un problema conductual, no realice el diagnóstico.

   c. Alternativas

      i. Si una persona joven experimenta episodios recurrentes de despertar incompleto, brusco y aterrador del sueño (terror nocturno), o se levanta de la cama y camina (sonambulismo), generalmente durante el primer tercio del período principal de sueño, considere los trastornos del despertar del sueño no REM (los criterios completos están en el DSM-5-TR, p. 452). Durante el episodio, la persona tiene imágenes oníricas escasas o nulas. La persona experimenta amnesia del episodio y es relativamente insensible a los intentos de comunicarse con ella, despertarla o tranquilizarla.

ii. Si una persona joven experimenta repetidamente sueños extremadamente disfóricos y bien recordados, y se encuentra rápidamente alerta y orientada al despertar de dichos sueños disfóricos, considere el trastorno de pesadillas (los criterios completos se encuentran en el DSM-5-TR, p. 457). La alteración del sueño, o la perturbación del sueño producida por el despertar de la pesadilla, causa malestar o deterioro funcional clínicamente significativos. Los sueños disfóricos no ocurren exclusivamente durante otro trastorno mental, ni son el efecto fisiológico de una sustancia o medicamento o de otra afección médica.

iii. Si una persona joven experimenta repetidamente episodios de despertar del sueño acompañados de vocalizaciones y/o comportamientos motores complejos capaces de provocarse lesiones o provocárselas a un compañero de cama, considere el trastorno del comportamiento del sueño REM (los criterios completos están en el DSM-5-TR, p. 461). Estos comportamientos surgen durante el sueño REM y típicamente ocurren más de 90 minutos después del inicio del sueño. Al despertar, la persona está completamente despierta, alerta y orientada. El diagnóstico requiere ya sea evidencia polisomnográfica de alteración del sueño REM o evidencia de que los comportamientos son lesivos, potencialmente lesivos o disruptivos.

iv. Si el uso de sustancias o medicamentos, o la intoxicación o abstinencia de estos, están etiológicamente relacionados con una parasomnia, considere el trastorno del sueño inducido por sustancias/medicamentos, tipo parasomnia (los criterios completos están en el DSM-5-TR, pp. 468-469). La alteración no puede explicarse mejor por un delirium, un trastorno del sueño no inducido por sustancias o los síntomas del sueño que generalmente se asocian con un síndrome de intoxicación o abstinencia. El trastorno debe causar malestar o deterioro funcional significativos.

v. Si el joven presenta una alteración atípica, mixta o subumbral del sueño y la vigilia, considere el otro trastorno del ciclo de sueño-vigilia especificado o también el trastorno del ciclo de sueño-vigilia no especificado (v. DSM-5-TR, p. 476).

Disforia de género

DSM-5-TR, pp. 511-520

Pregunta de evaluación: *¿Te sientes realmente incómodo con tu género asignado?*

Si es así, pregunte: *¿Te dura este malestar desde hace al menos 6 meses y ha llegado al punto de que sientes realmente que tu género asignado no coincide con tu identidad de género? ¿Este malestar te causa problemas importantes con tus amigos o familiares, en el colegio o en otro entorno?*

- Si el niño dice que sí, proceda a la disforia de género en niños.
- Si un adolescente dice que sí, proceda a la disforia de género en adolescentes.

1. Disforia de género en niños

   a. Inclusión: requiere al menos <u>seis</u> de las siguientes manifestaciones (una de las cuales debe ser un fuerte deseo de ser del otro género) durante al menos 6 meses.

      i. Deseo de ser del otro género: *¿Has deseado intensamente ser de un género diferente del que te asignaron? ¿Insistes en que las personas te traten como miembro de un género diferente del que te fue asignado?*
      ii. Travestismo: *¿Tienes una clara preferencia por la ropa que generalmente se asocia a un género diferente del que te fue asignado?*
      iii. Fantasía del otro género: *Cuando participas en juegos de fantasía, ¿prefieres claramente los roles del otro género?*
      iv. Juego del otro género: *Cuando juegas, ¿prefieres claramente los juguetes o actividades que la mayoría asocian con el otro género?*
      v. Compañeros de juego del otro género: *¿Prefieres claramente los amigos del otro género?*
      vi. Rechazo de juguetes, juegos y actividades: *¿Sientes un claro rechazo hacia los juguetes, juegos y actividades típicamente asociados a tu género asignado?*
      vii. Disgusto por la anatomía: *¿Te disgusta mucho tu anatomía sexual?*
      viii. Deseo de tener otras características sexuales: *¿Has tenido grandes deseos de tener características sexuales pri-*

marias o secundarias que coincidan con tu experiencia de género?

b. Especificador

- Con trastorno/diferencia del desarrollo sexual

2. Disforia de género en adolescentes

a. Inclusión: requiere al menos <u>dos</u> de las siguientes manifestaciones durante al menos 6 meses.

   i. Incongruencia: *¿Has tenido una clara sensación de que tus características sexuales primarias o secundarias no coinciden con tu identidad de género?*

   ii. Deseo de cambio: *¿Has experimentado un profundo deseo de cambiar tus características sexuales primarias o secundarias porque no coinciden con tu identidad de género?*

   iii. Deseo de tener características sexuales del otro género: *¿Has tenido un fuerte deseo de tener características sexuales primarias o secundarias que coincidan con tu experiencia de género?*

   iv. Deseo de ser del otro género: *¿Has experimentado un fuerte deseo de ser de un género diferente del que te fue asignado?*

   v. Deseo de ser tratado como el otro género: *¿Has experimentado un fuerte deseo de ser tratado como si fueras de un género diferente del que te fue asignado?*

   vi. Convicción de tener sentimientos del otro género: *¿Estás claramente convencido de que tus sentimientos y reacciones típicos son los de un género diferente del que se te asignó?*

b. Modificadores

   i. Especificadores

- Con trastorno/diferencia del desarrollo sexual
- Postransición: el individuo ha hecho la transición a vivir a tiempo completo con el género experimentado (con o sin legalización del cambio de género) y ha pasado por (o se está preparando para someterse a) al menos un procedimiento médico o régimen de tratamiento de afirmación de género.

c. Alternativas

   i. Si una persona joven experimenta síntomas característicos de la disforia de género que causan malestar o deterioro clínicamente significativos sin cumplir todos los criterios de la disforia de género, considere la disforia de género no especificada (v. DSM-5-TR, p. 520). Si desea comunicar la razón específica por la cual los síntomas de la persona no cumplen todos los criterios de la disforia de género, considere la otra disforia de género especificada (v. DSM-5-TR, p. 520).

Trastornos disruptivos, del control de los impulsos y de la conducta

DSM-5-TR, pp. 521-541

Preguntas de detección: *¿A menudo te enfadas tanto que llegas a hacer, o incluso llevar a cabo, amenazas verbales de dañar a otras personas, animales o pertenencias? ¿Alguna vez has agredido a personas o animales, destruido cosas, engañado a otras personas o robado?*

Si es así, pregunte: *¿Alguna vez estas conductas te han causado problemas importantes con tus amigos o familiares, en el colegio o el trabajo, con las autoridades o en cualquier otra situación?*

- Si predominan la ira persistente o las discusiones, proceda a los criterios del trastorno negativista desafiante.
- Si predominan las rabietas recurrentes, proceda a los criterios del trastorno explosivo intermitente.
- Si predomina la violación recurrente de las normas, proceda a los criterios del trastorno de la conducta.

1. Trastorno negativista desafiante

Este apartado contiene preguntas formuladas para entrevistar a un niño mayor con capacidad de autorreflexión. Con los niños más pequeños o con funcionamiento cognitivo limitado, reformule estas preguntas para entrevistar al cuidador del niño en su lugar.

a. Inclusión: requiere un patrón de al menos <u>cuatro</u> de los siguientes comportamientos enojados, contenciosos o vengativos con personas que no sean sus hermanos a lo largo de más de 6 meses.

Ánimo enfadado/irritable

i. A menudo pierde los estribos: *¿Te sueles enfadar violentamente con los demás? ¿El enfadarte tanto te causa más problemas?*
ii. A menudo susceptible o fácilmente molesto: *¿Te molestan fácilmente otras personas?*

iii. A menudo enfadado y resentido: *¿Te notas enfadado gran parte del tiempo? ¿Sientes a menudo que los demás te complican la vida?*

Comportamiento contencioso/desafiante

i. A menudo discute con adultos: *¿Sueles discutir a menudo con tus padres o profesores?*

ii. A menudo desafía activamente las reglas o instrucciones de las autoridades: *¿A menudo te resistes a las reglas o expectativas?*

iii. A menudo molesta deliberadamente a los demás: *¿Sueles fastidiar a otras personas solo para ver cómo reaccionan?*

iv. A menudo culpa a otros de sus propios errores o malos comportamientos: *Cuando te pillan haciendo algo que no debes, ¿es probable que digas que fue culpa de otra persona?*

Vengatividad

i. Ha sido rencoroso o vengativo dos veces o más en los últimos 6 meses: *¿Has planeado vengarte de personas que crees que te han hecho daño y llevado la venganza a cabo?*

b. Inclusión: la alteración del comportamiento causa malestar en el individuo o en otras personas de su contexto social inmediato o afecta al funcionamiento.

c. Exclusión: el problema no ocurre exclusivamente por psicosis, abuso de sustancias, depresión, trastorno bipolar o trastorno de desregulación disruptiva.

d. Modificadores

i. Gravedad actual

- Leve: síntomas en un solo entorno
- Moderado: síntomas en dos contextos
- Grave: síntomas en tres o más contextos

2. Trastorno explosivo intermitente

a. Inclusión: requiere rabietas recurrentes en las que el joven no controla los impulsos agresivos, manifestados por <u>cualquiera</u> de los siguientes.

i. Agresión verbal o física: *En los últimos 3 meses, ¿has tenido arrebatos impulsivos en los que agredieras verbal o físicamente a otras personas, animales o cosas? ¿Has tenido estos arrebatos, de media, al menos dos veces por semana?*

ii. Tres arrebatos de comportamiento que implican daño o destrucción de objetos y/o agresión física: *En los últimos 12 meses, ¿has perdido el control de tus actos tres o más veces, y destruido objetos o agredido a otras personas?*

b. Inclusión: también requiere los <u>tres</u> siguientes.

i. La magnitud de la agresividad es desproporcionada a cualquier provocación o factor de estrés psicosocial: *Al reflexionar sobre estos arrebatos, ¿puedes identificar algún hecho o factor de estrés que esté relacionado con ellos? ¿Fue tu respuesta mucho más agresiva o extrema que los propios hechos o factores de estrés?*

ii. Los arrebatos recurrentes no son premeditados ni persiguen un objetivo tangible: *Cuando tuviste estos arrebatos, ¿ te sentías enfadado o impulsivo? ¿El arrebato ocurrió sin un objetivo claro, como obtener dinero o intimidar a alguien?*

iii. Los arrebatos causan un marcado malestar personal, deterioran la función o conllevan consecuencias económicas o legales: *¿Cómo afectan estos arrebatos a la forma de sentirte contigo mismo y cómo te llevas con los amigos, la familia y otras personas? ¿Alguna vez has sufrido consecuencias económicas o legales debido a tus arrebatos?*

c. Exclusiones

i. Si la edad cronológica del joven, o su edad de desarrollo equivalente, es menor de 6 años, no realice el diagnóstico.

ii. Si los estallidos agresivos recurrentes se explican completamente por otro trastorno mental o son atribuibles a otra afección médica o a los efectos fisiológicos de una sustancia o medicamento, no realice el diagnóstico.

iii. Si el comportamiento agresivo ocurre solo en el contexto de un trastorno de adaptación, no realice el diagnóstico.

3. Trastorno de la conducta

a. Inclusión: requiere un patrón de comportamiento repetitivo y persistente en el que se violan los derechos básicos de los demás o las normas o reglas sociales apropiadas para la edad, manifestado por la presencia de al menos <u>tres</u> de los siguientes en los últimos 12 meses, y al menos <u>uno</u> de los siguientes en los últimos 6 meses.

i. A menudo acosa, amenaza o intimida a otros: *¿Sueles acosar, amenazar o intimidar a otras personas?*

ii. A menudo inicia peleas físicas: *¿Sueles empezar peleas físicas?*

iii. Ha utilizado un arma que puede causar daño físico grave a otros: *¿Has utilizado algún arma que pudiera causar daños graves a otra persona, como un bate, un ladrillo, una botella rota, un cuchillo o un arma de fuego?*

iv. Ha sido físicamente cruel con otras personas: *¿Has causado dolor o sufrimiento físico a otras personas?*

v. Ha sido físicamente cruel con los animales: *¿Has causado dolor o sufrimiento físico a animales?*

vi. Ha robado enfrentándose a la víctima: *¿Has tomado o robado algo por la fuerza estando el propietario presente?*

vii. Ha obligado a alguien a realizar una actividad sexual: *¿Has obligado a alguien a realizar alguna actividad sexual?*

viii. Ha participado deliberadamente en la provocación de incendios con la intención de causar daños graves: *¿Has provocado incendios para causar daños graves a alguna persona, animal o propiedad?*

ix. Ha destruido deliberadamente la propiedad de otros: *¿Has destruido deliberadamente las pertenencias de otra persona?*

x. Ha irrumpido en la casa, edificio o coche de otra persona: *¿Has irrumpido en la casa, edificio o coche de otra persona?*

xi. A menudo miente para obtener bienes o favores, o evitar obligaciones: *¿Mientes a menudo para salir del colegio o del trabajo, o para conseguir cosas que deseas?*

xii. Ha robado objetos de valor significativo sin enfrentarse a la víctima: *¿Has tomado o robado algo valioso cuando el propietario no estaba presente?*

xiii. A menudo pasa la noche fuera de casa a pesar de las prohibiciones parentales, comenzando antes de los 13 años: *Antes de los 13 años, ¿tenías hora de llegada a casa y solías no hacer caso, llegando más tarde de lo que debías?*

xiv. Se ha escapado de casa durante la noche al menos dos veces mientras vivía en el hogar de los padres o de un sustituto parental (o una vez sin regresar durante un período prolongado): *¿Alguna vez te has escapado de* *casa? ¿Cuántas veces? ¿Alguna vez te has escapado de casa sin regresar durante mucho tiempo?*

xv. A menudo falta a la escuela sin justificación, comenzando antes de los 13 años: *Antes de los 13 años, ¿solías faltar a clase o saltarte la escuela?*

b. Modificadores

i. Subtipos

- Tipo de inicio en la infancia: utilizar cuando al menos haya un síntoma que comience antes de los 10 años de edad.
- Tipo de inicio en la adolescencia: utilizar cuando no haya síntomas presentes antes de los 10 años.
- Inicio no especificado: usar cuando se desconozca la edad de inicio.

ii. Especificador

- Con emociones prosociales limitadas: usar si el joven presenta persistentemente al menos <u>dos</u> de las siguientes características: falta de remordimiento o culpa, insensibilidad y falta de empatía, falta de preocupación por el rendimiento y afecto superficial o deficiente. Para cumplir los criterios, estas características deben observarse en múltiples relaciones y contextos durante al menos 12 meses. Estas características reflejan el patrón típico de funcionamiento interpersonal y emocional de la persona, y no solo hechos ocasionales en algunas situaciones.

iii. Gravedad

- Leve: pocos problemas de conducta, si los hay, más allá de los requeridos para el diagnóstico y daño relativamente menor a otros
- Moderado: número intermedio de problemas de conducta y daño intermedio a otros
- Grave: muchos problemas de conducta más allá de los requeridos para el diagnóstico o daño considerable a otros

c. Alternativas

i. Si el joven refiere incendios provocados de manera deliberada y con propósito en al menos dos ocasiones, considere la piromanía (los criterios completos están en el DSM-5-TR, p. 537). El diagnóstico requiere tensión o excitación afectiva antes de provocar el incendio, fascinación por el fuego, y placer o alivio al provocar o presenciar incendios. Si el incendio se provoca para obtener ganancias monetarias, ocultar actividad delictiva, por ira o en respuesta a una alucinación, no realice el diagnóstico. Si el incendio se explica mejor por discapacidad intelectual, trastorno de la conducta, manía o trastorno de la personalidad antisocial, no realice el diagnóstico.

ii. Si un joven no puede resistir repetidamente los impulsos de robar objetos que no necesita para su uso personal o por su valor monetario, considere la cleptomanía (los criterios completos están en el DSM-5-TR, p. 539). El diagnóstico requiere tensión o excitación afectiva antes del robo y placer o alivio en el momento del robo. Si el robo se realiza por ira o venganza, o en respuesta a una alucinación, no realice el diagnóstico. Si el robo se explica mejor por un trastorno de la conducta, una manía o un trastorno de la personalidad antisocial, no realice el diagnóstico.

iii. Si el joven presenta síntomas característicos de un trastorno disruptivo, del control de los impulsos o de la conducta que causan un malestar o deterioro clínicamente significativos sin cumplir los criterios completos de uno de los diagnósticos mencionados anteriormente en este apartado, considere el trastorno disruptivo, del control de los impulsos o de la conducta no especificado (v. DSM-5-TR, p. 541). Si desea comunicar la razón específica por la cual los síntomas del joven no cumplen los criterios completos de ningún trastorno disruptivo, del control de los impulsos y de la conducta, considere el otro trastorno disruptivo, del control de los impulsos o de la conducta especificado (v. DSM-5-TR, p. 541).

Trastornos relacionados con sustancias y trastornos adictivos

DSM-5-TR, pp. 543-665

Preguntas de detección: *En el último año, ¿has bebido alcohol, fumado marihuana o tomado algo más para colocarte? ¿Alguna vez has viajado en un coche con alguien que iba colocado o bebiendo alcohol? ¿Tomas alguna vez alcohol o drogas cuando estás solo? ¿Tomas alguna vez alcohol o drogas para relajarte?* (Knight *et al.*, 2002).

Si es así, pregunte: *¿Te causaron estas cosas alguna vez problemas importantes con tus amigos o tu familia, en el colegio o en otro entorno?*

- Si el joven refiere problemas con el consumo de sustancias, proceda a los criterios del trastorno por consumo de sustancias de cada sustancia en particular.
- Si el joven presenta intoxicación por sustancias, proceda a los criterios de la intoxicación por sustancias de cada sustancia en particular.
- Si el joven refiere problemas con la abstinencia de sustancias, proceda a los criterios de la abstinencia de sustancias de cada sustancia en particular.
- Si el joven refiere problemas con el juego, proceda a los criterios del trastorno de juego.

1. Trastorno por consumo de alcohol

   a. Inclusión: requiere un patrón problemático de consumo de alcohol que conduzca a deterioro o malestar clínicamente significativos, manifestado por al menos <u>dos</u> de los siguientes síntomas en un período de 12 meses.

      i. Beber más alcohol durante un período más largo de lo que se pretendía: *Cuando bebes, ¿te has dado cuenta de si bebes más y durante más tiempo de lo previsto?*

      ii. Deseo persistente o esfuerzo infructuoso de reducir el consumo de alcohol: *¿Quieres beber menos o dejar de beber? ¿Alguna vez has intentado, sin éxito, beber menos o dejar de beber?*

      iii. Gran cantidad de tiempo dedicado: *¿Dedicas gran parte de tu tiempo a conseguir alcohol, beber alcohol o recuperarte de su consumo?*

      iv. Ansia: *¿Tienes deseos intensos o ansias de beber alcohol?*

      v. Incumplimiento de obligaciones importantes: *¿Has dejado de cumplir repetidamente obligaciones importantes en casa, el colegio o el trabajo debido al consumo de alcohol?*

      vi. Uso continuado a pesar de ser consciente de tener problemas interpersonales o sociales: *¿Bebes alcohol aunque sospechas, o incluso sabes, que eso te crea o empeora tus problemas interpersonales o sociales?*

      vii. Renunciar a actividades por el alcohol: *¿Hay actividades sociales, laborales o recreativas importantes que hayas abandonado o reducido debido al consumo de alcohol?*

viii. Uso en situaciones peligrosas: *¿Has consumido alcohol repetidamente en situaciones en las que era físicamente peligroso, como conducir un coche o manejar una máquina mientras estabas intoxicado?*

ix. Uso continuado a pesar de ser consciente de los problemas físicos o psicológicos: *¿Bebes alcohol aunque sospechas, o incluso sabes, que eso te crea o empeora tus problemas mentales y físicos?*

x. Tolerancia manifestada por <u>cualquiera</u> de los siguientes.

- Cantidades marcadamente aumentadas: *¿Crees que para embriagarte o lograr el efecto deseado de la bebida necesitas ahora consumir mucho más alcohol que antes?*
- Efectos notablemente disminuidos: *Si bebes la misma cantidad de alcohol que antes, ¿notas que ahora te hace mucho menos efecto?*

xi. Abstinencia manifestada por <u>uno</u> de los siguientes.

- Síndrome de abstinencia característico del alcohol: *Cuando dejas de beber, ¿tienes mono?*
- Se toma la misma sustancia o una sustancia estrechamente relacionada para aliviar o evitar los síntomas de abstinencia: *¿Alguna vez has bebido alcohol o tomado otra sustancia para evitar el mono del alcohol?*

b. Modificadores

i. Especificadores

- En remisión temprana
- En remisión sostenida
- En un entorno controlado

ii. Gravedad

- Leve: usar cuando estén presentes dos o tres criterios.
- Moderado: usar cuando estén presentes cuatro o cinco criterios.
- Grave: usar cuando estén presentes seis o más criterios.

c. Alternativas

i. Si el joven tuvo más que una mera exposición mínima al alcohol en cualquier momento de la gestación y presenta deterioro neurocognitivo, autorregulación deficiente y déficits en el funcionamiento adaptativo, considere el trastorno del neurodesarrollo asociado a la exposición prenatal al alcohol (v. DSM-5-TR, p. 99). El diagnóstico requiere la aparición de síntomas antes de los 18 años y malestar o deterioro funcional clínicamente significativos.

    ii. Si una persona joven experimenta problemas asociados al uso de alcohol que no son clasificables como trastorno por consumo de alcohol, intoxicación, abstinencia, delirium por intoxicación, delirium por abstinencia, trastorno neurocognitivo inducido por alcohol, trastorno psicótico inducido por alcohol, trastorno bipolar inducido por alcohol, trastorno depresivo inducido por alcohol, trastorno de ansiedad inducido por alcohol, disfunción sexual inducida por alcohol o trastorno del sueño inducido por alcohol, considere el trastorno relacionado con el alcohol no especificado (v. DSM-5-TR, p. 568).

2. Intoxicación por alcohol

    a. Inclusión: requiere al menos <u>uno</u> de los siguientes signos o síntomas con aparición durante o poco después del consumo de alcohol.

        i.   Habla arrastrada
        ii. Incoordinación
        iii. Marcha inestable
        iv. Nistagmo
        v. Deterioro en la atención o la memoria
        vi. Estupor o coma

    b. Inclusión: requiere cambios conductuales o psicológicos problemáticos clínicamente significativos. *Desde que comenzaste este episodio de consumo de alcohol, ¿has observado algún cambio significativo en tu comportamiento, estado de ánimo o juicio? ¿Has participado en actividades problemáticas o has tenido pensamientos problemáticos que, de estar sobrio, no habrías tenido?*

    c. Exclusión: si los síntomas son atribuibles a otra afección médica o se explican mejor por otro trastorno mental, incluida la intoxicación con otra sustancia, no realice el diagnóstico.

3. Abstinencia de alcohol

    a. Inclusión: requiere al menos <u>dos</u> de los siguientes síntomas con aparición en el plazo de horas a unos pocos días después de cesar (o reducir) un consumo de alcohol que ha sido intenso y prolongado.

i. Hiperactividad autonómica

ii. Aumento del temblor de manos

iii. Insomnio: *En los últimos días, ¿te ha sido más difícil de lo habitual conciliar el sueño y permanecer dormido?*

iv. Náuseas o vómitos: *En los últimos días, ¿te has sentido mal del estómago, has sentido náuseas o incluso has vomitado?*

v. Alucinaciones o ilusiones visuales, táctiles o auditivas transitorias: *En los últimos días, ¿has tenido alguna experiencia en la que te preocupara que tu mente te estuviera engañando, como ver, oír o sentir cosas que otras personas no podían?*

vi. Agitación psicomotora

vii. Ansiedad: *En los últimos días, ¿te has sentido más preocupado o ansioso de lo habitual?*

viii. Crisis tónico-clónicas generalizadas

b. Exclusión: si los síntomas son atribuibles a otra afección médica o se explican mejor por otro trastorno mental, incluida la intoxicación o abstinencia de otra sustancia, no realice el diagnóstico.

c. Modificadores

i. Especificador

- Con alteraciones perceptivas: utilizar cuando las alucinaciones ocurren con prueba de realidad intacta o cuando se producen ilusiones auditivas, visuales o táctiles en ausencia de delirium.

4. Intoxicación por cafeína

a. Inclusión: requiere cambios problemáticos conductuales o psicológicos clínicamente significativos poco después de ingerir cafeína, generalmente más de 250 mg (por ejemplo, 2-3 tazas de café filtrado), manifestados por al menos <u>cinco</u> de los siguientes signos o síntomas.

i. Inquietud: *En las últimas horas, ¿te has sentido menos capaz de estarte quieto de lo habitual?*

ii. Nerviosismo: *En las últimas horas, ¿te has sentido más inquieto o nervioso de lo habitual?*

iii. Emoción: *En las últimas horas, ¿te has sentido más emocionado de lo habitual?*

iv. Insomnio: *En las últimas horas, si intentaste dormir, ¿te* resultó más difícil de lo habitual conciliar el sueño o permanecer dormido?

    v. Cara sonrojada

   vi. Diuresis: *En las últimas horas, ¿has orinado más a menudo o en mayor cantidad de lo habitual?*

  vii. Alteración gastrointestinal: *En las últimas horas, ¿has tenido malestar estomacal, náuseas, vómitos o diarrea?*

 viii. Espasmos musculares: *En las últimas horas, ¿has notado si tus músculos se contraen más de lo habitual?*

   ix. Flujo divagante de pensamiento y discurso: *En las últimas horas, ¿has notado o te han dicho que tus pensamientos o tu discurso resultan prolijos o incluso confusos?*

    x. Taquicardia o arritmia cardíaca

   xi. Períodos de inagotabilidad: *En las últimas horas, ¿has sentido como si tuvieras tanta energía que fuera inagotable?*

  xii. Agitación psicomotora

b. Exclusión: si los síntomas son atribuibles a otra afección médica o se explican mejor por otro trastorno mental, incluida la intoxicación con otra sustancia, no realice el diagnóstico.

c. Alternativa: si una persona joven presenta problemas asociados al uso de cafeína que no son clasificables como intoxicación por cafeína, abstinencia de cafeína, trastorno de ansiedad inducido por cafeína o trastorno del sueño inducido por cafeína, considere el trastorno relacionado con la cafeína no especificado (v. DSM-5-TR, p. 574).

5. Abstinencia de cafeína

a. Inclusión: requiere al menos <u>tres</u> de los siguientes síntomas en las 24 horas siguientes al cese (o reducción) de un consumo de cafeína prolongado.

    i. Cefalea: *¿Has tenido algún dolor de cabeza este último día?*

   ii. Fatiga o somnolencia marcada: *Este último día, ¿te has sentido extremadamente cansado o somnoliento?*

  iii. Ánimo disfórico o deprimido, o irritabilidad: *Este último día, ¿te has sentido más decaído, más deprimido o incluso más irritable de lo habitual?*

  iv. Dificultad para concentrarse: *El pasado día, ¿has tenido dificultad para permanecer centrado en una tarea o actividad?*

<ol type="v" start="5">
<li>Síntomas similares a la gripe: Este último día, ¿has experimentado síntomas similares a la gripe, náuseas, vómitos o dolor o rigidez muscular?</li>
</ol>

<ol type="a" start="2">
<li>Exclusión: si los síntomas son atribuibles a otra afección médica o se explican mejor por otro trastorno mental, incluida la intoxicación o abstinencia de otra sustancia, no realice el diagnóstico.</li>
</ol>

<ol start="6">
<li>Trastorno por consumo de cannabis
<ol type="a">
<li>Inclusión: requiere un patrón problemático de consumo de cannabis que conduzca a deterioro o malestar clínicamente significativos, manifestado por al menos <u>dos</u> de los siguientes en un período de 12 meses.
<ol type="i">
<li>Consumir más cannabis durante un período más largo del que se pretendía: Cuando consumes cannabis, ¿te das cuenta de si tomas más y por más tiempo de lo previsto?</li>
<li>Deseo persistente o esfuerzo infructuoso de reducir el consumo de cannabis: ¿Quieres reducir o dejar el consumo de cannabis? ¿Alguna vez has intentado, sin éxito, consumir menos o dejar de consumir?</li>
<li>Gran cantidad de tiempo dedicado: ¿Dedicas mucho tiempo a conseguir cannabis, consumirlo o recuperarte de su consumo?</li>
<li>Ansia: ¿Tienes deseos intensos o ansia de consumir cannabis?</li>
<li>Incapacidad de cumplir obligaciones importantes: ¿Has dejado repetidamente de cumplir obligaciones importantes en casa, el colegio o el trabajo debido al consumo de cannabis?</li>
<li>Uso continuado a pesar de ser consciente de problemas interpersonales o sociales: ¿Consumes cannabis aunque sospechas, o incluso sabes, que eso te crea o empeora tus problemas interpersonales o sociales?</li>
<li>Renunciar a actividades por el cannabis: ¿Hay actividades sociales, laborales o recreativas importantes que hayas abandonado o reducido debido al consumo de cannabis?</li>
<li>Uso en situaciones peligrosas: ¿Has consumido cannabis repetidamente en situaciones en las que fuera físicamente peligroso, como conducir un coche o manejar una máquina mientras estabas intoxicado?</li>
<li>Uso continuado a pesar de ser consciente de problemas físicos o psicológicos: ¿Consumes cannabis aunque sospechas, o incluso sabes, que eso te crea o empeora tus problemas mentales o físicos?</li>
</ol>
</li>
</ol>
</li>
</ol>

x. Tolerancia manifestada por <u>cualquiera</u> de los siguientes.

- Cantidades marcadamente aumentadas: *¿Crees que para colocarte o lograr el efecto deseado del cannabis necesitas fumar o ingerir mucho más cannabis de lo que solías?*
- Efectos notablemente disminuidos: *Si consumes la misma cantidad de cannabis que antes, ¿crees que te hace mucho menos efecto que antes?*

xi. Abstinencia manifestada por <u>uno</u> de los siguientes.

- Síndrome de abstinencia de cannabis característico: *Cuando dejas de consumir cannabis, ¿te entra el mono?*
- Se toma la misma sustancia o una relacionada para aliviar o evitar los síntomas de abstinencia: *¿Has consumido cannabis u otra sustancia para evitar el mono del cannabis?*

b. Modificadores

i. Especificadores

- En remisión temprana
- En remisión sostenida
- En un entorno controlado

ii. Gravedad

- Leve: usar cuando estén presentes dos o tres criterios.
- Moderado: usar cuando estén presentes cuatro o cinco criterios.
- Grave: usar cuando estén presentes seis o más criterios.

c. Alternativa: si un joven presenta problemas asociados al uso de cannabis que no son clasificables como trastorno por consumo de cannabis, intoxicación, abstinencia, delirium por intoxicación, delirium por abstinencia, trastorno neurocognitivo inducido por cannabis, trastorno psicótico inducido por cannabis, trastorno bipolar inducido por cannabis, trastorno depresivo inducido por cannabis, trastorno de ansiedad inducido por cannabis, disfunción sexual inducida por cannabis o trastorno del sueño inducido por cannabis, considere el trastorno relacionado con el cannabis no especificado (v. DSM-5-TR, p. 586).

7. Intoxicación por cannabis

a. Inclusión: requiere al menos <u>dos</u> de los siguientes signos o síntomas poco después del consumo de cannabis.

<ol type="i" start="1">
<li>Inyección conjuntival</li>
<li>Aumento del apetito: *En las últimas horas, ¿has tenido mucha más hambre de lo habitual?*</li>
<li>Boca seca: *En las últimas horas, ¿has notado la boca seca?*</li>
<li>Taquicardia</li>
</ol>

<ol type="a" start="2">
<li>Inclusión: requiere cambios conductuales o psicológicos problemáticos clínicamente significativos. *Desde que comenzaste este episodio de consumo de cannabis, ¿has observado algún cambio significativo en tu estado de ánimo, juicio, capacidad de interactuar con otros o sentido del tiempo? ¿Has participado en actividades problemáticas o has tenido pensamientos problemáticos que no habrías tenido sin el cannabis?*</li>
<li>Exclusión: si los síntomas son atribuibles a otra afección médica o se explican mejor por otro trastorno mental, incluida la intoxicación con otra sustancia, no realice el diagnóstico.</li>
<li>Modificadores
<ol type="i">
<li>Especificador
<ul>
<li>Con alteración perceptiva: utilizar cuando las alucinaciones ocurren con prueba de realidad intacta o cuando las ilusiones auditivas, visuales o táctiles ocurren en ausencia de delirium.</li>
</ul>
</li>
</ol>
</li>
</ol>

<ol start="8">
<li>Abstinencia de cannabis
<ol type="a">
<li>Inclusión: requiere al menos <u>tres</u> de los siguientes síntomas en el plazo de 1 semana después de cesar (o reducir) un consumo de cannabis intenso y prolongado.
<ol type="i">
<li>Irritabilidad, enfado o agresión: *En la última semana, ¿te has sentido más irritable o enfadado, o con ganas de enfrentarte o de atacar a alguien?*</li>
<li>Nerviosismo o ansiedad: *En la última semana, ¿te has sentido más preocupado o ansioso de lo habitual?*</li>
<li>Dificultad para dormir: *En la última semana, ¿has tenido sueños desagradables o te ha resultado más difícil de lo normal conciliar el sueño y permanecer dormido?*</li>
<li>Disminución del apetito o pérdida de peso: *En la última semana o así, ¿has tenido menos hambre o incluso has perdido peso?*</li>
<li>Inquietud: *Durante la última semana, ¿te has sentido menos capaz de estarte quieto de lo habitual?*</li>
</ol>
</li>
</ol>
</li>
</ol>

vi. Ánimo deprimido: *En la última semana o así, ¿te has sentido más decaído o deprimido de lo habitual?*

vii. Síntomas somáticos: *En la última semana, ¿has notado algún malestar físico inusual, como dolor de estómago, temblores, sudoración, fiebre, escalofríos o dolores de cabeza?*

b. Exclusión: si los síntomas son atribuibles a otra afección médica o se explican mejor por otro trastorno mental, incluida la intoxicación o abstinencia de otra sustancia, no realice el diagnóstico.

9. Trastorno por consumo de fenciclidina o trastorno por consumo de otros alucinógenos

a. Inclusión: requiere un patrón problemático de consumo de fenciclidina u otros alucinógenos que ocasione deterioro o malestar clínicamente significativos, manifestado por al menos <u>dos</u> de los siguientes signos en un período de 12 meses.

i. Consumo de más fenciclidina u otros alucinógenos durante un período más prolongado de lo previsto: *Cuando tomas alucinógenos, ¿te das cuenta de si tomas más y por más tiempo de lo planeado?*

ii. Deseo persistente o esfuerzo infructuoso de reducir el consumo de alucinógenos: *¿Quieres reducir o dejar el consumo de alucinógenos? ¿Alguna vez has intentado, sin éxito, reducir o dejar el consumo de alucinógenos?*

iii. Gran cantidad de tiempo dedicado: *¿Dedicas mucho tiempo a conseguir alucinógenos, consumirlos o recuperarte de su consumo?*

iv. Ansia: *¿Tienes deseos intensos o ansia de consumir alucinógenos?*

v. Incapacidad de cumplir obligaciones importantes: *¿Has dejado repetidamente de cumplir obligaciones importantes en el hogar, el colegio o el trabajo debido al consumo de alucinógenos?*

vi. Uso continuado a pesar de ser consciente de problemas interpersonales o sociales: *¿Tomas alucinógenos aunque sospechas, o incluso sabes, que ello te crea o empeora tus problemas interpersonales o sociales?*

vii. Renunciar a actividades por alucinógenos: *¿Hay actividades sociales, laborales o recreativas importantes que hayas dejado o reducido debido al consumo de alucinógenos?*

viii. Uso en situaciones peligrosas: *¿Has consumido alucinógenos repetidamente en situaciones en las que fuera físi-*

camente peligroso, como conducir un coche o manejar una máquina mientras estabas intoxicado?

ix. Uso continuado a pesar de ser consciente de problemas físicos o psicológicos: *¿Tomas alucinógenos aunque sospechas, o incluso sabes, que te crean o empeoran tus problemas mentales o físicos?*

x. Tolerancia manifestada por <u>cualquiera</u> de los siguientes.

- Cantidades marcadamente aumentadas: *¿Crees que para lograr el efecto deseado de los alucinógenos necesitas consumir mucho más de lo que solías?*
- Efectos notablemente disminuidos: *Si tomas la misma cantidad de alucinógeno que solías consumir, ¿notas si te hace mucho menos efecto que antes?*

b. Modificadores

i. Especificadores

- En remisión temprana
- En remisión sostenida
- En un entorno controlado

ii. Gravedad

- Leve: usar cuando estén presentes dos o tres criterios.
- Moderado: usar cuando estén presentes cuatro o cinco criterios.
- Grave: utilizar cuando estén presentes seis o más criterios.

c. Alternativas

i. Si una persona joven refiere que vuelve a tener los mismos síntomas perceptivos que ya tuvo por primera vez mientras estaba bajo los efectos de un alucinógeno, después de haber dejado de consumirlo, considere el trastorno perceptivo persistente por alucinógenos (los criterios completos están en el DSM-5-TR, p. 598). Los síntomas deben causar malestar o deterioro clínicamente significativos.

ii. Si un joven presenta problemas asociados al uso de fenciclidina u otros alucinógenos que no son clasificables como trastorno por consumo de fenciclidina u otros alucinógenos, intoxicación, abstinencia, delirium por intoxicación, delirium por abstinencia, trastorno neurocognitivo inducido por fenciclidina u otros alucinógenos, trastorno psicótico inducido por fenciclidina u otros alucinógenos, trastorno bipolar inducido por fenciclidina u otros alucinógenos, trastorno depresivo inducido por fenciclidina u otros alucinógenos, trastorno de ansiedad inducido por fenciclidina u otros alucinógenos, disfunción sexual inducida por fenciclidina u otros alucinógenos, o trastorno del sueño inducido por fenciclidina u otros alucinógenos, considere el trastorno relacionado con fenciclidina no especificado (v. DSM-5-TR, p. 600) o también el trastorno relacionado con alucinógenos no especificado (v. DSM-5-TR, p. 601).

10. Intoxicación por fenciclidina o intoxicación por otros alucinógenos

   a. Inclusión: requiere al menos <u>dos</u> de los siguientes signos durante o poco después del consumo de alucinógenos.

   Fenciclidina

   i. Nistagmo vertical u horizontal
   ii. Hipertensión o taquicardia
   iii. Entumecimiento o respuesta disminuida al dolor
   iv. Ataxia
   v. Disartria
   vi. Rigidez muscular
   vii. Crisis comiciales o coma
   viii. Hiperacusia

   Otros alucinógenos

   i. Dilatación pupilar
   ii. Taquicardia
   iii. Sudoración: *Desde que tomaste el alucinógeno, ¿has notado algún cambio en la cantidad de sudor?*
   iv. Palpitaciones: *Desde que tomaste el alucinógeno, ¿has notado si tu ritmo cardíaco es más rápido, fuerte o irregular de lo habitual?*
   v. Visión borrosa: *Desde que tomaste el alucinógeno, ¿has tenido visión borrosa?*
   vi. Temblores
   vii. Descoordinación: *Desde que tomaste el alucinógeno, ¿te ha resultado difícil coordinar tus movimientos al caminar o moverte de otra manera?*

   b. Inclusión: requiere cambios conductuales o psicológicos problemáticos clínicamente significativos. *Desde que comenzaste este episodio de consumo de alucinógenos, ¿has observado algún cambio significativo en tu estado de ánimo, juicio, capaci-*

*dad de interactuar con otros o sentido del tiempo? ¿Has parti-
cipado en actividades problemáticas o has tenido pensamientos
problemáticos que no habrías tenido sin los alucinógenos?*

c. Exclusión: si los síntomas son atribuibles a otra afección
médica o se explican mejor por otro trastorno mental, incluida la intoxicación con otra sustancia, no realice el diagnóstico.

11. Trastorno por consumo de inhalantes

a. Inclusión: requiere un patrón problemático de consumo
de inhalantes que conduzca a deterioro o malestar clínicamente significativos, manifestado por al menos <u>dos</u> de los
siguientes signos en un período de 12 meses.

   i. Uso de más inhalantes durante un período más prolongado de lo previsto: *Cuando inhalas, ¿crees que usas más
inhalantes y durante más tiempo de lo planeado?*

   ii. Deseo persistente o esfuerzo infructuoso de reducir el
consumo de inhalantes: *¿Quieres inhalar menos o dejar de
inhalar? ¿Alguna vez has intentado, sin éxito, reducir o dejar
el consumo de inhalantes?*

   iii. Gran cantidad de tiempo dedicado: *¿Dedicas gran parte
de tu tiempo a conseguir inhalantes, usarlos o recuperarte de
su consumo?*

   iv. Ansia: *¿Tienes deseos intensos o ansia de consumir inhalantes?*

   v. Incapacidad de cumplir obligaciones importantes: *¿Has
dejado repetidamente de cumplir obligaciones importantes en
el hogar, el colegio o el trabajo debido al consumo de inhalantes?*

   vi. Uso continuado a pesar de ser consciente de problemas
interpersonales o sociales: *¿Usas inhalantes aunque sospechas, o incluso sabes, que ello te crea o empeora tus problemas interpersonales o sociales?*

   vii. Renunciar a actividades por inhalantes: *¿Hay actividades sociales, laborales o recreativas importantes que hayas
abandonado o reducido debido al consumo de inhalantes?*

   viii. Uso en situaciones peligrosas: *¿Has usado inhalantes
repetidamente en situaciones en las que fuera físicamente
peligroso, como conducir un coche o manejar una máquina
mientras estabas bajo sus efectos?*

   ix. Uso continuado a pesar de ser consciente de problemas
físicos o psicológicos: *¿Usas inhalantes aunque sospechas,
o incluso sabes, que ello te crea o empeora tus problemas mentales y físicos?*

   x. Tolerancia manifestada por <u>dos</u> de los siguientes.

- Cantidades marcadamente aumentadas: *¿Encuentras que para colocarte o lograr el efecto deseado de los inhalantes necesitas consumir mucho más de lo que solías?*
- Efectos notablemente disminuidos: *Si inhalas la misma cantidad de inhalante que solías, ¿encuentras que te hace mucho menos efecto que antes?*

b. Modificadores

   i. Especificadores

   - En remisión temprana
   - En remisión sostenida
   - En un entorno controlado

   ii. Gravedad

   - Leve: usar cuando estén presentes dos o tres criterios.
   - Moderado: usar cuando estén presentes cuatro o cinco criterios.
   - Grave: usar cuando estén presentes seis o más criterios.

c. Alternativa: si un joven experimenta problemas asociados al uso de un inhalante que no son clasificables como trastorno por consumo de inhalantes, intoxicación, abstinencia, delirium por intoxicación por inhalantes, delirium por abstinencia de inhalantes, trastorno neurocognitivo inducido por inhalantes, trastorno psicótico inducido por inhalantes, trastorno bipolar inducido por inhalantes, trastorno depresivo inducido por inhalantes, trastorno de ansiedad inducido por inhalantes, disfunción sexual inducida por inhalantes o trastorno del sueño inducido por inhalantes, considere el trastorno relacionado con inhalantes no especificado (v. DSM-5-TR, p. 608).

12. Intoxicación por inhalantes

   a. Inclusión: requiere al menos <u>dos</u> de los siguientes signos o síntomas tras una exposición a inhalantes a corto plazo y altas dosis, ya sea intencionada o no.

   i. Mareo: *Desde que usaste el inhalante, ¿has notado si te tambaleas o como si te fueras a caer?*
   ii. Nistagmo
   iii. Descoordinación: *Desde que usaste el inhalante, ¿te ha resultado difícil coordinar los movimientos al caminar o moverte de otra manera?*
   iv. Habla arrastrada
   v. Marcha inestable

vi. Letargo: *Desde que usaste el inhalante, ¿te has sentido muy somnoliento o has notado una marcada falta de energía?*

vii. Reflejos deprimidos

viii. Retardo psicomotor

ix. Temblor

x. Debilidad muscular generalizada

xi. Visión borrosa o diplopía: *Desde que usaste el inhalante, ¿has tenido visión borrosa o has visto doble?*

xii. Estupor o coma

xiii. Euforia: *Desde que usaste el inhalante, ¿te has sentido mental o físicamente eufórico, o intensamente emocionado o feliz?*

b. Inclusión: requiere cambios conductuales o psicológicos problemáticos clínicamente significativos. *Desde que comenzaste este episodio de consumo de inhalantes, ¿has observado algún cambio significativo en tu estado de ánimo, juicio, capacidad de interactuar con los demás o sentido del tiempo? ¿Has realizado actividades problemáticas o has tenido pensamientos problemáticos que no habrías tenido sin los inhalantes?*

c. Exclusión: si los síntomas son atribuibles a otra afección médica o se explican mejor por otro trastorno mental, incluida la intoxicación con otra sustancia, no realice el diagnóstico.

13. Trastorno por consumo de opiáceos

a. Inclusión: requiere un patrón desadaptativo de consumo de opiáceos que conduzca a deterioro o malestar clínicamente significativos, manifestado por al menos <u>dos</u> de los siguientes criterios en un período de 12 meses.

i. Consumir más opiáceos durante un período más largo de lo previsto: *Cuando consumes opiáceos, ¿crees que tomas más cantidad y durante más tiempo de lo planeado?*

ii. Deseo persistente o esfuerzo infructuoso de reducir el consumo de opiáceos: *¿Quieres reducir o dejar el consumo de opiáceos? ¿Alguna vez has intentado, sin éxito, reducir el consumo o dejar los opiáceos?*

iii. Gran cantidad de tiempo dedicado: *¿Dedicas mucho tiempo a conseguir opiáceos, usarlos o recuperarte de su consumo?*

iv. Ansia: *¿Tienes deseos intensos o ansia de consumir opiáceos?*

v. Incapacidad de cumplir con obligaciones importantes: *¿Has dejado repetidamente de cumplir con obligaciones importantes en casa, el colegio o el trabajo debido al consumo de opiáceos?*

vi. Uso continuado a pesar de ser consciente de problemas interpersonales o sociales: *¿Sigues consumiendo opiáceos aunque sospeches, o incluso sepas, que el consumo te crea o empeora tus problemas interpersonales o sociales?*

vii. Renunciar a actividades por los opiáceos: *¿Hay actividades sociales, laborales o recreativas importantes que hayas dejado o reducido debido al consumo de opiáceos?*

viii. Uso en situaciones peligrosas: *¿Has consumido opiáceos repetidamente en situaciones en las que fuera físicamente peligroso, como conducir un coche o manejar una máquina estando intoxicado?*

ix. Uso continuado a pesar de ser consciente de problemas físicos o psicológicos: *¿Tomas opiáceos aunque sospechas, o incluso sabes, que esto te crea o empeora tus problemas mentales y físicos?*

x. Tolerancia manifestada por <u>cualquiera</u> de los siguientes criterios.

- Cantidades marcadamente aumentadas: *¿Crees que para colocarte o lograr el efecto deseado de los opiáceos necesitas consumir mucho más de lo que solías?*
- Efectos notablemente disminuidos (excluyendo los medicamentos opiáceos tomados bajo supervisión médica): *Si tomas la misma cantidad de opiáceos que solías consumir, ¿crees que te hace ahora mucho menos efecto que antes?*

xi. Abstinencia manifestada por <u>uno</u> de los siguientes.

- Síndrome característico de abstinencia de opiáceos: *Cuando dejas de consumir opiáceos, ¿notas la abstinencia?*
- Se toma la misma sustancia o una sustancia estrechamente relacionada para aliviar o evitar los síntomas de abstinencia: *¿Alguna vez has tomado opiáceos u otra sustancia para evitar la abstinencia de opiáceos?*

b. Modificadores

i. Especificadores

- En remisión temprana
- En remisión sostenida
- En terapia de mantenimiento
- En un entorno controlado

ii. Gravedad

- Leve: utilizar cuando estén presentes dos o tres criterios.
- Moderado: usar cuando estén presentes cuatro o cinco criterios.
- Grave: emplear cuando estén presentes seis o más criterios.

c. Alternativa: si un joven presenta problemas asociados al uso de opiáceos que no son clasificables como trastorno por consumo de opiáceos, intoxicación, abstinencia, delirium por intoxicación, delirium por abstinencia, trastorno neurocognitivo inducido por opiáceos, trastorno psicótico inducido por opiáceos, trastorno bipolar inducido por opiáceos, trastorno depresivo inducido por opiáceos, trastorno de ansiedad inducido por opiáceos, disfunción sexual inducida por opiáceos o trastorno del sueño inducido por opiáceos, considere el trastorno relacionado con opiáceos no especificado (v. DSM-5-TR, p. 619).

14. Intoxicación por opiáceos

a. Inclusión: requiere constricción pupilar poco después de haber consumido opiáceos y al menos <u>uno</u> de los siguientes signos.

i. Somnolencia o coma
ii. Habla arrastrada
iii. Deterioro de la atención o la memoria

b. Inclusión: requiere cambios conductuales o psicológicos problemáticos clínicamente significativos. *Desde que comenzaste este episodio de consumo de opiáceos, ¿has observado algún cambio significativo en tu estado de ánimo, juicio, capacidad de interactuar con los demás o percepción del tiempo? ¿Te has metido en actividades problemáticas o has tenido pensamientos problemáticos que no habrías tenido sin los opiáceos?*

c. Exclusión: si los síntomas son atribuibles a otra afección médica o se explican mejor por otro trastorno mental, incluida la intoxicación con otra sustancia, no realice el diagnóstico.

d. Modificadores

i. Especificador

- Con alteración perceptiva: utilizar cuando hay alucinaciones con prueba de realidad intacta o cuando las ilusiones auditivas, visuales o táctiles ocurren en ausencia de delirium.

15. Abstinencia de opiáceos

  a. Inclusión: requiere al menos <u>tres</u> de los siguientes síntomas con aparición de minutos a varios días después de cesar (o reducir) un consumo de opiáceos intenso y prolongado, *o* tras la administración de un antagonista de opiáceos después de un período de consumo de opiáceos.

  i. Ánimo disfórico: *En los últimos días, ¿te has sentido más decaído o deprimido de lo habitual?*

  ii. Náuseas o vómitos: *En los últimos días, ¿te has sentido mal del estómago, has tenido náuseas o incluso has vomitado?*

  iii. Dolores musculares: *En los últimos días, ¿has tenido dolores o molestias musculares?*

  iv. Lagrimeo o rinorrea: *En los últimos días, ¿has notado que tuvieras lágrimas sin tener ganas de llorar? ¿Has notado que te goteara o te saliera un líquido claro de la nariz, más de lo habitual?*

  v. Dilatación pupilar, piloerección o sudoración

  vi. Diarrea: *En los últimos días, ¿has tenido deposiciones más frecuentes o más líquidas de lo habitual?*

  vii. Bostezos: *En los últimos días, ¿has estado bostezando mucho más de lo habitual?*

  viii. Fiebre

  ix. Insomnio: *En los últimos días, ¿te ha sido más difícil de lo habitual conciliar el sueño y permanecer dormido?*

  b. Exclusión: si los síntomas son atribuibles a otra afección médica o se explican mejor por otro trastorno mental, incluida la intoxicación o abstinencia de otra sustancia, no realice el diagnóstico.

16. Trastorno por consumo de sedantes, hipnóticos o ansiolíticos

  a. Inclusión: requiere un patrón problemático de uso de sedantes, hipnóticos o ansiolíticos que ocasione deterioro o malestar clínicamente significativos, manifestado por al menos <u>dos</u> de los siguientes signos en un período de 12 meses.

  i. Usar más sedantes, hipnóticos o ansiolíticos durante un período más prolongado de lo previsto: *Cuando usas sedantes, hipnóticos o ansiolíticos, ¿notas si usas más cantidad y durante más tiempo de lo planeado?*

ii. Deseo persistente o esfuerzo infructuoso de reducir el uso de sedantes, hipnóticos o ansiolíticos: *¿Quieres reducir o dejar los sedantes, hipnóticos o ansiolíticos? ¿Alguna vez has intentado, sin éxito, reducir o dejar los sedantes, hipnóticos o ansiolíticos?*

iii. Gran cantidad de tiempo dedicado: *¿Dedicas mucho tiempo a conseguir y usar sedantes, hipnóticos o ansiolíticos, o a recuperarte de su uso?*

iv. Ansia: *¿Tienes deseos intensos o ansia de consumir sedantes, hipnóticos o ansiolíticos?*

v. Incapacidad de cumplir obligaciones importantes: *¿Has dejado repetidamente de cumplir obligaciones importantes en el hogar, el colegio o el trabajo debido al uso de sedantes, hipnóticos o ansiolíticos?*

vi. Uso continuado a pesar de ser consciente de problemas interpersonales o sociales: *¿Usas un sedante, hipnótico o ansiolítico aunque sospechas, o incluso sabes, que eso te crea o empeora tus problemas interpersonales o sociales?*

vii. Renunciar a actividades por sedantes, hipnóticos o ansiolíticos: *¿Hay actividades sociales, laborales o recreativas importantes que hayas dejado o reducido debido a tu consumo de sedantes, hipnóticos o ansiolíticos?*

viii. Uso en situaciones peligrosas: *¿Has utilizado repetidamente algún sedante, hipnótico o ansiolítico en situaciones en las que fuera físicamente peligroso, como conducir un coche o manejar una máquina estando intoxicado?*

ix. Uso continuado a pesar de ser consciente de problemas físicos o psicológicos: *¿Usas sedantes, hipnóticos o ansiolíticos aunque sospechas, o incluso sabes, que su uso te crea o empeora tus problemas mentales y físicos?*

x. Tolerancia manifestada por <u>cualquiera</u> de los siguientes signos.

- Cantidades marcadamente aumentadas: *¿Crees que para intoxicarte o lograr el efecto deseado de los sedantes, hipnóticos o ansiolíticos necesitas consumir mucho más de lo que solías?*

- Efectos notablemente disminuidos: *Si tomas la misma cantidad de sedante, hipnótico o ansiolítico que solías tomar, ¿notas si te hace mucho menos efecto que antes?*

xi. Abstinencia manifestada por <u>uno</u> de los siguientes.

- Síndrome de abstinencia característico de los sedantes, hipnóticos o ansiolíticos: *Cuando dejas de usar sedantes, hipnóticos o ansiolíticos, ¿notas la abstinencia?*

- Se toma la misma sustancia o una sustancia estrechamente relacionada para aliviar o evitar los síntomas de abstinencia: *¿Alguna vez has tomado sedantes, hipnóticos, ansiolíticos u otra sustancia para evitar la abstinencia?*

b. Modificadores

   i. Especificadores

- En remisión temprana
- En remisión sostenida
- En un entorno controlado

  ii. Gravedad

- Leve: utilizar cuando estén presentes dos o tres criterios.
- Moderado: usar cuando estén presentes cuatro o cinco criterios.
- Grave: emplear cuando estén presentes seis o más criterios.

c. Alternativa: si un joven experimenta problemas asociados con el uso de un sedante, hipnótico o ansiolítico que no son clasificables como trastorno por consumo de sedantes, hipnóticos o ansiolíticos, o intoxicación, abstinencia o delirium; o experimenta problemas asociados pero no clasificables como trastorno neurocognitivo, trastorno psicótico, trastorno de ansiedad o trastorno del sueño inducidos por sedantes, hipnóticos o ansiolíticos, considere el trastorno relacionado con sedantes, hipnóticos o ansiolíticos no especificado (v. DSM-5-TR, p. 632).

17. Intoxicación con sedantes, hipnóticos o ansiolíticos

a. Inclusión: requiere <u>uno</u> de los siguientes signos poco después de haber usado sedantes, hipnóticos o ansiolíticos.

    i. Habla arrastrada
   ii. Incoordinación
  iii. Marcha inestable
  iv. Nistagmo
   v. Deterioro de la cognición (es decir, de la atención o la memoria)
  vi. Estupor o coma

b. Inclusión: requiere cambios conductuales o psicológicos problemáticos clínicamente significativos. *Desde que comen-*

*zaste este episodio de consumo de sedantes, hipnóticos o ansiolí-
ticos, ¿has observado algún cambio significativo en tu estado de
ánimo, juicio, capacidad de interactuar con los demás o percepción del tiempo? ¿Has llevado a cabo actividades problemáticas o
has tenido pensamientos problemáticos que no habrías tenido sin
los sedantes, hipnóticos o ansiolíticos?*

  c. Exclusión: si los síntomas son atribuibles a otra afección
médica o se explican mejor por otro trastorno mental, incluida la intoxicación con otra sustancia, no realice el diagnóstico.

18. Abstinencia de sedantes, hipnóticos o ansiolíticos

  a. Inclusión: requiere al menos <u>dos</u> de los siguientes síntomas
con aparición de varias horas a pocos días después de cesar
(o reducir) un consumo de sedantes, hipnóticos o ansiolíticos intenso y prolongado.

    i. Hiperactividad autonómica
    ii. Temblor de manos
    iii. Insomnio: *En los últimos días, ¿te ha sido más difícil de lo
habitual conciliar el sueño y permanecer dormido?*
    iv. Náuseas o vómitos: *En los últimos días, ¿te has sentido
mal del estómago, has tenido náuseas o incluso has vomitado?*
    v. Alucinaciones o ilusiones visuales, táctiles o auditivas
transitorias: *En los últimos días, ¿has tenido alguna experiencia en la que te preocupara que la mente te estuviera engañando, como ver, oír o sentir cosas que otras personas no
pudieran?*
    vi. Agitación psicomotora
    vii. Ansiedad: *En los últimos días, ¿te has sentido más preocu-
pado o ansioso de lo habitual?*
    vii. Crisis de gran mal

  b. Exclusión: si los síntomas son atribuibles a otra afección
médica o se explican mejor por otro trastorno mental, incluida la intoxicación o abstinencia de otra sustancia, no
realice el diagnóstico.

  c. Modificadores

    i. Especificador

     • Con alteración perceptiva: utilizar si hay alucinacio-
nes con prueba de realidad intacta o si se producen
ilusiones auditivas, visuales o táctiles en ausencia
de delirium.

19. Trastorno por consumo de estimulantes

a. Inclusión: requiere un patrón problemático de consumo de estimulantes que genere deterioro o malestar clínicamente significativos, manifestado por al menos <u>dos</u> de los siguientes en un período de 12 meses.

   i. Uso de más estimulantes durante un período más largo del previsto: *Cuando tomas estimulantes, ¿crees que tomas más cantidad y durante más tiempo de lo planeado?*

   ii. Deseo persistente o esfuerzo infructuoso por reducir el consumo de estimulantes: *¿Quieres reducir o dejar el consumo de estimulantes? ¿Alguna vez has intentado, sin éxito, reducir o dejar el consumo de estimulantes?*

   iii. Gran cantidad de tiempo dedicado: *¿Dedicas mucho tiempo a conseguir, consumir o recuperarte del consumo de estimulantes?*

   iv. Ansia: *¿Tienes deseos intensos o ansia de consumir estimulantes?*

   v. Incapacidad de cumplir obligaciones importantes: *¿Has dejado repetidamente de cumplir obligaciones importantes en casa, el colegio o el trabajo debido al consumo de estimulantes?*

   vi. Uso continuado a pesar de ser consciente de problemas interpersonales o sociales: *¿Tomas estimulantes aunque sospechas, o incluso sabes, que ese consumo te crea o empeora tus problemas interpersonales o sociales?*

   vii. Renunciar a actividades por los estimulantes: *¿Hay actividades sociales, laborales o recreativas importantes que hayas abandonado o reducido debido al consumo de estimulantes?*

   viii. Uso en situaciones peligrosas: *¿Has tomado repetidamente estimulantes en situaciones en que fuera físicamente peligroso, como conducir un coche o manejar una máquina estando intoxicado?*

   ix. Uso continuado a pesar de ser consciente de problemas físicos o psicológicos: *¿Tomas estimulantes aunque sospechas, o incluso sabes, que ello te crea o empeora tus problemas mentales y físicos?*

   x. Tolerancia manifestada por <u>cualquiera</u> de los siguientes signos. **Nota:** Este criterio no se cumple si el joven está tomando estimulantes prescritos bajo supervisión médica.

      • Cantidades marcadamente aumentadas: *¿Crees que para intoxicarte o lograr el efecto deseado de los estimulantes necesitas consumir mucho más de lo que solías?*

- Efectos notablemente disminuidos (excluyendo los medicamentos estimulantes tomados bajo supervisión médica para tratar el TDAH o la narcolepsia): *Si tomas la misma cantidad de estimulante que solías tomar, ¿piensas que ahora te hace mucho menos efecto que antes?*

xi. Abstinencia manifestada por <u>uno</u> de los siguientes. **Nota:** Este criterio no se cumple si el joven está tomando estimulantes prescritos bajo supervisión médica.

- Síndrome característico de abstinencia de los estimulantes: *Cuando dejas de tomar estimulantes, ¿notas síndrome de abstinencia?*
- Se toma la misma sustancia o una sustancia estrechamente relacionada para aliviar o evitar los síntomas de abstinencia (excluyendo los medicamentos estimulantes tomados bajo supervisión médica para tratar el TDAH o la narcolepsia): *¿Alguna vez has tomado estimulantes u otra sustancia para evitar la abstinencia?*

b. Modificadores

i. Especificar estimulante

- Sustancia de tipo anfetamínico
- Cocaína
- Otro estimulante o estimulante no especificado

ii. Especificadores

- En remisión temprana
- En remisión sostenida
- En un entorno controlado

iii. Gravedad

- Leve: usar cuando estén presentes dos o tres criterios.
- Moderado: usar cuando estén presentes cuatro o cinco criterios.
- Grave: usar cuando estén presentes seis o más criterios.

c. Alternativa: si un joven tiene problemas asociados al uso de estimulantes que no son clasificables como trastorno por consumo de estimulantes, intoxicación, abstinencia, delirium por intoxicación, delirium por abstinencia, trastorno neurocognitivo inducido por estimulantes, trastorno psicótico inducido por estimulantes, trastorno bipolar inducido por estimulantes, trastorno depresivo inducido por estimulantes, trastorno de ansiedad inducido por estimulantes, disfunción sexual inducida por estimulantes o trastorno del sueño inducido por estimulantes, considere el trastorno relacionado con estimulantes no especificado (v. DSM-5-TR, p. 644).

20. Intoxicación por estimulantes

    a. Inclusión: requiere al menos <u>dos</u> de los siguientes signos poco después de haber tomado estimulantes.

        i. Taquicardia o bradicardia
        ii. Dilatación pupilar
        iii. Presión arterial elevada o baja
        iv. Sudoración o escalofríos: *En las últimas horas, ¿has tenido escalofríos o has sudado más de lo habitual?*
        v. Náuseas o vómitos: *En las últimas horas, ¿te has sentido mal del estómago, has tenido náuseas o incluso has vomitado?*
        vi. Evidencia de pérdida de peso
        vii. Agitación o retraso psicomotores
        viii. Debilidad muscular, depresión respiratoria, dolor en el tórax o arritmias cardíacas
        ix. Confusión, crisis comiciales, discinesias, distonías o coma

    b. Inclusión: requiere cambios conductuales o psicológicos problemáticos clínicamente significativos. *Desde que comenzaste este episodio de consumo de estimulantes, ¿has observado algún cambio importante en tu estado de ánimo, juicio, capacidad de interactuar con los demás o sentido del tiempo? ¿Te has visto envuelto en actividades problemáticas o has tenido pensamientos problemáticos que no habrías tenido sin los estimulantes?*

    c. Exclusión: si los síntomas son atribuibles a otra afección médica o se explican mejor por otro trastorno mental, incluida la intoxicación con otra sustancia, no realice el diagnóstico.

    d. Modificadores

        i. Especificadores

            • Especifique el intoxicante: anfetamina, cocaína u otro estimulante
            • Con alteración perceptiva: utilizar si hay alucinaciones con prueba de realidad intacta o si se producen ilusiones auditivas, visuales o táctiles en ausencia de delirium.

21. Abstinencia de estimulantes

   a. Inclusión: requiere la aparición del siguiente síntoma en las horas o días posteriores a la interrupción (o reducción) de un consumo de estimulantes intenso o prolongado.

      i. Ánimo disfórico: *En las últimas horas o días, ¿te has sentido mucho más decaído o deprimido de lo habitual?*

   b. Inclusión: también requiere la aparición simultánea de al menos <u>dos</u> de los siguientes síntomas.

      i. Fatiga: *En las últimas horas o días, ¿te has sentido extremadamente somnoliento o cansado?*
      ii. Sueños vívidos y desagradables: *En las últimas horas o días, ¿has tenido sueños inusualmente vívidos y desagradables?*
      iii. Insomnio o hipersomnia: *En las últimas horas o días, ¿te ha resultado más difícil de lo habitual conciliar el sueño y permanecer dormido? Alternativamente, ¿has notado que hayas estado durmiendo mucho más de lo habitual?*
      iv. Aumento del apetito: *En las últimas horas o días, ¿has tenido ganas de comer mucho más a menudo de lo habitual?*
      v. Retardo o agitación psicomotores

   c. Exclusión: si los síntomas son atribuibles a otra afección médica o se explican mejor por otro trastorno mental, incluida la intoxicación o abstinencia de otra sustancia, no realice el diagnóstico.

   d. Modificadores

      i. Especificadores

         • Sustancia tipo anfetamina, cocaína u otro estimulante

   e. Alternativa: si un joven presenta problemas asociados a la toma de un estimulante que no son clasificables como trastorno relacionado con estimulantes, considere el trastorno relacionado con estimulantes no especificado (v. DSM-5-TR, p. 644).

22. Trastorno por consumo de tabaco

   a. Inclusión: requiere un patrón problemático de consumo de tabaco que genere deterioro o malestar clínicamente significativos, manifestado por al menos <u>dos</u> de los siguientes en un período de 12 meses.

i. Consumir más tabaco durante un período más largo de lo pretendido: *Cuando consumes tabaco, ¿notas si fumas más y durante más tiempo de lo planeado?*

ii. Deseo persistente o esfuerzo infructuoso de reducir el consumo de tabaco: *¿Quieres reducir o dejar el consumo de tabaco? ¿Alguna vez has intentado, sin éxito, reducir o dejar el consumo de tabaco?*

iii. Gran cantidad de tiempo dedicado: *¿Dedicas gran parte de tu tiempo a conseguir tabaco, a consumirlo o a recuperarte de su consumo?*

iv. Ansia: *¿Tienes deseos intensos o ansiedad excesiva de consumir tabaco?*

v. Incapacidad de cumplir obligaciones importantes: *¿Has dejado repetidamente de cumplir obligaciones importantes en el hogar, el colegio o el trabajo debido al consumo de tabaco?*

vi. Uso continuado a pesar de ser consciente de problemas interpersonales o sociales: *¿Consumes tabaco aunque sospechas, o incluso sabes, que ello te crea o empeora tus problemas interpersonales o sociales?*

vii. Renunciar a actividades por el tabaco: *¿Hay actividades sociales, laborales o recreativas importantes que hayas dejado o reducido debido al consumo de tabaco?*

viii. Uso en situaciones peligrosas: *¿Has consumido tabaco repetidamente en situaciones en que fuera físicamente peligroso, como fumar en la cama?*

ix. Uso continuado a pesar de ser consciente de problemas físicos o psicológicos: *¿Consumes tabaco aunque sospechas, o incluso sabes, que te crea o empeora tus problemas mentales y físicos?*

x. Tolerancia manifestada por <u>cualquiera</u> de los siguientes signos.

- Cantidades marcadamente aumentadas: *¿Notas si para obtener el efecto deseado del tabaco necesitas consumir mucho más de lo que solías?*
- Efectos notablemente disminuidos: *Si consumes la misma cantidad de tabaco que solías, ¿notas si te hace mucho menos efecto que antes?*

xi. Abstinencia manifestada por <u>uno</u> de los siguientes.

- Síndrome de abstinencia de tabaco característico: *Cuando dejas de consumir tabaco, ¿te entra el mono?*
- Se consume la misma sustancia para aliviar o evitar los síntomas de abstinencia: *¿Alguna vez has consu-*

mido tabaco para evitar o aliviar los síntomas de abstinencia del tabaco?

b. Modificadores

  i. Especificadores

- En remisión temprana
- En remisión sostenida
- En terapia de mantenimiento
- En un entorno controlado

  ii. Gravedad

- Leve: utilizar cuando estén presentes dos o tres criterios.
- Moderado: usar cuando estén presentes cuatro o
cinco criterios.
- Grave: emplear cuando estén presentes seis o más criterios.

c. Alternativa: si un joven presenta problemas clínicamente
significativos asociados al consumo de tabaco que no cumplen los criterios de ningún diagnóstico específico, considere el trastorno relacionado con el tabaco no especificado
(v. DSM-5-TR, p. 651).

23. Abstinencia de tabaco

a. Inclusión: requiere al menos <u>cuatro</u> de los siguientes síntomas con aparición en las 24 horas siguientes al cese (o
reducción) de un consumo de tabaco a diario durante al
menos varias semanas.

  i. Irritabilidad, frustración o enfado: *En las últimas 24 horas, ¿te has sentido más irritable, frustrado o enfadado de lo
habitual?*

  ii. Ansiedad: *En las últimas 24 horas, ¿te has sentido más preocupado o ansioso de lo habitual?*

  iii. Dificultad para concentrarse: *En las últimas 24 horas,
¿has tenido dificultad para mantenerte enfocado en una tarea
o actividad?*

  iv. Aumento del apetito: *En las últimas 24 horas, ¿has deseado comer más de lo habitual?*

  v. Inquietud: *En las últimas 24 horas, ¿te has sentido menos
capaz de permanecer en reposo de lo habitual?*

  vi. Ánimo deprimido: *En las últimas 24 horas, ¿te has sentido
más decaído o deprimido de lo habitual?*

  vii. Insomnio: *En las últimas 24 horas, ¿te ha resultado más difícil de lo habitual conciliar el sueño y permanecer dormido?*

b. Exclusión: si los síntomas son atribuibles a otra afección médica o se explican mejor por otro trastorno mental, incluida la intoxicación o abstinencia de otra sustancia, no realice el diagnóstico.

c. Alternativa: si una persona presenta problemas asociados a un trastorno relacionado con el tabaco que no cumple los criterios de la abstinencia de tabaco, considere el trastorno relacionado con el tabaco no especificado (v. DSM-5-TR, p. 651).

24. Trastorno por consumo de otras sustancias (o sustancias desconocidas)

a. Inclusión: requiere un patrón problemático de consumo de alguna sustancia intoxicante que no pueda clasificarse dentro de las otras categorías de sustancias enumeradas anteriormente en este apartado y que produzca deterioro o malestar clínicamente significativos, manifestado por al menos <u>dos</u> de los siguientes criteriow en un período de 12 meses.

   i. Consumir más sustancia durante un período más largo del que se pretendía: *Cuando tomas la sustancia, ¿notas si lo haces con más frecuencia o durante más tiempo de lo planeado?*

   ii. Deseo persistente o esfuerzo infructuoso de reducir el consumo de sustancias: *¿Quieres reducir o dejar el consumo de la sustancia? ¿Alguna vez has intentado, sin éxito, reducir o dejar el consumo de la sustancia?*

   iii. Gran cantidad de tiempo dedicado: *¿Dedicas gran parte de tu tiempo a conseguir, consumir o recuperarte del consumo de la sustancia?*

   iv. Ansia: *¿Tienes deseos intensos o ansia de consumir la sustancia?*

   v. Incapacidad de cumplir obligaciones importantes: *¿Has dejado repetidamente de cumplir obligaciones importantes en casa, el colegio o el trabajo debido al consumo de la sustancia?*

   vi. Uso continuado a pesar de ser consciente de problemas interpersonales o sociales: *¿Tomas la sustancia aunque sospechas, o incluso sabes, que te crea o empeora tus problemas interpersonales o sociales?*

   vii. Renunciar a actividades por la sustancia: *¿Hay actividades sociales, laborales o recreativas importantes que hayas abandonado o reducido debido al consumo de la sustancia?*

   viii. Uso en situaciones peligrosas: *¿Has tomado repetidamente la sustancia en situaciones en las que fuera físicamente* *peligroso, como conducir un coche o manejar una máquina estando intoxicado?*

ix. Uso continuado a pesar de ser consciente de problemas físicos o psicológicos: *¿Tomas la sustancia aunque sospechas, o incluso sabes, que te crea o empeora tus problemas mentales y físicos?*

x. Tolerancia manifestada por <u>cualquiera</u> de los siguientes signos.

- Cantidades marcadamente aumentadas: *¿Consideras que para intoxicarte o lograr el efecto deseado de la sustancia ahora necesitas consumir mucho más que antes?*
- Efectos notablemente disminuidos: *Si tomas la misma cantidad de la sustancia que solías consumir, ¿notas si te hace mucho menos efecto que antes?*

xi. Abstinencia manifestada por <u>uno</u> de los siguientes.

- Síndrome de abstinencia característico de la sustancia: *Cuando dejas de usar la sustancia, ¿tienes síndrome de abstinencia?*
- Se toma la misma sustancia o una sustancia estrechamente relacionada para aliviar o evitar los síntomas de abstinencia: *¿Alguna vez has tomado esta sustancia u otra para evitar la abstinencia?*

b. Modificadores

i. Especificadores

- En remisión temprana
- En remisión sostenida
- En un entorno controlado

ii. Gravedad

- Leve: utilizar cuando estén presentes dos o tres criterios.
- Moderado: usar cuando estén presentes cuatro o cinco criterios.
- Grave: usar cuando estén presentes seis o más criterios.

25. Intoxicación con otras sustancias (o con sustancias desconocidas)

a. Inclusión: aparición de un síndrome específico de la sustancia, reversible y atribuible a la ingestión (o exposición) reciente de una sustancia que no aparece listada en ninguna otra parte de este apartado o que es desconocida.

b. Inclusión: requiere cambios conductuales o psicológicos problemáticos clínicamente significativos. *Desde que comen-*

zaste a usar esta sustancia, ¿has observado algún cambio importante en tu estado de ánimo, juicio, capacidad de interactuar con los demás o percepción del tiempo? ¿Has tomado parte en actividades problemáticas o has tenido pensamientos problemáticos que no habrías tenido sin usar esta sustancia?

c. Exclusión: si los síntomas son atribuibles a otra afección médica o se explican mejor por otro trastorno mental, incluida la intoxicación con otra sustancia, no realice el diagnóstico.

26. Abstinencia de otras sustancias (o sustancias desconocidas)

a. Inclusión: desarrollo de un síndrome específico de la sustancia poco después del cese (o reducción) de un consumo intenso y prolongado.
b. Inclusión: requiere malestar clínicamente significativo o deterioro en áreas importantes del funcionamiento social, laboral, etc.
c. Exclusión: si los síntomas son atribuibles a otra afección médica o se explican mejor por otro trastorno mental, incluida la abstinencia de otra sustancia, no realice el diagnóstico.

27. Trastorno de juego

a. Inclusión: requiere un juego problemático persistente y recurrente que ocasione deterioro o malestar clínicamente significativos, que dure al menos 12 meses y que presente al menos <u>cuatro</u> de los siguientes síntomas.

    i. Aumenta el gasto en el juego: *¿Crees que necesitas cada vez más dinero para lograr la emoción que deseas obtener del juego?*

    ii. Se irrita al dejarlo: *Cuando intentas jugar menos o dejar de jugar, ¿te notas irritable o inquieto?*

    iii. Es incapaz de dejarlo: *¿Has intentado jugar menos o dejar de jugar en varias ocasiones sin éxito?*

    iv. Está obsesionado: *¿Pasas la mayor parte del tiempo pensando en el juego?*

    v. Juega cuando está angustiado: *¿Cuando te sientes ansioso, deprimido o indefenso, juegas?*

    vi. Trata de recuperar las pérdidas: *Después de perder dinero, ¿vuelves otro día para intentar recuperar lo perdido?*

    vii. Mentiras: *¿Mientes para ocultar cuánto juegas?*

    viii. Pérdida de relaciones: *¿Has perdido alguna relación, el trabajo o alguna oportunidad por jugar?*

ix. Pide dinero prestado: *¿Dependes de otras personas para conseguir y cubrir situaciones económicas desesperadas causadas por el juego?*

b. Exclusión: si el comportamiento de juego se explica mejor por un episodio maníaco, no realice el diagnóstico.

c. Modificadores

   i. Curso

- Episódico: experimentar síntomas que cumplen los criterios diagnósticos en más de un momento, disminuyendo dichos síntomas entre los períodos de trastorno de juego durante al menos varios meses
- Persistente: experimentar síntomas continuos que cumplen los criterios diagnósticos durante varios años
- En remisión temprana
- En remisión sostenida

   ii. Gravedad

- Leve: usar cuando estén presentes cuatro o cinco criterios.
- Moderado: usar cuando estén presentes seis o siete criterios.
- Grave: usar cuando estén presentes ocho o nueve criterios.

Trastornos del movimiento inducidos por medicamentos y otros efectos adversos de medicamentos

DSM-5-TR, pp. 807-819

Trastornos del movimiento inducidos por medicamentos

- G21.11 Parkinsonismo inducido por medicamentos antipsicóticos y otros agentes bloqueadores del receptor de dopamina
- G21.19 Parkinsonismo inducido por otros medicamentos
- G21.0 Síndrome neuroléptico maligno
- G24.02 Distonía aguda inducida por medicamentos
- G25.71 Acatisia aguda inducida por medicamentos
- G24.01 Discinesia tardía
- G24.09 Distonía tardía

- G25.71   Acatisia tardía
  G25.1   Temblor postural inducido por medicamentos
  G25.79   Otro trastorno motor inducido por medicamentos

Síndrome de suspensión de antidepresivos

T43.205A   Hallazgo inicial
T43.205D   Hallazgo ulterior
T43.205S   Secuelas

Otro efecto adverso de medicamentos

T50.905A   Hallazgo inicial
T50.905D   Hallazgo ulterior
T50.905S   Secuelas

Otros problemas que pueden ser objeto de atención clínica

DSM-5-TR, pp. 821-836

El trastorno mental de un paciente se ve afectado por las otras afecciones que este tenga y por sus problemas psicosociales o ambientales. Para ayudar al clínico a abordar las otras entidades que alteran el diagnóstico, el curso, el pronóstico y el tratamiento del trastorno mental del paciente, el DSM-5-TR proporciona una lista de afecciones y problemas extraídos de la CIE-10-MC (generalmente códigos Z). Toda entidad o problema que aparezca a continuación podrá codificarse si lo inicia o exacerba un trastorno mental, es el motivo de la visita actual, constituye un problema que debe tenerse en cuenta para la gestión general o ayuda a explicar la necesidad de una prueba, procedimiento o tratamiento.

Las afecciones y problemas de esta lista también pueden incluirse en el historial médico como información útil sobre las circunstancias que pueden afectar a la atención del paciente, independientemente de su relevancia para la visita actual. Las afecciones y problemas enumerados aquí no son trastornos mentales. Su inclusión en el DSM-5-TR tiene como objetivo llamar la atención sobre los problemas adicionales que se encuentran en la práctica clínica rutinaria y proporcionar una lista sistemática que pueda ser útil para los clínicos al documentar estos problemas.

Conducta suicida y autolesión no suicida

Conducta suicida

Conducta suicida actual

- T14.91XA   Hallazgo inicial
- T14.91XD   Hallazgo ulterior
- Z91.51   Antecedentes de conducta suicida

Autolesión no suicida

- R45.88   Autolesión no suicida actual
- Z91.52   Historial de autolesión no suicida

Abuso y negligencia

Problemas de maltrato y negligencia infantil

Maltrato físico infantil

Maltrato físico infantil, confirmado

- T74.12XA   Hallazgo inicial
- T74.12XD   Hallazgo ulterior

Maltrato físico infantil, sospechado

- T76.12XA   Hallazgo inicial
- T76.12XD   Hallazgo ulterior

Otras circunstancias relacionadas con el maltrato físico infantil

- Z69.010   Visita para servicios de salud mental para víctima de maltrato físico infantil por parte de un progenitor
- Z69.020   Visita para servicios de salud mental para víctima de maltrato físico infantil no parental
- Z62.810   Antecedentes personales (historia pasada) de maltrato físico en la infancia
- Z69.011   Visita para servicios de salud mental para perpetrador de maltrato físico infantil parental
- Z69.021   Visita para servicios de salud mental para perpetrador de maltrato físico infantil no parental

Abuso sexual infantil

Abuso sexual infantil, confirmado

- T74.22XA   Hallazgo inicial
- T74.22XD   Hallazgo ulterior

Abuso sexual infantil, sospechado

- T76.22XA   Hallazgo inicial
- T76.22XD   Hallazgo ulterior

Otras circunstancias relacionadas con el abuso sexual infantil

- Z69.010   Visita para servicios de salud mental para víctima de abuso sexual infantil por parte de un progenitor
- Z69.020   Visita para servicios de salud mental para víctima de abuso sexual infantil no parental
- Z62.810   Antecedentes personales (historia pasada) de abuso sexual en la infancia
- Z69.011   Visita para servicios de salud mental para perpetrador de abuso sexual infantil parental
- Z69.021   Visita para servicios de salud mental para perpetrador de abuso sexual infantil no parental

Negligencia infantil

Negligencia infantil, confirmada

- T74.02XA   Hallazgo inicial
- T74.02XD   Hallazgo ulterior

Negligencia infantil, sospechada

- T76.02XA   Hallazgo inicial
- T76.02XD   Hallazgo ulterior

Otras circunstancias relacionadas con la negligencia infantil

- Z69.010   Visita para servicios de salud mental para víctima de negligencia infantil parental
- Z69.020   Visita para servicios de salud mental para víctima de negligencia infantil no parental

- Z62.812   Antecedentes personales (historia pasada) de negligencia en la infancia
- Z69.011   Visita para servicios de salud mental para perpetrador de negligencia infantil parental
- Z69.021   Visita para servicios de salud mental para perpetrador de negligencia infantil no parental

Maltrato psicológico infantil

Maltrato psicológico infantil, confirmado

- T74.32XA   Hallazgo inicial
- T74.32XD   Hallazgo ulterior

Maltrato psicológico infantil, sospechado

- T76.32XA   Hallazgo inicial
- T76.32XD   Hallazgo ulterior

Otras circunstancias relacionadas con el maltrato psicológico infantil

- Z69.010   Visita para servicios de salud mental para víctima de maltrato psicológico infantil parental
- Z69.020   Visita para servicios de salud mental para víctima de abuso psicológico infantil no parental
- Z62.811   Antecedentes personales de maltrato psicológico en la infancia
- Z69.011   Visita para servicios de salud mental para perpetrador de maltrato psicológico infantil parental
- Z69.021   Visita para servicios de salud mental para perpetrador de maltrato psicológico infantil no parental

Problemas de relación

Problema de relación progenitor-hijo

- Z62.820   Progenitor-hijo biológico
- Z62.821   Progenitor-hijo adoptado
- Z62.822   Progenitor-hijo en acogida
- Z62.898   Otra relación cuidador-niño
- Z62.891   Problema de relación entre hermanos
- Z63.0   Malestar en la relación con el cónyuge o pareja íntima

Problemas relacionados con el entorno familiar

- Z62.29 Educación lejos de los padres
- Z62.898 Niño afectado por conflicto en la relación parental
- Z63.5 Ruptura de la familia por separación o divorcio
- Z63.8 Alto nivel de expresión emocional en la familia

Problemas educativos

- Z55.0 Analfabetismo y bajo nivel de alfabetización
- Z55.1 Escolarización inexistente e inalcanzable
- Z55.2 Exámenes escolares no aprobados
- Z55.3 Bajo rendimiento en el colegio
- Z55.4 Desajuste educativo y discordia con profesores y compañeros de clase
- Z55.8 Problemas relacionados con una enseñanza insuficiente
- Z55.9 Otros problemas relacionados con la educación y la alfabetización

Problemas ocupacionales

- Z56.82 Problema relacionado con el estado actual de despliegue militar
- Z56.0 Desempleo
- Z56.1 Cambio de trabajo
- Z56.2 Amenaza de pérdida de empleo
- Z56.3 Horario de trabajo estresante
- Z56.4 Desacuerdo con el jefe y compañeros de trabajo
- Z56.5 Entorno laboral poco acogedor
- Z56.6 Otros problemas físicos y mentales relacionados con el trabajo
- Z56.81 Acoso sexual en el trabajo
- Z56.9 Otro problema relacionado con el empleo

Problemas de vivienda

- Z59.01 Sinhogarismo en refugios
- Z59.02 Sinhogarismo sin refugio
- Z59.1 Vivienda inadecuada
- Z59.2 Discordia con vecino, inquilino o propietario
- Z59.3 Problema relacionado con vivir en una institución residencial
- Z59.9 Otro problema de vivienda

Problemas económicos

- Z59.41   Inseguridad alimentaria
- Z58.6   Falta de agua potable segura
- Z59.5   Pobreza extrema
- Z59.6   Bajos ingresos
- Z59.7   Seguro social o de salud insuficiente, o apoyo asistencial insuficiente
- Z59.9   Otro problema económico

Problemas relacionados con el entorno social

- Z60.2   Problema relacionado con vivir solo
- Z60.3   Dificultad de aculturación
- Z60.4   Exclusión o rechazo social
- Z60.5   Objeto de discriminación o persecución (percibida) adversa
- Z60.9   Otro problema relacionado con el entorno social

Problemas relacionados con la interacción con el sistema legal

- Z65.0   Condena en procedimientos civiles o penales sin encarcelamiento
- Z65.1   Prisión u otra forma de encarcelamiento
- Z65.2   Problemas relacionados con la salida de prisión
- Z65.3   Problemas relacionados con otras circunstancias legales

Problemas relacionados con otras circunstancias psicosociales, personales y medioambientales

- Z72.9   Problema relacionado con el estilo de vida
- Z64.0   Problemas relacionados con un embarazo no deseado
- Z64.1   Problemas relacionados con la multiparidad
- Z64.4   Discordia con el proveedor de servicios sociales, incluyendo al oficial de libertad condicional, el gestor de casos y el trabajador de servicios sociales
- Z65.4   Víctima de delito
- Z65.4   Víctima de terrorismo o tortura
- Z65.5   Exposición a desastres, guerras u otras hostilidades

Problemas relacionados con el acceso a la atención médica y otros servicios de salud

- Z75.3   Indisponibilidad o inaccesibilidad a instalaciones de atención sanitaria
- Z75.4   Indisponibilidad o inaccesibilidad a otras agencias de ayuda

Circunstancias de la historia personal

- Z91.49   Antecedentes personales de trauma psicológico
- Z91.82   Antecedentes personales de despliegue militar

Otras consultas de servicios de salud para asesoramiento y consejo médico

- Z31.5   Consejo genético
- Z70.9   Asesoramiento sexual
- Z71.3   Consejo dietético
- Z71.9   Otro asesoramiento o consulta

Problemas o afecciones adicionales que pueden ser objeto de atención clínica

- Z91.83   Vagabundeo asociado con un trastorno mental
- Z63.4   Duelo no complicado
- Z60.0   Problema de la fase de la vida
- Z65.8   Problema religioso o espiritual
- Z72.810   Comportamiento antisocial en niños o adolescentes
- Z91.199   Incumplimiento del tratamiento médico
- E66.9   Sobrepeso u obesidad
- Z76.5   Simulación
- R41.83   Funcionamiento intelectual límite

Síntomas y signos que implican estados emocionales

- R45.0   Nerviosismo
- R45.1   Inquietud y agitación
- R45.2   Infelicidad
- R45.3   Desmoralización y apatía

- R45.4   Irritabilidad y enfado
- R45.5   Hostilidad
- R45.6   Comportamiento violento
- R45.7   Estado de *shock* emocional y estrés, no especificado
- R45.8   Otros síntomas y signos que implican el estado emocional
  - R45.81   Baja autoestima
  - R45.82   Preocupaciones
  - R45.83   Llanto excesivo
  - R45.84   Anhedonia
  - R45.85   Ideas homicidas y suicidas
  - R45.850   Ideas homicidas
  - R45.851   Ideas suicidas
  - R45.86   Labilidad emocional
  - R45.87   Impulsividad
  - R45.88   Autolesión no suicida
  - R45.89   Otros síntomas y signos que implican el estado emocional

Capítulo 8

Recordando los diagnósticos comunes del DSM-5-TR mediante tablas

TABLA 8-1. Criterios abreviados del DSM-5-TR para diagnósticos comunes

Diagnóstico	Criterios/tiempo	Síntomas
Trastornos del neurodesarrollo		
TDAH	≥6 durante ≥6 meses O	Falta de atención: comete errores por descuido; no puede mantener la atención; parece no escuchar; a menudo no sigue instrucciones; tiene dificultades para organizar tareas; no le gusta el esfuerzo mental sostenido; pierde objetos necesarios para las tareas; se distrae con estímulos externos; olvidadizo en las actividades diarias
	≥6 durante ≥6 meses	Hiperactividad/impulsividad: se mueve inquieto; se levanta del asiento cuando se espera que esté sentado; corre o trepa en situaciones inapropiadas; incapaz de permanecer en silencio; está en constante movimiento, como si tuviera un motor; habla en exceso; responde abruptamente; no puede esperar su turno; interrumpe; actúa sin pensar
Discapacidad intelectual	Ambos comienzan en la primera infancia	Déficits en las funciones intelectuales confirmados por la evaluación clínica y pruebas de inteligencia estandarizadas; déficits en el funcionamiento adaptativo
Trastorno del espectro autista	Los 3 en múltiples contextos, comenzando en la primera infancia Y	Déficits en la reciprocidad socioemocional; déficits en los comportamientos comunicativos no verbales; déficits para entablar y mantener relaciones

TABLA 8-1. Criterios abreviados del DSM-5-TR para diagnósticos comunes (*cont.*)

Diagnóstico	Criterios/tiempo	Síntomas
	≥2	Movimientos motores estereotipados o repetitivos, uso de objetos o del habla; adhesión inflexible a rutinas o resistencia excesiva al cambio; intereses muy restringidos y fijaciones de intensidad o foco anormal; hiperreactividad o hiporreactividad a estímulos sensoriales
Trastorno específico del aprendizaje	≥1 durante ≥6 meses comenzando en la infancia *A PESAR DE* intervenciones para reducir las dificultades	Lectura de palabras inexacta o lenta; comprensión lectora deteriorada; dificultades con la ortografía; dificultades con la expresión escrita; dificultades con el sentido numérico o los cálculos; dificultades con el razonamiento matemático
Espectro de la esquizofrenia y otros trastornos psicóticos		
Esquizofrenia	≥2 durante ≥1 mes *Y*	Delirios; alucinaciones; discurso desorganizado; comportamiento gravemente desorganizado o catatónico; síntomas negativos (al menos uno de los síntomas es delirios, alucinaciones o discurso desorganizado)
	≥6 meses	Signos continuos de alteración
Trastorno esquizoafectivo	≥50 % del tiempo *Y*	Criterios de la esquizofrenia

TABLA 8-1. Criterios abreviados del DSM-5-TR para diagnósticos comunes (*cont.*)

Diagnóstico	Criterios/tiempo	Síntomas
Espectro de la esquizofrenia y otros trastornos psicóticos (*continuación*)		
Trastorno esquizoafectivo (*continuación*)	≥2 semanas	También experimenta episodios depresivos mayores o maníacos
		Delirios o alucinaciones sin episodios depresivos o maníacos
Trastornos bipolares y relacionados		
Trastorno bipolar I	≥1 semana (o cualquier duración si está hospitalizado) Y	Manía: estado de ánimo anormalmente elevado o irritable de manera persistente; aumento persistente de la energía o la actividad, en un cambio claro respecto a la energía o actividad habitual
	≥3	Autoestima exagerada o grandiosidad; disminución de la necesidad de dormir; habla presionada; fuga de ideas o pensamientos acelerados; distraibilidad; aumento de la actividad con fines concretos; implicación excesiva en actividades con alto potencial de consecuencias dolorosas
Trastorno bipolar II	≥4 días Y	Hipomanía: estado de ánimo anormalmente elevado o irritable de manera persistente; aumento persistente de la energía o la actividad sin psicosis u hospitalización

TABLA 8-1. Criterios abreviados del DSM-5-TR para diagnósticos comunes (*cont.*)

Diagnóstico	Criterios/tiempo	Síntomas
	≥3	Autoestima exagerada o grandiosidad; disminución de la necesidad de dormir; habla apresurada; fuga de ideas o pensamientos acelerados; distraibilidad; aumento de la actividad con fines concretos; implicación excesiva en actividades con alto potencial de consecuencias dolorosas
Trastornos depresivos		
Trastorno de desregulación disruptiva	≥3 arrebatos por semana durante ≥12 meses	Arrebatos de ira graves y recurrentes que se manifiestan verbalmente y/o conductualmente, desproporcionados a la situación e inconsistentes con el nivel de desarrollo (el diagnóstico no puede realizarse en niños menores de 6 años)
		El estado de ánimo entre los arrebatos es persistentemente irritable o enfadado la mayor parte del día, casi todos los días, y observable por los demás
Trastorno depresivo mayor	≥1 durante ≥2 semanas Y	Ánimo deprimido; pérdida marcada del interés por las actividades o del placer (anhedonia)
	≥4 durante ≥2 semanas	Pérdida de peso significativa no intencionada o disminución del apetito; insomnio o hipersomnia; agitación o retraso psicomotor; fatiga o pérdida de energía; sentimientos de inutilidad o culpa excesiva; disminución de la capacidad de concentrarse; pensamientos recurrentes de muerte o suicidio

TABLA 8-1. Criterios abreviados del DSM-5-TR para diagnósticos comunes (*cont.*)

Diagnóstico	Criterios/tiempo	Síntomas
Trastornos de ansiedad		
Trastorno de ansiedad por separación	≥3 durante ≥4 semanas	Malestar excesivo al separarse del hogar o de los cuidadores; preocupación persistente por el daño a los cuidadores; preocupación excesiva por un suceso adverso que cause separación del cuidador; excesiva renuencia a estar solo; renuencia persistente a dormir fuera de casa; pesadillas repetitivas sobre la separación; síntomas físicos repetidos al separarse
Trastorno de pánico	≥4 *Y*	Oleadas recurrentes de miedo intenso o malestar intenso manifestadas por palpitaciones; sudoración; temblores; dificultad para respirar; sensación de ahogo; dolor en el pecho; náuseas; mareos; escalofríos; parestesias; desrealización; miedo a perder el control o volverse loco; miedo a la muerte
	≥1 mes	Preocupación o inquietud persistente por los ataques de pánico *O* Cambio desadaptativo del comportamiento relacionado con los ataques
Trastorno de ansiedad generalizada	≥3 *Y*	Inquietud; fatiga fácil; dificultad para concentrarse; irritabilidad; tensión muscular; alteración del sueño

TABLA 8–1. Criterios abreviados del DSM-5-TR para diagnósticos comunes (*cont.*)

Diagnóstico	Criterios/tiempo	Síntomas
		Ansiedad y preocupación excesivas (expectativa aprensiva) que son difíciles de controlar
Trastorno obsesivo-compulsivo y trastornos relacionados		
TOC	≥1 hora/día	Obsesiones: pensamientos, impulsos o imágenes recurrentes e intrusivas que la persona intenta ignorar o suprimir mediante actos compulsivos Y/O
		Compulsiones: conductas o actos mentales repetitivos para reducir el malestar
Trastornos relacionados con traumas y factores de estrés		
Trastorno de apego reactivo	Ambos comienzan antes de los 5 años	Experiencia de cuidado extremadamente insuficiente
		Patrón consistente de comportamiento emocionalmente retraído hacia los cuidadores; persistente alteración social y emocional
TEPT (6 años o menos)	Y	Exposición real o en forma de amenaza a la muerte, lesiones graves o violencia sexual, especialmente de los cuidadores principales
	≥1 durante ≥1 mes Y	Intrusiones: recuerdos angustiosos, que pueden ser recreados en el juego; sueños intrusivos; *flashbacks* disociativos; exposiciones a desencadenantes que causan angustia intensa o prolongada; reacciones fisiológicas marcadas

Recordando los diagnósticos comunes del DSM-5-TR   **201**

TABLA 8-1. Criterios abreviados del DSM-5-TR para diagnósticos comunes (*cont.*)

Diagnóstico	Criterios/tiempo	Síntomas
Trastornos relacionados con traumas y factores de estrés (*continuación*)		
TEPT (6 años o menos) (*continuación*)	≥ 1 durante ≥ 1 mes *Y* ≥ 2 durante ≥ 1 mes *Y*	Evitación: recordatorios internos; recordatorios externos del trauma
		Síntoma negativo: deterioro de la memoria del trauma; baja autoestima; culpa patológica; estados emocionales negativos; disminución de la participación; desapego; entumecimiento emocional
	≥ 2 durante ≥ 1 mes *Y*	Activación autonómica reactiva: irritabilidad o agresión, incluyendo rabietas extremas; imprudencia; hipervigilancia; respuesta de sobresalto exagerada; concentración deteriorada; alteraciones del sueño
TEPT (mayor de 6 años)	*Y*	Exposición real o en forma de amenaza a la muerte, lesiones graves o violencia sexual
	≥1 durante ≥1 mes *Y*	Intrusiones: recuerdos angustiosos; sueños intrusivos; *flashbacks*; exposiciones a desencadenantes que causan angustia; reacciones fisiológicas marcadas
	≥1 durante ≥1 mes *Y*	Evitación: recordatorios internos; recordatorios externos del trauma

TABLA 8-1. Criterios abreviados del DSM-5-TR para diagnósticos comunes (*(cont.)*)

Diagnóstico	Criterios/tiempo	Síntomas
	≥2 durante ≥1 mes Y	Síntoma negativo: deterioro de la memoria del trauma; baja autoestima; culpa patológica; estados emocionales negativos; disminución de la participación; desapego; entumecimiento emocional
	≥2 durante ≥1 mes	Activación autonómica reactiva: irritabilidad o agresión, incluyendo rabietas extremas; imprudencia; hipervigilancia; respuesta de sobresalto exagerada; concentración deteriorada; alteraciones del sueño
Trastornos de la conducta alimentaria y de la ingesta de alimentos		
Pica	≥1 mes	Consumo persistente de sustancias no nutritivas y no alimentarias que es inconsistente con la etapa de desarrollo y las prácticas culturales
Anorexia nerviosa	Los 3	Restricción persistente de la ingesta de energía; miedo intenso a ganar peso o comportamiento persistente que interfiere con el aumento de peso; alteración en la percepción propia de la forma o el peso corporal
Bulimia nerviosa	Ambos al menos semanalmente durante ≥ 3 meses	Episodios recurrentes de atracones; autoevaluación indebidamente influenciada por la forma y el peso del cuerpo
		Conductas compensatorias inapropiadas recurrentes para prevenir el aumento de peso

TABLA 8-1. Criterios abreviados del DSM-5-TR para diagnósticos comunes (*cont.*)

Diagnóstico	Criterios/tiempo	Síntomas
Trastornos de la excreción		
Enuresis (≥5 años)	≥2 veces por semana durante ≥3 meses	Emisión repetida de orina en la cama o la ropa, no atribuible a una sustancia u otra afección médica
Encopresis (≥4 años)	≥1 mensual durante ≥3 meses	Emisión repetida de heces en lugares inapropiados, no atribuible a una sustancia u otra afección médica
Trastornos disruptivos, del control de los impulsos y de la conducta		
Trastorno negativista desafiante	≥4 durante ≥6 meses; si es menor de 5 años, síntomas la mayoría de los días; si es mayor de 5 años, síntomas al menos semanalmente	A menudo pierde los estribos; a menudo irritable o fácilmente molesto; a menudo enfadado y resentido; a menudo discute con adultos; a menudo desafía las normas o a las figuras de autoridad; a menudo molesta a los demás; a menudo culpa a otros; rencoroso o vengativo
Trastorno explosivo intermitente	≥1 en una persona ≥6 años	Estallidos verbales recurrentes e impulsivos (o por enfado) ≥2 veces por semana durante ≥3 meses; ≥3 estallidos conductuales impulsivos (o por enfado) que ocasionan daños a pertenencias o lesiones a animales o personas en un período de 12 meses

TABLA 8-1. Criterios abreviados del DSM-5-TR para diagnósticos comunes (*cont.*)

Diagnóstico	Criterios/tiempo	Síntomas
Trastorno de la conducta	≥3 en los últimos 12 meses *Y* ≥1 en los últimos 6 meses	A menudo intimida o amenaza a otros; inicia peleas físicas con frecuencia; usa un arma; es físicamente cruel con las personas; es físicamente cruel con los animales; roba enfrentándose a la víctima; obliga a otros a realizar actividades sexuales; provoca incendios intencionadamente para causar daño; destruye propiedades deliberadamente; entra en la vivienda o coche de otra persona; miente frecuentemente para obtener favores o evitar obligaciones; roba objetos de valor no trivial; se queda fuera por la noche sin permiso; se escapa de casa durante la noche; falta al colegio con frecuencia

Fuente: American Psychiatric Association, 2022.

Capítulo 9

Seis pasos hacia el diagnóstico diferencial

Dado que el malestar mental de una persona puede explicarse de múltiples maneras, el buen clínico considerará muchos diagnósticos al buscar la explicación del malestar de un paciente (Feinstein, 1967). A medida que el clínico desarrolla sus decisiones clínicas, es útil investigar las diferentes posibilidades explicativas de manera secuencial, para desarrollar el hábito de reflexionar sobre lo que el psiquiatra Kenneth Kendler (2012, p. 377) llamó *la naturaleza variada*, las muchas y entrelazadas causas de los trastornos mentales. Los clínicos interesados en explorar más pasos en el diagnóstico diferencial deberían leer textos específicos sobre evaluación psiquiátrica (por ejemplo, Chisolm y Lyketsos, 2012) y el *DSM-5-TR® Manual de diagnóstico diferencial* (First, 2022).

Paso 1: ¿Podrían los signos y síntomas producirse intencionadamente?

Considere si el paciente podría estar produciendo sus signos de manera intencionada, ya que el relato honesto de los síntomas y signos psiquiátricos es la base para llegar al diagnóstico y a un plan de tratamiento fructífero. Un relato honesto fortalece la alianza terapéutica, al igual que el deshonesto la debilita. Si los signos producidos intencionadamente guardan relación con una recompensa externa obvia –como un tiempo sin colegio o la liberación de alguna actividad familiar o un cambio de cuidadores–, considere la posibilidad de una simulación. La simulación puede ser concomitante con otros diagnósticos médicos y psiquiátricos. Si los signos producidos intencionadamente se asocian al deseo de ser percibido como enfermo o discapacitado, considere el trastorno facticio.

Un paciente también puede producir signos y síntomas inconscientemente para resolver un conflicto psicológico, para validar su incapacidad de funcionar socialmente o como intento de obtener ayuda. En estas situaciones, considere uno de los trastornos de síntomas somáticos y relacionados.

Paso 2: ¿Están los signos y síntomas relacionados con una etapa del desarrollo o un conflicto?

Si se está evaluando exhaustivamente a un niño pequeño, la evaluación debe, sin duda, incluir una valoración del desarrollo. Sin embargo, la etapa de desarrollo del paciente se debería considerar incluso al entrevistar a niños mayores, adolescentes y adultos, pues puede ser bastante diferente de la etapa de desarrollo esperable basándose en la edad, los antecedentes y la educación (resumido en el capítulo 13, "Reconocimiento de señales de alerta en el desarrollo"). Una historia social completa también dará una idea de cómo se relaciona el comportamiento actual del paciente con su comportamiento habitual. Incluso en una entrevista breve, es útil observar cómo se comunica y comporta el paciente, y comparar esa comunicación y ese comportamiento con los apropiados para su edad, cultura y educación. Si se observan divergencias, considere estas posibilidades:

- El paciente está experimentando una regresión transitoria en respuesta a un suceso particular.
- El paciente está utilizando un mecanismo de defensa inmaduro, lo que puede indicar un rasgo o un trastorno de personalidad.
- El paciente está experimentando un conflicto del desarrollo en una relación particular.
- El paciente tiene un retraso del desarrollo o una discapacidad intelectual.

Paso 3: ¿Están los signos y síntomas relacionados con algún conflicto con el cuidador?

Los seres humanos son, en palabras del filósofo Alasdair MacIntyre, "animales racionales dependientes" porque dependemos de "otros particulares para nuestra protección y sustento" (MacIntyre, 2012, p. 1). Esta dependencia es aguda en los niños y adolescentes. Según el nivel de habilidad, edad, desarrollo, discapacidad y temperamento, los niños y adolescentes dependen tanto de adultos como de otros niños como cuidadores. Los cuidadores pueden ayudar o perjudicar al niño o adolescente. Al evaluar a un niño o adolescente, observe cómo habla (o no) de los cuidadores que hay en su vida, ya sea directamente o a través de objetos transicionales. Al observar, considere estas posibilidades:

- Un cuidador y el paciente tienen problemas de comunicación o diferencias culturales.
- Un cuidador no encaja bien con el paciente.
- Un cuidador está maltratando, descuidando o de alguna otra manera perjudicando al paciente.

Paso 4: ¿Están relacionados los signos y síntomas con sustancias?

Las personas utilizan y abusan de una variedad de sustancias, lo que genera efectos clínicos variados. Pueden experimentar angustia mental durante el uso de las sustancias, la intoxicación y la abstinencia. Cuando busque la causa de la angustia de un paciente, siempre considere las drogas de abuso, así como los medicamentos con receta, los de venta libre y las hierbas medicinales. Las personas suelen referir que consumen menos de lo que realmente consumen, así que considere estas posibilidades:

- Las sustancias pueden causar directamente los signos y síntomas psiquiátricos del paciente.
- El paciente puede consumir sustancias debido a un trastorno mental y sus secuelas.
- El paciente puede consumir sustancias y presentar signos y síntomas psiquiátricos sin que el consumo de sustancias y los signos y síntomas estén relacionados.

Paso 5: ¿Están los signos y síntomas relacionados con otra dolencia médica?

El paciente puede presentar otra dolencia médica que imite los signos y síntomas psiquiátricos. A veces, este cuadro clínico constituye un suceso centinela que ocurre antes de aparecer los demás estigmas de una enfermedad. Alternativamente, el paciente puede desarrollar signos y síntomas psiquiátricos años después de su presentación por otra afección médica. Las pistas de que puede haber otra afección médica relacionada con determinado trastorno mental son la presentación atípica, la edad atípica de inicio y el curso atípico. Considere estas posibilidades:

- Otra afección médica altera directamente los signos y síntomas psiquiátricos del paciente.
- Otra afección médica altera indirectamente los signos y síntomas psiquiátricos del paciente; por ejemplo, a través de un mecanismo psicológico.
- El tratamiento de la otra afección médica altera directamente los signos y síntomas psiquiátricos del paciente.
- El trastorno mental del paciente, o su tratamiento, causa o exacerba la otra afección médica.
- El paciente tiene un trastorno mental y otra afección médica, pero ambos no están causalmente relacionados.

Paso 6: ¿Hasta qué punto están relacionados los signos y síntomas con un trastorno mental?

En el DSM-5-TR (American Psychiatric Association, 2022) los diagnósticos son resúmenes de información que permiten categorizar las experiencias del niño o adolescente angustiado y la comunicación con los demás profesionales que atienden al paciente. El buen clínico se basa en la sintomatología predominante para avalar su diagnóstico. Aunque el DSM-5-TR busca la parquedad, los diagnósticos no son mutuamente excluyentes, así que considere estas posibilidades:

- La entidad A puede predisponer al paciente a la entidad B y viceversa.
- Una afección subyacente, como sería una predisposición genética, puede hacer que el paciente sea susceptible tanto a la entidad A como a la entidad B.
- Un factor mediador, como la alteración de los sistemas de recompensa, puede influir en la susceptibilidad tanto a la entidad A como a la entidad B.
- Las entidades A y B pueden formar parte de un síndrome más complejo y unificado que se haya dividido artificialmente en el sistema de diagnóstico.
- La relación entre las entidades A y B puede verse artificialmente potenciada por coincidencias en los criterios diagnósticos.
- La comorbilidad entre las entidades A y B puede ser casual.

Una reflexión final: ¿Podría ser que no haya ningún trastorno mental presente?

Después de tratar de llegar a un diagnóstico, es útil dar un paso atrás y recordar que la "normalidad" abarca una amplia gama de comportamientos y pensamientos que varían entre los distintos grupos culturales y etapas de desarrollo. Según el DSM-5-TR, el trastorno mental causa una "alteración clínicamente significativa de la cognición, la regulación emocional o el comportamiento de un individuo que refleja una disfunción de los procesos psicológicos, biológicos o del desarrollo que subyacen en el funcionamiento mental" (American Psychiatric Association, 2022, p. 14). Si los síntomas y la presentación del paciente causan malestar o deterioro clínicamente significativos sin cumplir los criterios de ningún trastorno mental específico, considere las siguientes alternativas:

- Otro *diagnóstico especificado,* en el que el profesional especifica por qué la experiencia del paciente no cumple los criterios de ningún diagnóstico específico.
- Un *diagnóstico* no especificado, en el que el profesional no especifica por qué la experiencia del paciente no cumple los criterios de ningún diagnóstico específico. (Este diagnóstico implica que actualmente no se tiene suficiente información para hacer un diagnóstico especificado de otro tipo).
- Ningún diagnóstico psiquiátrico en absoluto. Muchas personas viven con uno, dos o incluso varios signos o síntomas de enfermedad mental sin que esos síntomas cumplan los criterios de ningún trastorno mental según el DSM-5-TR. Después de todo, los límites entre la normalidad y la anormalidad se determinan a través del ejercicio del juicio experimentado del clínico y las sanciones cambiantes de la cultura.

Capítulo 10

Organización de un examen exhaustivo del estado mental pediátrico con un glosario psiquiátrico

El examen exhaustivo del estado mental pediátrico comienza por la apariencia externa del paciente y progresa gradualmente hacia su vida interior. Para realizar el viaje desde la apariencia hasta la introspección, el clínico observa cuidadosamente y formula preguntas reflexivas al paciente, teniendo siempre en cuenta el contexto cultural, la etapa de desarrollo y el nivel educativo. Para describir sus hallazgos, los clínicos utilizan un lenguaje especializado que se puede aprender en los glosarios psiquiátricos (v. Shahrokh *et al.*, 2011 y el apéndice del DSM-5-TR [American Psychiatric Association, 2022]). El clínico puede organizar su experiencia del estado mental del paciente utilizando su propia versión del formato descrito aquí, que incluye definiciones de los términos esenciales para el examen del estado mental.

Apariencia

Describa cómo aparece el paciente, lo cual puede incluir lo siguiente:

- Capacidad de establecer y mantener contacto visual
- Adecuación a la situación
- Actitud hacia la entrevista
- Limpieza
- Vestimenta
- Aseo personal
- Hábito (constitución general y complexión física)
- Postura

Conducta

Documente las conductas del paciente, que pueden incluir lo siguiente:

- Capacidad de relacionarse socialmente durante el encuentro
- Capacidad de adoptar roles, tanto individualmente como con otros
- Estado ambulatorio y, si es posible, marcha
- Catalepsia (mantenimiento de posturas en que le coloca el examinador)
- Posturas (adoptar una pose y mantenerla)
- Babeo
- Manierismos (comportamientos innecesarios que forman parte de la conducta con fines concretos)
- Presencia de flexibilidad cérea (resistencia de las extremidades al movimiento pasivo que mejora con el movimiento continuo)
- Agitación psicomotora (actividad física excesiva acompañada de tensión interna)
- Retardo psicomotor (ralentización generalizada de las respuestas cognitivas, emocionales o físicas)
- Estereotipias (comportamientos sin finalidad que son inusuales en cuanto a frecuencia, pero no en cuanto al acto en sí)
- Signos de síntomas extrapiramidales o discinesia tardía
- Tics (movimientos o vocalizaciones involuntarios, recurrentes y no rítmicos)
- Temblor

Habla y lenguaje

Describa o anote (si están presentes) las siguientes características del habla del paciente:

- Cantidad
- Latencia (pausa de varios segundos antes de responder a una pregunta)
- Velocidad
- Ritmo
- Tono
- Volumen

Documente los siguientes problemas del habla si están presentes:

- Anomia (incapacidad de nombrar objetos cotidianos)
- Disnomia (incapacidad de encontrar palabras)

Emoción

Describa, si están presentes, las siguientes características del estado emocional del paciente:

- Afecto (el tono emocional transmitido por el habla y los comportamientos)
- Alexitimia (incapacidad de describir o reconocer las propias emociones)
- Adecuación a la situación
- Intensidad
- Estado de ánimo (el estado emocional que se mantiene durante todo el encuentro)
- Calidad
- Rango
- Estabilidad

Proceso de pensamiento

Describa cómo piensa el paciente y observe si hay signos de lo siguiente:

- Mutismo (ausencia de habla)
- Aliteración
- Afonía (capacidad de solo susurrar o ronquera)
- Asociación fonética (palabras elegidas únicamente por su sonido)
- Disminución de la latencia de respuesta (responder preguntas antes de que hayan terminado)
- Aumento de la latencia de respuesta (largas pausas antes de hablar con bastante normalidad)
- Descarrilamiento (ideas que se entrelazan)
- Distraibilidad (se desvía fácilmente por estímulos externos)
- Ecolalia (repetición de palabras o frases de otros)
- Fuga de ideas (grupo ilógico de asociaciones)
- Las asociaciones pueden describirse como intactas, circunstanciales (con detalles innecesarios pero respondiendo al fin a la pregunta), tangenciales (solo inicialmente responde a la pregunta), laxas (respuestas no relacionadas con una pregunta) o incluso ensalada de palabras (uso aleatorio de palabras)
- Neologismos (creación de palabras nuevas)
- Perseveración (repetición de la misma respuesta motora o verbal a pesar de variar el estímulo)

- Pobreza del habla (respuestas breves y concretas con discurso espontáneo limitado)
- Presión del habla (habla rápida que a menudo es fuerte y difícil de interrumpir)
- Verbigeración (repetición prolongada de palabras aisladas)

Contenido del pensamiento

Comente lo que la persona dice, incluyendo la presencia de cualquiera de los siguientes elementos:

- Compulsiones (impulsos irresistibles de realizar un comportamiento)
- Obsesiones (ideas, imágenes o deseos recurrentes y persistentes que dominan el pensamiento)
- Delirios (creencias fijas, firmes y falsas que no forman parte de la cultura o religión de la persona)
- Grandiosidad
- Culpa
- Alucinaciones (percepciones de estímulos ausentes)
- Ilusiones (percepciones erróneas de un estímulo real)
- Ideas de persecución
- Ideas de referencia (percepciones de que estímulos no relacionados tienen un significado particular e inusual específico para la persona)
- Ideación, intención o plan de dañarse a uno mismo o a otros (suicida, homicida o violento)
- Paranoia
- Pasividad (actitud sumisa hacia un superior percibido)
- Fobias (miedos intensos, irracionales y específicos)
- Inserción del pensamiento (la percepción de que los pensamientos de uno no son propios, sino que han sido insertados en la mente por otros)
- Sustracción del pensamiento (la percepción de que otros pueden sacar pensamientos de la mente de uno sin consentimiento)

Cognición

Observe y comente la cognición y los recursos intelectuales del paciente en relación con su edad de desarrollo, incluyendo lo siguiente:

- Capacidad de abstraer e interpretar refranes cultural y educativamente apropiados

- Capacidad de calcular
- Capacidad de leer y escribir
- Conocimientos generales
- Estilo de aprendizaje
- Control de los impulsos
- Orientación
- Memoria reciente y remota
- Si se conoce, comente el CI y el estilo de aprendizaje de la persona

Introspección y juicio

Observe y comente la introspección y el juicio del paciente, incluyendo lo siguiente:

- Introspección referente a su afección, especialmente si niega o reconoce su problema
- Juicio (capacidad mental de comparar opciones y tomar decisiones apropiadas) en relación con la dolencia presentada y la edad

PARTE III

Herramientas adicionales y orientación clínica

Capítulo 11

Uso de las medidas de evaluación del DSM-5-TR como ayuda diagnóstica

Los autores del DSM-5-TR (American Psychiatric Association, 2022) describen que el manual está sujeto a revisión a medida que avance la ciencia en que descansa la psiquiatría. Incluso insinúan cuáles serán los sucesores del manual en la Sección III, "Medidas y modelos emergentes", que incluye varias herramientas de evaluación, escalas de calificación y diagnósticos alternativos. En conjunto, se trata de herramientas valiosas de uso actual y los caminos a seguir por el DSM como sistema de diagnóstico.

En la actualidad, el texto principal del DSM-5-TR preserva el modelo categórico de enfermedad mental. El modelo categórico, en el cual una persona tiene o no una enfermedad mental en función de la presencia o ausencia de síntomas, fue introducido por primera vez en el DSM-III (American Psychiatric Association, 1980). El modelo categórico une a los diversos clínicos e investigadores que atienden y estudian a personas con enfermedades mentales al proporcionarles un mismo texto, incluso si prefieren explicaciones distintas de la enfermedad mental, para el trabajo clínico actual (Kinghorn, 2011).

El gran logro del modelo categórico ha sido el aumento de la fiabilidad diagnóstica (es decir, la capacidad de los diferentes clínicos de coincidir en el mismo diagnóstico en relación con determinada persona). La gran deficiencia del modelo categórico ha sido su limitada validez diagnóstica (es decir, la capacidad de los clínicos de realizar un diagnóstico preciso) (Kendell y Jablensky, 2003).

De diversas maneras, cada una de las herramientas de la Sección III del DSM-5-TR intenta mejorar la fiabilidad y validez de los diagnósticos psiquiátricos. Estas herramientas son diversas, pero creemos que todas estas medidas pueden ser utilizadas por los clínicos para personalizar los criterios diagnósticos de determinado paciente en particular. En este capítulo presentamos varias de estas medidas como ayudas para la práctica clínica con niños y adolescentes.

Medidas de síntomas transversales de nivel 1 y 2

La mayoría de los jóvenes con malestar mental acuden a alguien que ya conocen en busca de ayuda. Dentro de la medicina, suele ser un médico, enfermero, consejero escolar u otro profesional cuyo papel principal o especialidad no es la prestación de servicios de salud mental. De hecho, la mayor parte de la atención de salud mental se lleva a cabo en las consultas de los médicos de atención primaria. Para abordar la brecha entre la formación en salud mental que poseen estos clínicos y el volumen de atención de salud mental que proporcionan, el DSM-5-TR ofrece herramientas de cribado que pueden usarse tanto en la atención primaria como en los entornos de salud mental. Estas herramientas breves y en lenguaje sencillo pueden cumplimentarlas antes de la consulta el paciente o alguien que lo conozca bien. Las herramientas están disponibles en este capítulo, en la Sección III del DSM-5-TR y en línea en www.psychiatry.org/dsm5. Pueden reproducirse y utilizarse, sin permiso adicional para evaluaciones clínicas e investigaciones.

Cada herramienta tiene una serie de preguntas cortas sobre síntomas recientes; por ejemplo, "Durante las últimas dos (2) semanas, ¿cuánto (o con qué frecuencia) ha parecido su hijo enojado o ha perdido los estribos?". Estas preguntas de detección evalúan los síntomas principales de los diagnósticos más importantes. En cada síntoma, el paciente o su cuidador evalúa el grado de malestar del paciente en una escala de 5 puntos: nada (0), leve (1), moderado (2), considerable (3) o grave (4). Cada herramienta está diseñada para poder puntuarse fácilmente. Si el paciente informa de un problema clínicamente significativo en cualquier dominio, se debe considerar el uso de una herramienta de evaluación más detallada; en este ejemplo, sería una herramienta para evaluar la ira.

El DSM-5-TR incluye una jerarquía de herramientas de evaluación. La evaluación inicial, descrita en el párrafo anterior, es la Medida de Síntomas Transversales de Nivel 1, cumplimentada antes de la consulta inicial por la persona que busca la evaluación o por el cuidador del niño o adolescente en cuestión. La versión para niños de 6 a 17 años (no hay versión para niños menores de 6 años) incluye 25 preguntas que evalúan 12 dominios y está en un formato que el niño o adolescente puede completar por sí mismo o en otro para el cuidador. Aunque no en todos, para la mayoría de los dominios de síntomas evaluados en la Medida de Síntomas Transversales de Nivel 1 existen medidas de síntomas transversales de nivel 2 que cubren áreas concretas como la ira, la ansiedad, la depresión, la falta de atención, la manía, los pensamientos y comportamientos repetitivos, las alteraciones del sueño, los síntomas somáticos y el uso de sustancias.

Cuando se utilizan, las evaluaciones de nivel 1 y 2 pueden ayudar al clínico a identificar y caracterizar los problemas que se presentan. Tienen también otro posible beneficio después de la evaluación inicial: ayudar a medir la respuesta al tratamiento y el progreso hacia la recuperación. El DSM-5-TR sugiere usar las Medidas de Síntomas Transversales de Nivel 2 en la primera evaluación del paciente, en parte para poder establecer la línea de base y revisar luego esa evaluación periódicamente a fin de determinar los progresos. Estas medidas evalúan dimensiones en lugar de diagnósticos, lo que significa que no están diseñadas para indicarle el grado de probabilidad de identificar un diagnóstico específico. Su fortaleza es que le permiten seguir diferentes dominios de síntomas, como los síntomas depresivos de un paciente con esquizofrenia, además de sus síntomas psicóticos.

El uso sistemático de estas evaluaciones transversales alerta sobre los cambios significativos de la sintomatología del paciente y aporta resultados medibles para los planes de tratamiento. Las evaluaciones previenen a los investigadores a cerca de las lagunas del sistema de diagnóstico actual. Para su comodidad, en las figuras 11-1 y 11-2 se muestran las versiones del instrumento de nivel 1 evaluables por el niño y por el cuidador.

Se anima a los profesionales que utilizan las herramientas de nivel 1 a explorar más a fondo los problemas referidos, incluso los aparentemente leves, de falta de atención, psicosis, uso de sustancias e ideación o intentos suicidas. Para los otros dominios, se incita a los profesionales a explorar los síntomas identificados en el siguiente nivel más alto de gravedad (leve o varios días) o mayor. A las medidas de nivel 2 se puede acceder fácilmente en línea en www.psychiatry.org/psychiatrists/practice/dsm/educational-resources/assessment-measures. Las medidas de nivel 2 sugeridas se describen en la tabla 11-1.

Entrevista de formulación cultural

Los autores del DSM-5 (American Psychiatric Association, 2013) están mejorando el sistema diagnóstico atendiendo a la especificidad cultural del malestar y la enfermedad mental. Preguntar cómo entienden la enfermedad y la salud el paciente y el cuidador según su trasfondo cultural es una manera eficiente de construir la alianza terapéutica mientras se recopila información pertinente (Lim, 2015). Además, realizar una evaluación cultural personaliza el diagnóstico, lo que aumenta su exactitud (Bäärnhielm y

Nombre del menor: _____ **Edad:** _____ **Sexo:** ☐ Varón ☐ Mujer **Fecha:** _____

Instrucciones: Las siguientes preguntas se refieren a cosas que te podrían haber hecho sentir mal. En cada pregunta, rodea con un círculo el número que mejor describa cuánto (o con qué frecuencia) te ha perturbado cada problema en las **últimas DOS (2) SEMANAS.**

	Durante las últimas **DOS (2) SEMANAS**, ¿hasta qué punto (o con qué frecuencia)...	**Nada** En ningún momento	**Algo** Raro, menos de 1-2 días	**Leve** Varios días	**Moderado** Más de la mitad de los días	**Grave** Casi cada día	**Puntuación más alta del dominio** (clínico)
I.	1.	Te han asaltado dolores de estómago, de cabeza o de otro tipo?	0	1	2	3	4	
	2.	Te has preocupado por tu salud o por la posibilidad de enfermarte?	0	1	2	3	4	
II.	3.	Te has sentido molesto por no poder dormirte o seguir durmiendo, o por despertarte demasiado pronto?	0	1	2	3	4	
III.	4.	Te has sentido incapaz de prestar atención en clase, al hacer los deberes, al leer un libro o al jugar a algo?	0	1	2	3	4	
IV.	5.	Te han divertido menos las cosas que antes te gustaba hacer?	0	1	2	3	4	
	6.	Te has sentido triste o deprimido durante varias horas?	0	1	2	3	4	
V.	7.	Te has irritado o molestado más fácilmente de lo normal?	0	1	2	3	4	
y VI.	8.	Te has enfadado o has perdido los nervios?	0	1	2	3	4	

FIGURA 11-1. Medida de síntomas transversales de nivel 1 del DSM-5-TR autoevaluada: niños y adolescentes de 11-17 años.

	Durante las últimas **DOS (2) SEMANAS**, ¿hasta qué punto (o con qué frecuencia)...	**Nada** En ningún momento	**Algo** Raro, menos de 1-2 días	**Leve** Varios días	**Moderado** Más de la mitad de los días	**Grave** Casi cada día	**Puntuación más alta del dominio** (clínico)
VII.	9. Has iniciado muchos más proyectos o hecho cosas más arriesgadas de lo habitual?	0	1	2	3	4	
	10. Has dormido menos de lo normal y seguías teniendo mucha energía?	0	1	2	3	4	
VIII.	11. Te has notado nervioso, ansioso o asustado?	0	1	2	3	4	
	12. No has podido dejar de preocuparte?	0	1	2	3	4	
	13. No has podido hacer las cosas que querías o debías hacer porque te ponían nervioso?	0	1	2	3	4	
IX.	14. Has oído voces –cuando no había nadie– que hablaran de ti, que te dijeran algo que hicieras o que te dijeran cosas malas?	0	1	2	3	4	
	15. Has visto visiones estando totalmente despierto, es decir, has visto algo o a alguien que nadie más pudiera ver?	0	1	2	3	4	

FIGURA 11-1. Medida de síntomas transversales de nivel 1 del DSM-5-TR autoevaluada: niños y adolescentes de 11-17 años (*cont.*).

Uso de las medidas de evaluación del DSM-5-TR   225

	Durante las últimas **DOS (2) SEMANAS**, ¿hasta qué punto (o con qué frecuencia)...	**Nada** En ningún momento	**Algo** Raro, menos de 1-2 días	**Leve** Varios días	**Moderado** Más de la mitad de los días	**Grave** Casi cada día	**Puntuación más alta del dominio** (clínico)
X.							
16.	Has tenido pensamientos que volvieran una y otra vez de que ibas a hacer algo malo, o de que algo malo te iba a ocurrir a ti o a otra persona?	0	1	2	3	4	
17.	Has sentido la necesidad de comprobar ciertas cosas una y otra vez, como haber cerrado una puerta o apagado el fogón?	0	1	2	3	4	
18.	Te has preocupado por haber tocado cosas sucias, con gérmenes o envenenadas?	0	1	2	3	4	
19.	Has sentido que tuvieras que hacer las cosas de determinada manera, como contando o diciendo algo especial, para evitar que ocurriera algo malo?	0	1	2	3	4	

FIGURA 11-1. Medida de síntomas transversales de nivel 1 del DSM-5-TR autoevaluada: niños y adolescentes de 11-17 años (cont.).

		En las últimas **DOS (2) SEMANAS...**		
XI.	20.	¿Has bebido alcohol (cerveza, vino, licor, etc.)?	☐ Sí	☐ No
	21.	¿Has fumado cigarrillos, puros o en pipa, o has consumido rapé o tabaco de mascar?	☐ Sí	☐ No
	22.	¿Te has preocupado por haber tocado cosas sucias, con gérmenes o envenenadas?	☐ Sí	☐ No
	23.	¿Has consumido drogas, como marihuana, cocaína o *crack*, drogas de diseño (el éxtasis), alucinógenos (como el LSD), heroína, inhalantes o solventes (como el pegamento), o metanfetamina (como el *speed*)?	☐ Sí	☐ No
XII.	24.	¿Has pensado en algún momento en hacerte daño o suicidarte?	☐ Sí	☐ No
	25.	¿ALGUNA VEZ has intentado matarte?	☐ Sí	☐ No

FIGURA 11-1. Medida de síntomas transversales de nivel 1 del DSM-5-TR autoevaluada: niños y adolescentes de 11-17 años (*cont.*).

Nombre del menor: _____ **Edad:** _____ **Sexo:** ☐ Varón ☐ Mujer **Fecha:** _____

Relación con el menor: _____

Instrucciones (al padre o tutor del menor): Las siguientes preguntas hacen referencia a cosas que podrían haber hecho sentir mal a su hijo/a.
Por cada pregunta, señale el número que mejor describa hasta qué punto (o con qué frecuencia) su hijo se ha sentido mal durante las **últimas DOS (2) SEMANAS**.

	Durante las últimas **DOS (2) SEMANAS**, ¿hasta qué punto (o con qué frecuencia) su hijo/a...	**Nada** En ningún momento	**Algo** Raro, menos de 1-2 días	**Leve** Varios días	**Moderado** Más de la mitad de los días	**Grave** Casi cada día	**Puntuación más alta del dominio** (clínico)
I.	1. Se ha quejado de dolores o molestias de barriga, de cabeza o de otro tipo?	0	1	2	3	4	
	2. Ha estado preocupado por su salud o por la idea de ponerse enfermo?	0	1	2	3	4	
II.	3. Ha tenido problemas de sueño, esto es, dificultad para dormirse o para continuar dormido, o se ha despertado demasiado temprano?	0	1	2	3	4	
III.	4. Ha tenido problemas para mantener la atención cuando estaba en clase, haciendo sus deberes, leyendo un libro o jugando?	0	1	2	3	4	
IV.	5. Se ha divertido menos haciendo cosas que solía hacer?	0	1	2	3	4	
	6. Ha parecido estar triste o depresivo durante varias horas?	0	1	2	3	4	

FIGURA 11-2. Medida de síntomas transversales de nivel 1 del DSM-5-TR evaluada por el padre/tutor legal: niños y adolescentes de 6-17 años.

	Durante las últimas **DOS (2) SEMANAS**, ¿hasta qué punto (o con qué frecuencia) su hijo/a...	**Nada** En ningún momento	**Algo** Raro, menos de 1-2 días	**Leve** Varios días	**Moderado** Más de la mitad de los días	**Grave** Casi cada día	**Puntuación más alta del dominio** (clínico)
V. y VI.	7. Ha parecido estar más irritable o enfadado más fácilmente de lo normal?	0	1	2	3	4	
	8. Ha parecido estar más enfadado o fuera de sus casillas?	0	1	2	3	4	
VII.	9. Ha empezado muchos más proyectos de lo normal o ha hecho más cosas arriesgadas de lo normal?	0	1	2	3	4	
	10. Ha dormido menos de lo normal pero todavía tiene mucha energía?	0	1	2	3	4	
VIII.	11. Ha dicho que se siente nervioso, ansioso o temeroso?	0	1	2	3	4	
	12. No ha sido capaz de parar de preocuparse?	0	1	2	3	4	
	13. Ha dicho que no podía hacer cosas que quería hacer o que debería haber hecho porque se siente nervioso?	0	1	2	3	4	
IX.	14. Ha dicho que oye voces –cuando no hay nadie– hablando sobre él/ella o diciéndole lo que tiene que hacer, o diciendo cosas malas sobre él/ella?	0	1	2	3	4	
	15. Ha dicho que ha tenido alguna visión cuando estaba completamente despierto/a, es decir, ha visto algo o a alguien que nadie más puede ver?	0	1	2	3	4	

FIGURA 11-2. Medida de síntomas transversales de nivel 1 del DSM-5-TR evaluada por el padre/tutor legal: niños y adolescentes de 6-17 años (*cont.*).

Uso de las medidas de evaluación del DSM-5-TR   229

Durante las últimas **DOS (2) SEMANAS**, ¿hasta qué punto (o con qué frecuencia) su hijo/a...		**Nada** En ningún momento	**Algo** Raro, menos de 1-2 días	**Leve** Varios días	**Moderado** Más de la mitad de los días	**Grave** Casi cada día	**Puntuación más alta del dominio** (clínico)
X.							
16.	Ha dicho que ha tenido pensamientos que vienen hacia su mente sobre que haría algo malo, o que algo malo le pasaría a él/ella o a otra persona?	0	1	2	3	4	
17.	Ha dicho que siente la necesidad de comprobar ciertas cosas de forma repetida, como si la puerta está cerrada o si el fogón está apagado?	0	1	2	3	4	
18.	Ha parecido preocuparse mucho por si las cosas que ha tocado estaban sucias, tenían gérmenes o estaban envenenadas?	0	1	2	3	4	
19.	Ha dicho que tiene que hacer las cosas de una determinada manera, como contar o decir palabras especiales en voz alta, para que no suceda nada malo?	0	1	2	3	4	

FIGURA 11-2. Medida de síntomas transversales de nivel 1 del DSM-5-TR evaluada por el padre/tutor legal: niños y adolescentes de 6-17 años (*cont.*).

		En las últimas **DOS (2) SEMANAS,** su hijo/a ...			
XI.	20.	¿Ha tomado alguna bebida alcohólica (cerveza, vino, licor, etc.)?	☐ Sí	☐ No	☐ No sé
	21.	¿Ha fumado algún cigarrillo o puro o en pipa, o ha usado tabaco en polvo, o masticado tabaco?	☐ Sí	☐ No	☐ No sé
	22.	¿Ha usado drogas como marihuana, cocaína o crack, drogas de diseño (como el éxtasis), alucinógenos (como el LSD), heroína, inhalantes o disolventes (como el pegamento) o metanfetamina (como el *speed*)?	☐ Sí	☐ No	☐ No sé
	23.	¿Ha usado alguna medicina sin la prescripción de un médico (p. ej., analgésicos [como Termalgin codeína], estimulantes [como Rubifén], sedantes o tranquilizantes (como pastillas para dormir o Valium) o esteroides?	☐ Sí	☐ No	☐ No sé
XII.	24.	¿Ha hablado en algún momento de hacerse daño o suicidarse?	☐ Sí	☐ No	☐ No sé
	25.	¿Ha intentado ALGUNA VEZ matarse?	☐ Sí	☐ No	☐ No sé

FIGURA 11-2. Medida de síntomas transversales de nivel 1 del DSM-5-TR evaluada por el padre/tutor legal: niños y adolescentes de 6-17 años (*cont.*).

Uso de las medidas de evaluación del DSM-5-TR   **231**

TABLA 11-1. Medida de síntomas transversales de nivel 1 del DSM-5-TR, evaluada por un progenitor/tutor legal, para niños de 6 a 17 años: 12 dominios, umbrales para una investigación adicional y medidas de nivel 2 asociadas

Dominio	Nombre del dominio	Umbral para guiar las investigaciones adicionales	Medida de síntomas transversales de nivel 2 del DSM-5-TR[a]
I.	Síntomas somáticos	Leve o mayor	Nivel 2–Síntoma somático–Niños de 11 a 17 años (Cuestionario de Salud del Paciente-15 [PHQ-15] Escala de Gravedad de Síntomas Somáticos)
II.	Problemas de sueño	Leve o mayor	Nivel 2–Alteración del sueño–Niños de 11 a 17 años (PROMIS–Alteración del Sueño–Formulario breve)
III.	Falta de atención	Leve o mayor	Nivel 2–Falta de atención–Progenitor/Tutor del niño de 6 a 17 años (Swanson, Nolan y Pelham, Versión IV [SNAP-IV])
IV.	Depresión	Leve o mayor	Nivel 2–Depresión–Progenitor/Tutor del niño de 11 a 17 años (PROMIS Malestar Emocional–Depresión–Banco de Ítems para Progenitores)
V.	Enfado	Leve o mayor	Nivel 2–Enfado–Progenitor/Tutor del niño (Medida de Enfado Calibrada PROMIS–Progenitor)
VI.	Irritabilidad	Leve o mayor	Nivel 2–Irritabilidad–Progenitor/Tutor del niño (Índice de Reactividad Afectiva [ARI])
VII.	Manía	Leve o mayor	Nivel 2–Manía–Progenitor/Tutor del niño de 11 a 17 años (Escala de Autoevaluación de Manía de Altman [ASRM])

TABLA 11-1. Medida de síntomas transversales de nivel 1 del DSM-5-TR, evaluada por un progenitor/tutor legal, para niños de 6 a 17 años: 12 dominios, umbrales para una investigación adicional y medidas de nivel 2 asociadas (*cont.*)

Dominio	Nombre del dominio	Umbral para guiar las investigaciones adicionales	Medida de síntomas transversales de nivel 2 del DSM-5-TR[a]
VIII.	Ansiedad	Leve o mayor	Nivel 2–Ansiedad–Progenitor/Tutor del niño de 11 a 17 años (PROMIS Malestar Emocional–Ansiedad–Banco de Ítems para Padres)
IX.	Psicosis	Leve o mayor	Ninguno
X.	Pensamientos y conductas repetitivas	Leve o mayor	Ninguno
XI.	Consumo de sustancias	Sí/No sé	Nivel 2–Consumo de sustancias–Padre/Madre/Tutor del niño de 11 a 17 años (adaptado del ASSIST modificado por NIDA)
XII.	Ideación suicida/intentos de suicidio	Sí/No sé	Ninguno

Nota: NIDA = National Institute on Drug Abuse.
[a]Disponible en línea en www.psychiatry.org/psychiatrists/practice/dsm/educational-resources/assessment-measures.

Uso de las medidas de evaluación del DSM-5-TR   **233**

Scarpinati Rosso, 2009). En la Sección III del DSM-5-TR, en "Conceptos culturales de malestar", los autores describen los síndromes culturales, los modismos culturales del malestar y las explicaciones culturales de las causas percibidas.

Para poder utilizar esta información cultural en una entrevista diagnóstica conviene definir primero tres tipos de conceptos culturales. Un *síndrome cultural* es un grupo de síntomas psiquiátricos específico de una cultura o comunidad particular. El síndrome proporciona un patrón coherente a las experiencias. Un ejemplo clásico es el *ataque de nervios*, un síndrome de malestar mental caracterizado por la aparición repentina de miedo intenso, a menudo experimentado físicamente como una sensación de calor que sube por el pecho, que puede dar lugar a un comportamiento agresivo o suicida (Lewis-Fernández *et al.*, 2016). El síndrome a menudo se asocia al malestar familiar en las comunidades latinas a través de las categorías diagnósticas del DSM-5-TR (Lizardi *et al.*, 2009). Una expresión o *modismo cultural de malestar* es una forma colectiva y compartida de expresar el malestar fuera de un síndrome o síntoma específico; por ejemplo, decir "nervios" en lugar de *ataque de nervios* o trastorno de ansiedad generalizada. Finalmente, una *explicación cultural de la causa percibida* proporciona un modelo explicativo de por qué ocurre el malestar o la enfermedad mental, y la explicación cultural puede ser popular o profesional, ya que tanto las comunidades indígenas como las sociedades médicas constituyen una cultura (American Psychiatric Association, 2022).

La Entrevista de Formulación Cultural (EFC) es una herramienta semiestructurada, actualizada para el DSM-5-TR, para evaluar la influencia de la cultura en la experiencia angustiosa de determinado paciente en particular. La EFC se puede utilizar en cualquier momento durante una entrevista diagnóstica, especialmente cuando resulta difícil llegar a un diagnóstico debido a diferencias culturales entre el profesional y el paciente, cuando no se está seguro de si los criterios diagnósticos se corresponden con un concepto cultural, cuando uno trata de evaluar la gravedad dimensional de un diagnóstico, cuando el profesional y el paciente entienden el tratamiento de forma divergente, cuando el profesional y el paciente no están de acuerdo en el tratamiento, cuando el paciente puede desconfiar de los servicios de salud debido a una experiencia traumática colectiva o cuando el paciente está desconectado durante la entrevista (American Psychiatric Association, 2022).

Durante la última década, el uso de la EFC se ha estudiado en Canadá, Kenia, México, los Países Bajos, Perú y los Estados Unidos (Jarvis *et al.*, 2020). Los investigadores han encontrado que realizar incluso una sola hora de entrenamiento en la EFC puede aumentar la competencia cultural del clínico (Mills *et al.*, 2016), y el entrenamiento en la EFC puede impartirse a través de cursos en línea (Aggarwal *et al.*, 2018). La EFC puede ser la base de un servicio clínico culturalmente competente (Díaz *et al.*, 2017).

No se debe limitar el uso de la EFC solamente a aquellas situaciones en que se perciba al paciente como culturalmente diferente. La EFC se puede utilizar en cualquier contexto porque las explicaciones "culturales" de por qué las personas enferman y por qué se recuperan afectan a todas las comunidades. Las personas con las que uno cree compartir determinada explicación cultural de la enfermedad y la salud a menudo entienden de forma muy diferente por qué las personas enferman y cómo pueden recuperarse. Finalmente, la EFC es la parte más centrada en el paciente del DSM-5-TR y su uso particulariza el proceso diagnóstico.

La EFC no es un sistema de puntuación de síntomas, sino más bien una serie de indicaciones que ayudan a evaluar cómo entiende el paciente su malestar, su etiología, su tratamiento y su pronóstico. En línea, en www.psychiatry.org/dsm5, puede encontrar versiones alternativas de la EFC y módulos suplementarios. A continuación incluimos una versión adaptada de las preguntas suplementarias de la EFC específicas para niños y adolescentes.

Introducción sugerida para el niño o adolescente: *Ya hemos hablado de las preocupaciones de tu familia. Ahora me gustaría saber cómo te sientes al tener ___ años.*

Sentimientos de adecuación según la edad en diferentes entornos: *¿Te sientes como otros chicos de tu edad? ¿De qué manera? ¿Te sientes a veces diferente de los otros chicos de tu edad? ¿De qué manera?*

Si el niño o adolescente reconoce a veces sentirse diferente: *Esta sensación de ser diferente, ¿crees que la tienes más en casa, en el colegio, en el trabajo y/o en algún otro lugar? ¿Crees que tu familia es diferente de otras familias? ¿Utilizas diferentes idiomas? ¿Con quién y cuándo? ¿Tu nombre tiene algún significado especial para ti? ¿Y para tu familia? ¿Y para tu comunidad? ¿Hay algo en especial que te guste de ti mismo o de lo que estés orgulloso?*

Estrés relacionado con la edad: *¿Qué te gusta de vivir en tu casa? ¿Y de tu colegio? ¿Y de tener amigos? ¿Quién está ahí para apoyarte cuando sientes que lo necesitas? ¿En casa? ¿En el colegio? ¿Entre tus amigos?*

Expectativas relacionadas con la edad: *¿Qué esperan tus padres o abuelos de alguien de tu edad en términos de tareas, trabajo escolar, juegos o prácticas religiosas? ¿Qué esperan tus profesores de alguien de tu edad?*

Si el niño o adolescente tiene hermanos: *¿Qué esperan tus hermanos de alguien de tu edad? ¿Qué esperan los demás chicos de alguien de tu misma edad?*

Transición a la adultez/madurez (solo para adolescentes):
¿Existen celebraciones o eventos importantes en tu comunidad para reconocer que se ha llegado a cierta edad o se ha alcanzado cierta madurez? ¿Cuándo se considera que un joven ya está preparado para convertirse en adulto en tu familia o comunidad? ¿Cuándo se considera que un joven ya está preparado para convertirse en adulto según tus profesores? ¿Qué tiene de bueno o de difícil convertirse en una joven o un joven en tu familia? ¿Y en tu colegio? ¿Y en tu comunidad? ¿Cómo te sientes acerca de crecer o convertirte en adulto? ¿En qué difieren tu vida y tus responsabilidades de las vidas y las responsabilidades de tus padres?

Preguntas sugeridas para el cuidador del niño o adolescente: *¿Puede decirme qué lugar ocupa el niño en la familia (por ejemplo, el mayor de los niños, la única niña)? ¿Quién eligió el nombre del niño? ¿Tiene algún significado especial? ¿Quién más se llama así? ¿A qué edad es normal que un niño deje el pecho? ¿Ha empezado a caminar? ¿A hablar? ¿Ya va al baño solo? ¿Qué cosas se espera que un niño de su edad pueda hacer de forma independiente? ¿Cómo le castigan? ¿A qué edad debería un niño participar en las tareas del hogar? ¿Y jugar solo? ¿Y participar en las prácticas religiosas? ¿Y quedarse en casa solo? ¿Cómo debería un niño de su edad expresar respeto? ¿Qué tipo de contacto visual y de contacto físico debería tener un niño de su edad con los adultos? ¿Cómo debería comportarse ante las niñas un niño de su edad? ¿Cómo debería vestirse ante ellas? ¿Qué idiomas se hablan en casa? ¿Y en el colegio? ¿Hasta qué punto son importantes la religión, la espiritualidad y la comunidad para la familia? ¿Cómo esperaría que este niño participara en esas actividades?*

Desarrollo temprano y entorno familiar

Si la Entrevista de Formulación Cultural (EFC) ayuda al profesional a comprender el trasfondo cultural de un joven y sus cuidadores, el formulario de Desarrollo Temprano y Antecedentes del Hogar (EDHB) le ayuda a evaluar los posibles riesgos de experiencias adversas en la infancia (Figuras 11-3 y 11-4). Las experiencias adversas en la infancia aumentan el riesgo de que la persona experimente retrasos en la adquisición del lenguaje (Vernon-Feagans *et al.*, 2012), tenga fragmentación de la identidad (Scott *et al.*, 2014), tenga un bajo rendimiento en los entornos educativos (Romano *et al.*, 2015) y desarrolle trastornos por consumo de sustancias (Buu *et al.*, 2009) y enfermedades mentales (Dvir *et al.*, 2014).

Las experiencias adversas infantiles son comunes y se asocian a resultados de salud muy marcados. Aproximadamente el

Nombre del niño: _____ **Edad:** _____ **Sexo:** ☐ Varón ☐ Mujer **Fecha:** _____

Instrucciones para el progenitor o tutor: Las preguntas P1-P19 se refieren al desarrollo inicial y las experiencias domésticas, primeras y actuales, de su hijo. Algunas preguntas requieren remontarse al nacimiento del niño. Su respuesta a estas preguntas ayudará al médico del niño a conocerlo y atenderlo mejor. Responda a cada pregunta lo mejor que sepa o recuerde.

¿Cuál es su relación con el niño atendido? _____

Elija una sola respuesta (✓ o X) para cada pregunta.

Desarrollo inicial		No	Sí	No recuerdo	No sé
P1.	¿Nació el niño antes de término (prematuro)?	☐	☐		☐
P2.	¿Les preocupaba a los médicos su estado de salud inmediatamente después del parto?	☐	☐	☐	☐
P3.	¿Tuvo que pasar tiempo en una unidad de cuidados intensivos neonatales (UCIN)?	☐	☐	☐	☐
P4.	¿Podía caminar solo a la edad de 18 meses?	☐	☐	☐	☐
P5.	¿Ha tenido alguna vez una crisis epiléptica?	☐	☐	☐	☐
P6.	¿Ha perdido alguna vez la conciencia durante más de unos pocos minutos tras algún accidente?	☐	☐	☐	☐

FIGURA 11-3. Formulario de desarrollo inicial y entorno doméstico (*Early Development and Home Background*, EDHB) para el progenitor/tutor.

Comunicación inicial		No	Sí	No recuerdo	No sé
P7.	Cuando tenía 2 años, ¿podía hablar juntando varias palabras?	☐	☐	☐	☐
P8.	¿La gente desconocida podía entender lo que decía cuando cumplió 4 años?	☐	☐	☐	☐
P9.	¿Le ha preocupado alguna vez que no oiga o vea bien?	☐	☐	☐	☐
P10.	Al cumplir los 4 años, ¿le interesaba jugar o estar con otros niños?	☐	☐	☐	☐

FIGURA 11-3. Formulario de desarrollo inicial y entorno doméstico (*Early Development and Home Background*, EDHB) para el progenitor/tutor (*cont.*).

Entorno doméstico	No	Sí	No recuerdo	No sé
P11. ¿Alguna vez ha ocurrido que no pudiera vivir en la casa y otra persona tuviera que cuidarlo?	☐	☐		☐
P12. ¿Le han ingresado alguna vez en el hospital por una enfermedad grave?	☐	☐	☐	☐
P13. ¿Hay alguien en casa que padezca una enfermedad grave?	☐	☐		☐
P14. ¿Tiene alguien en casa problemas de depresión?	☐	☐		☐
P15. ¿Hay alguien en casa que visite periódicamente a un consejero, terapeuta u otro profesional de la salud mental?	☐	☐		☐
P16. ¿Tiene alguien en casa problemas de alcohol, drogas u otras sustancias?	☐	☐		☐
P17. ¿Diría que el ambiente en casa está normalmente bastante tranquilo?	☐	☐		☐
	Menos de 1 vez al mes	Entre 1 vez a la semana y 1 vez al mes	Más de 1 vez a la semana	Casi todos los días
P18. ¿Con qué frecuencia hay peleas o discusiones entre las personas de casa?	☐	☐	☐	☐
P19. ¿Con qué frecuencia critican al niño a la cara, estando en casa, otros miembros de la familia?	☐	☐	☐	☐

FIGURA 11-3. Formulario de desarrollo inicial y entorno doméstico (*Early Development and Home Background*, EDHB) para el progenitor/tutor (*cont.*).

Uso de las medidas de evaluación del DSM-5-TR   239

Nombre del niño: _____ **Edad:** _____ **Sexo:** ☐ Varón ☐ Mujer **Fecha:** _____

(Este formulario debe rellenarse si este es su __PRIMER__ encuentro con el niño objeto de la asistencia)

INSTRUCCIONES GENERALES: El formulario de desarrollo inicial y entorno doméstico (EDHB) se usa para valorar las experiencias del niño objeto de la asistencia en las primeras etapas del desarrollo y en el entorno doméstico pasado y presente. El formulario tiene dos versiones: 1) 19 apartados P, a cumplimentar por un progenitor o el tutor del niño, y 2) 8 apartados C (la versión presente), a cumplimentar por el clínico. En primer lugar, un progenitor o el tutor del niño debe cumplimentar los apartados P. Esto puede hacerse por separado, antes de ver al clínico, o este puede administrarlos al progenitor o el tutor durante la entrevista clínica, anotando literalmente la respuesta del progenitor o el tutor a cada pregunta. A continuación se le pide al clínico que cumplimente los apartados C después de haber analizado a fondo las respuestas del progenitor o el tutor, de haber hecho las preguntas aclaratorias necesarias y de haber repasado toda la demás información clínica disponible.

Revise las respuestas aportadas por el progenitor o el tutor del niño a los apartados P1-P10 y luego, basándose en toda la información disponible (es decir, las respuestas del progenitor/tutor, los demás datos disponibles y la información obtenida durante la entrevista clínica), responda a las preguntas C1-C4 que se muestran a continuación:

Problemas precoces del SNC

C1.	¿Hay antecedentes que indiquen algún daño neurológico precoz?	☐ No	☐ Sí	☐ No estoy seguro
En caso afirmativo, especifique:				
C2.	¿Indican los antecedentes un desarrollo tardío del lenguaje?	☐ No	☐ Sí	☐ No estoy seguro
C3.	¿Indican los antecedentes posibles problemas persistentes de visión o audición?	☐ No	☐ Sí	☐ No estoy seguro
C4.	¿Indican los antecedentes alguna dificultad precoz para las relaciones sociales?	☐ No	☐ Sí	☐ No estoy seguro
En caso afirmativo, especifique:				

FIGURA 11-4. Formulario de desarrollo inicial y entorno doméstico para el clínico.

Revise las respuestas aportadas por el progenitor o el tutor del niño a los apartados P11-P16 y luego, basándose en toda la información disponible (es decir, las respuestas del progenitor/tutor, los demás datos disponibles y la información obtenida durante la entrevista clínica), responda a las preguntas C5a-d que se muestran a continuación:

Perturbaciones precoces del entorno doméstico: maltrato o negligencia precoz

C5.	¿Indican los antecedentes la presencia precoz de...	☐ No	☐ Sí	☐ No estoy seguro
	a) Maltrato físico?	☐ No	☐ Sí	☐ No estoy seguro
	b) Abuso sexual?	☐ No	☐ Sí	☐ No estoy seguro
	c) Negligencia?	☐ No	☐ Sí	☐ No estoy seguro
	d) Crianza perjudicial (p. ej., cambio frecuente de cuidadores)?	☐ No	☐ Sí	☐ No estoy seguro
En caso afirmativo, especifique:				

FIGURA 11-4. Formulario de desarrollo inicial y entorno doméstico para el clínico (*cont.*).

Revise las respuestas aportadas por el progenitor o el tutor del niño a los apartados P13-P19 y luego, basándose en toda la información disponible (es decir, las respuestas del progenitor/tutor, los demás datos disponibles y la información obtenida durante la entrevista clínica), responda a las preguntas C6-C8 que se muestran a continuación:

Entorno doméstico

C6.	Los niveles de emoción expresada (discusiones, expresiones de desagrado entre los miembros de la familia y críticas de la conducta, los sentimientos o las características individuales del niño) en el hogar son probablemente...	☐ Normales	☐ Algo elevados	☐ Altos	☐ Muy altos	☐ No estoy seguro
C7.	¿Está actualmente deprimido el progenitor/cuidador?	☐ No	☐ Un poco	☐ Bastante	☐ Gravemente	☐ No estoy seguro
PARA CUALQUIER RESPUESTA DISTINTA DEL «NO» A LA PREGUNTA 7:					
C8.	Si está deprimido, ¿está el progenitor/cuidador en tratamiento?	☐ No		☐ Sí		☐ No estoy seguro

FIGURA 11-4. Formulario de desarrollo inicial y entorno doméstico para el clínico (*cont.*).

12,5 % del público general de los Estados Unidos refiere haber experimentado cuatro o más de las siguientes 10 experiencias adversas infantiles: maltrato emocional, físico o sexual; negligencia emocional; negligencia física; madre físicamente agresiva; abuso de sustancias en el hogar; enfermedad mental en el hogar; separación o divorcio de los padres, y encarcelamiento de un miembro del hogar. Los investigadores han vinculado la exposición a tales adversidades con cambios a largo plazo en el autocuidado y los comportamientos de salud. Las personas expuestas a cuatro o más tipos diferentes de experiencias adversas infantiles tienen más del doble de probabilidades que aquellas sin tales experiencias de sufrir un accidente cerebrovascular, el doble de probabilidades de tener cardiopatía isquémica, cuatro veces más probabilidades de consumir drogas, siete veces más probabilidades de desarrollar alcoholismo y 12 veces más probabilidades de intentar suicidarse. Por lo tanto, se cree que mejorar las experiencias tempranas en el hogar de un niño mejorará su salud física a largo plazo (Hughes *et al.*, 2017).

Los profesionales a menudo descuidan evaluar el historial de experiencias adversas infantiles. Después de todo, mantenerse al día con las demandas de la consulta actual de un niño o adolescente ya es bastante difícil, sin tener que ocuparse también de los hechos del pasado. Le animamos a desarrollar estrategias para evaluar las experiencias adversas, tanto por la posibilidad de que estas experiencias adversas puedan estar ocurriendo como por la certeza de que las secuelas de cualquier experiencia adversa aún están siendo procesadas por el paciente. De cualquier manera, solo se podrá intervenir si primero se identifican las experiencias adversas. Y utilizar el EDHB es una forma de hacerlo.

El EDHB consiste en un par de cuestionarios de una sola página que el profesional administra de forma secuencial. Un cuidador debe completar la versión de 19 preguntas, que evalúa el desarrollo, la comunicación y el entorno familiar antes de que el profesional se reúna con el paciente o mientras está con él. La versión de 8 preguntas, que evalúa los problemas tempranos del sistema nervioso central, las alteraciones tempranas de la vida del niño y el entorno familiar actual, debe completarse en una entrevista con el cuidador. El EDHB puede reproducirse, sin permiso adicional, para su uso clínico por un profesional.

Inventario de Personalidad del DSM-5-TR-Versión breve, niños de 11 a 17 años

Durante la década de trabajo que precedió a la publicación del DSM-5, la mayoría de los observadores anticiparon que los trastornos de la personalidad se revisarían sustancialmente. Después de todo, el modelo categórico de los trastornos de la personalidad tiene varios problemas conocidos: muchas personas con enfermedades mentales presentan síntomas que cumplen los criterios de varios trastornos de la personalidad diferentes, los profesionales a menudo utilizan los diagnósticos de personalidad de manera peyorativa, la agrupación de los trastornos de la personalidad tiene poca base biológica y el modelo categórico no permite la identificación de los rasgos de carácter que afectan a la función sin constituir un trastorno completo.

Para abordar estas preocupaciones, los autores del DSM-5 crearon un modelo dimensional de trastornos de la personalidad. A diferencia de un modelo categórico, en el cual el clínico diagnostica los trastornos basándose en la presencia de síntomas que afectan negativamente al funcionamiento, en el modelo dimensional el clínico primero evalúa si la persona tiene déficits significativos en el funcionamiento personal e interpersonal antes de identificar los rasgos de carácter asociados a los déficits funcionales.

El principio organizador detrás del modelo dimensional de los trastornos de la personalidad se llama *modelo de cinco factores*. En la bibliografía, el *modelo de cinco factores* generalmente se refiere a los rasgos de personalidad adaptativos de neuroticismo, extroversión, amabilidad, responsabilidad y apertura a la experiencia (Digman, 1990). Debido a que el grupo de trabajo del DSM-5 construyó estos criterios diagnósticos a partir de un modelo basado en déficits, en lugar de uno basado en fortalezas, los trastornos de la personalidad se organizaron en torno a cinco rasgos desadaptativos complementarios: afecto negativo, desapego, antagonismo, desinhibición y psicoticismo. Los autores encontraron evidencia convincente de que estos cinco rasgos desadaptativos son estables y predictivos de problemas en el funcionamiento personal e interpersonal. Además, identificaron *facetas* para cada uno de estos cinco rasgos desadaptativos. En total enumeraron 25 facetas organizadas en cinco dominios para cada uno de los rasgos desadaptativos mencionados anteriormente en este apartado. El modelo se acompañó de una Escala de Nivel de Funcionamiento de la Personalidad y un Formulario de Evaluación de Rasgos de Personalidad, con los cuales el clínico podría calificar la gravedad del deterioro funcional y especificar los rasgos desadaptativos de una persona.

Si eso le suena complicado, no es usted el único. En la versión inicial del DSM-5, el modelo dimensional de los trastornos de la personalidad se propuso coincidiendo con los modelos categóricos habituales, con 10 trastornos de la personalidad organizados en los grupos A, B y C. Sin embargo, el modelo dimensional se incluyó en la Sección III, "Medidas y modelos emergentes", junto con otras herramientas. Muchos observadores creen que alguna versión simplificada del modelo dimensional de los trastornos de la personalidad finalmente desplazará al modelo categórico.

Mientras tanto, los autores del DSM-5-TR han alentado a los clínicos a utilizar diversas herramientas generadas durante la creación del modelo dimensional de los trastornos de la personalidad. Es intrigante que uno de esos modelos sea de particular interés para los clínicos que atienden a niños y adolescentes. A diferencia del modelo categórico, que está diseñado solo para adultos, cuyas personalidades tradicionalmente se han considerado más solidificadas (a diferencia de las personalidades en desarrollo activo de los jóvenes), el modelo dimensional permite al clínico evaluar el funcionamiento personal e interpersonal, y los rasgos específicos desadaptativos de los jóvenes de entre 11 y 17 años.

El Inventario de Personalidad del DSM-5-TR está disponible en versiones tanto para adultos como para niños. La versión completa para niños incluye 220 preguntas, que deben ser cumplimentadas por el propio niño o adolescente que está siendo evaluado. Esta versión es más adecuada para las consultas especializadas de salud mental y está disponible en línea en www. psychiatry.org/psychiatrists/practice/dsm/educational-resources/assessment-measures.

También hay una versión breve autoadministrada, con solo 25 preguntas, que podría ser utilizada en entornos generales por los clínicos interesados. Esta versión puede usarse para evaluar los rasgos de personalidad del joven a lo largo del tiempo. El Inventario de Personalidad del DSM-5-TR–Versión breve (Figura 11-5) evalúa los cinco dominios de rasgos de la personalidad descritos anteriormente: afecto negativo, desapego, antagonismo, desinhibición y psicoticismo, junto con sus facetas asociadas.

El Inventario de Personalidad para el DSM-5-TR–Versión breve se puntúa sumando las respuestas del paciente. Las puntuaciones posibles varían de 0 a 75, indicando las puntuaciones más altas una mayor disfunción general de la personalidad. En línea se puede consultar más información sobre la puntuación.

Nombre: _____ Edad: _____ Sexo: ☐ Varón ☐ Mujer Fecha: _____

Instrucciones: Esta es una lista de cosas que las distintas personas podrían decir de sí mismas. Nos interesa saber de qué manera te describes a ti mismo. No hay respuestas correctas e incorrectas. Por consiguiente, puedes describirte con toda la honestidad posible: nosotros mantendremos la confidencialidad de tus respuestas. Nos gustaría que te tomaras tiempo para leer cada frase con atención y elegir la respuesta que te describa mejor.

		Totalmente falso o a menudo falso	A veces o en cierto modo falso	A veces o en cierto modo cierto	Muy cierto o a menudo cierto	Uso del clínico Puntuación
1	La gente me describiría como imprudente	0	1	2	3	
2	Creo que actúo totalmente por impulso	0	1	2	3	
3	Aunque sé que no está bien, no puedo dejar de tomar decisiones impulsivas	0	1	2	3	
4	A menudo pienso que nada de lo que hago importa en realidad	0	1	2	3	
5	Otros me consideran irresponsable	0	1	2	3	
6	No se me da bien planificar con antelación	0	1	2	3	
7	Mis ideas suelen carecer de sentido para los demás	0	1	2	3	
8	Me preocupo por casi todo	0	1	2	3	
9	Me emociono fácilmente, a menudo por motivos nimios	0	1	2	3	
10	Temo estar solo en la vida más que cualquier otra cosa	0	1	2	3	

FIGURA 11-5. Inventario de personalidad del DSM-5-TR–Versión breve (PID-5-BF), niños y adolescentes de 11-17 años.

		Totalmente falso o a menudo falso	A veces o en cierto modo falso	A veces o en cierto modo cierto	Muy cierto o a menudo cierto	Puntuación
11	Me empeño en hacer las cosas de una sola forma, aunque esté claro que así no funciona	0	1	2	3	
12	He visto cosas que en realidad no estaban allí	0	1	2	3	
13	Me mantengo alejado de las relaciones románticas	0	1	2	3	
14	No me interesa hacer amigos	0	1	2	3	
15	Me irritan fácilmente toda clase de cosas	0	1	2	3	
16	No me gusta intimar mucho con las personas	0	1	2	3	
17	Me importa poco herir los sentimientos de los demás	0	1	2	3	
18	Rara vez me entusiasmo con algo	0	1	2	3	
19	Ansío que me presten atención	0	1	2	3	
20	A menudo tengo que tratar con personas menos importantes que yo	0	1	2	3	

FIGURA 11-5. Inventario de personalidad del DSM-5-TR–Versión breve (PID-5-BF), niños y adolescentes de 11-17 años (cont.).

	Totalmente falso o a menudo falso	A veces o en cierto modo falso	A veces o en cierto modo cierto	Muy cierto o a menudo cierto	Puntuación
21	A menudo pienso cosas que tienen sentido para mí, pero que otras personas dicen que son raras	0	1	2	3	
22	Utilizo a las personas para lograr lo que quiero	0	1	2	3	
23	A menudo estoy «en babia» y luego, cuando vuelvo en mí, veo que ha pasado mucho tiempo	0	1	2	3	
24	Las cosas que me rodean me suelen parecer irreales o más reales de lo normal	0	1	2	3	
25	Me resulta fácil aprovecharme de los demás	0	1	2	3	
	Puntuación bruta total/parcial:					
	Puntuación total prorrateada: (si 1-6 apartados quedaron sin contestar)					
	Puntuación promedio total:					

FIGURA 11-5. Inventario de personalidad del DSM-5-TR–Versión breve (PID-5-BF), niños y adolescentes de 11-17 años (*cont.*).

Capítulo 12

Uso de escalas de evaluación y sistemas de diagnóstico alternativos al evaluar a un joven

Hay muchas maneras de describir y medir el malestar mental. Cuando se utiliza el DSM-5-TR (American Psychiatric Association, 2022), se identifica un grupo de signos y síntomas concurrentes que deterioran el funcionamiento psicosocial del paciente. Estos signos y síntomas que causan deterioro funcional se suceden de maneras predecibles, y llamamos a estas agrupaciones *trastornos mentales*. Los trastornos mentales del DSM-5-TR son categorías, en lugar de fenómenos biológicos discretos. Los pacientes con un mismo diagnóstico a menudo tienen experiencias, síntomas y deterioros funcionales muy diferentes. Un adolescente con trastorno depresivo mayor podría necesitar un ciclo de terapia cognitivo-conductual, mientras que otro podría requerir su hospitalización. Para tener en cuenta estas diferencias, medimos las áreas de malestar mental del joven con escalas de calificación. A veces, utilizamos sistemas de diagnóstico alternativos para describir el malestar de manera diferente.

Escalas de evaluación

Dado que aún no podemos diagnosticar y vigilar de manera fiable las enfermedades mentales a través de medios como el diagnóstico físico, la imagen funcional, las pruebas genéticas o los análisis del suero sanguíneo, las escalas de evaluación son ayudas importantes para la atención clínica. Las respuestas individuales a los ítems de una escala de evaluación pueden utilizarse para guiar la conversación clínica: *"Dijiste que a veces piensas que estarías mejor muerto. ¿Podrías darme más detalles al respecto?"*. Las puntuaciones numéricas de las escalas de evaluación pueden utilizarse para identificar síntomas, guiar evaluaciones diagnósticas, establecer la gravedad de un trastorno y seguir el progreso de la atención del joven. Recopilar los resultados de las escalas de evaluación a lo largo del tiempo también permite basar la atención en mediciones, ajustando el plan de tratamiento del paciente hasta llegar a determinado objetivo sintomático medible.

Seguimos algunos principios al considerar cómo utilizar las escalas de evaluación:

- Seleccione escalas que estén validadas por la ciencia para la edad, la situación e, idealmente, la cultura y la identidad.
- Utilice escalas de detección de base amplia para detectar la probabilidad de que esté presente cualquier trastorno.
- Utilice una escala de evaluación más específica para investigar un problema en particular.
- Seleccione escalas de evaluación breves para mejorar la cooperación del paciente y facilitar su aplicación.
- Reserve las escalas de evaluación más largas para los entornos especializados.
- Recuerde que las escalas de evaluación no pueden realizar diagnósticos; ayudan, pero no pueden reemplazar las evaluaciones clínicas.
- Recuerde que los resultados de las escalas de evaluación dependen de la fiabilidad del informante y de su interpretación.

Muchas escalas están protegidas por derechos de autor y, por lo tanto, no están disponibles gratuitamente. La tabla 12-1 contiene una lista de escalas de evaluación de uso común que sí están disponibles gratuitamente y que han sido validadas por la investigación para su uso con jóvenes. En este contexto, la validez significa que cada escala tiene un sistema de puntuación respaldado por la investigación, que equilibra la necesidad de una buena sensibilidad (la prueba detecta a la mayoría de los pacientes que tienen un trastorno) con una buena especificidad (la prueba es positiva solo cuando está presente dicho trastorno).

El DSM-5-TR proporciona escalas de gravedad para muchos trastornos. La mayoría de estas escalas son específicas de determinado trastorno en particular y algunas incluyen una descripción narrativa para indicar si el trastorno es leve, moderado o grave. En algunos diagnósticos, como el trastorno por consumo de alcohol, la gravedad depende del número de criterios que el paciente cumple. En otros, como el trastorno dismórfico corporal, la gravedad depende del grado de introspección del paciente. En otros casos, la gravedad se mide por el nivel de apoyo que el paciente requiere, como en el trastorno del espectro autista. Cuando procede, las calificaciones de la gravedad se refieren a mediciones específicas externas al examen del estado mental. Por ejemplo, un aspecto potencial de evaluar la gravedad de la discapacidad intelectual es la evaluación del CI del paciente, y un aspecto de evaluar la gravedad de la anorexia nerviosa es la evaluación del IMC.

TABLA 12-1. Selección de escalas de evaluación breves para niños que están validadas y son de uso gratuito y adolescentes

Categoría	Escala	Número de elementos	Edades validadas para su uso (años)
Dificultades psicosociales generales	Lista de Verificación de Síntomas Pediátricos (PSC, PSC-17)	Progenitor: 35 o 17 Joven: 35	4-17 (versión para padres) 11-17 (versión para jóvenes)
	Cuestionario de Fortalezas y Dificultades (SDQ)	Progenitor: 25	4-16
Funcionamiento global	Escala de Deterioro de Columbia	Progenitor: 13 Joven: 13	9-17
	Escala Breve de Deterioro	Progenitor: 21	4-17
Desarrollo conductual y emocional	Evaluación de Detección en la Primera Infancia (ECSA)	Progenitor: 40	1,5-5
Ansiedad	Cuestionario de Evaluación de Trastornos de Ansiedad en Niños (SCARED)	Progenitor y joven: 41	9-17
	Escala de Ansiedad para Niños de Spence (SCAS)	Progenitor: 39 Joven: 45	6-17

TABLA 12-1. Selección de escalas de evaluación breves para niños que están validadas y son de uso gratuito y adolescentes (*cont.*)

Categoría	Escala	Número de elementos	Edades validadas para su uso (años)
	Escala de Ansiedad Preescolar de Spence	Progenitor: 39	3-5
Depresión	Cuestionario Breve de Estado de Ánimo y Sentimientos (SMFQ)	Progenitor: 13 Joven: 13	8-17
	Cuestionario de Salud del Paciente-9 (PHQ-9)	Joven: 9	13-17
	Escala de Depresión del Centro de Estudios Epidemiológicos para Niños (CES-DC)	Joven: 20	13-17
TDAH	Escala de Evaluación Diagnóstica de TDAH de Vanderbilt para Padres/Escala de Evaluación Diagnóstica de TDAH de Vanderbilt para Maestros	Progenitor: 55 Profesor: 43	6-12
	Escala de Evaluación SNAP-IV-C	Padre/profesor: 90	6-17
	Escala de Evaluación de TDAH-IV	Padre/profesor: 18	6-17
Esquizofrenia	Escala de Síntomas Positivos y Negativos Pediátricos de 10 ítems	Joven: 10	13-17

TABLA 12-1. Selección de escalas de evaluación breves para niños que están validadas y son de uso gratuito y adolescentes *(cont.)*

Categoría	Escala	Número de elementos	Edades validadas para su uso (años)
TEPT	Escala de Impacto de Eventos Revisada para Niños-8 (CRIES-8)	Joven: 8	8-17
Consumo de sustancias	CRAFFT (Coche, Relajarse, Solo, Olvidar, Amigos, Problemas)	Joven: 6	13-17
Trastorno del espectro autista	Lista de Verificación Modificada para el Autismo en Niños Pequeños (M-CHAT)	Progenitor: 23	16-30 meses
	Test de Espectro Autista Infantil (CAST)	Progenitor: 39	4-11
	Cociente del Espectro Autista (AQ)	Progenitor: 50	12-15
Depresión materna	Escala de Depresión Posnatal de Edimburgo (EPDS)	Progenitor: 10	Mujeres en el periparto

Uso de escalas de evaluación y sistemas de diagnóstico **253**

Los autores del DSM-5-TR han publicado varias medidas de gravedad específicas para distintos trastornos (Tabla 12-2) en www.psychiatry.org/psychiatrists/practice/dsm/educational-resources/assessment-measures. Estas medidas pueden utilizarse (y reproducirse) para efectuar evaluaciones clínicas e investigativas sin necesidad de un permiso adicional. Todo profesional que frecuentemente atienda a niños y adolescentes con estas afecciones debería considerar usarlas en su consulta.

Sistemas diagnósticos alternativos

Aunque el DSM-5-TR proporciona un vocabulario común para caracterizar el malestar mental, varias comunidades utilizan vocabularios alternativos para describir las experiencias de las personas con malestar o enfermedad mental (Clark *et al.*, 2017).

Sistemas de diagnóstico específicos de la cultura

La experiencia de la enfermedad y el malestar mentales siempre está mediada por la cultura, que estructura la experiencia humana de la salud, la enfermedad y la recepción de cuidados. El DSM-5-TR renueva la atención a los roles que juega la cultura en los trastornos mentales, basándose en el desarrollo de la Entrevista de Formulación Cultural, que se incluye en el capítulo 11, "Uso de las medidas de evaluación del DSM-5-TR como ayuda diagnóstica", y puede explorarse extensamente en otros lugares (Lewis-Fernández *et al.*, 2016). Fuera del DSM-5-TR, se utilizan sistemas de diagnóstico psiquiátrico específicos de la cultura en China (Chen, 2002), Cuba (Otero-Ojeda, 2002), Japón (Nakane y Nakane, 2002) y América Latina (Berganza y Mezzich, 2004); pueden también observarse en tradiciones religiosas específicas como el islam (Keshavarzi *et al.*, 2020). También existe un sistema de diagnóstico francés diseñado específicamente para su uso con niños y adolescentes (Mises *et al.*, 2002).

Clasificación Internacional de Enfermedades

A través de las culturas, la Organización Mundial de la Salud mantiene su propio sistema descriptivo de diagnóstico, la Clasificación Internacional de Enfermedades y Problemas de Salud Relacionados, comúnmente llamada Clasificación Internacional de Enfermedades (CIE). La 11ª revisión (CIE-11) incluye los trastornos mentales dentro de un catálogo de todas las enfermedades médicas. Aunque la mayoría de los clínicos fuera de Estados Unidos utilizan la CIE-11 para diagnosticar los trastornos mentales, la CIE-11 se

TABLA 12-2. Medidas de gravedad específicas de trastornos del DSM-5-TR para niños y adolescentes de 11 a 17 años

Evaluador	Escala	Número de elementos	Medida de origen
Uno mismo	Medida de Gravedad de la Depresión	9	Adaptado del Cuestionario de Salud del Paciente-9 (PHQ-9), modificado para adolescentes (PHQ-A)
Uno mismo	Medida de Gravedad del Trastorno de Ansiedad por Separación	10	Cada escala de gravedad de ansiedad contiene los mismos 10 ítems, con algunas adaptaciones en la redacción para coincidir con los criterios del DSM-5 para cada trastorno
Uno mismo	Medida de Gravedad de la Fobia Específica	10	
Uno mismo	Medida de Gravedad del Trastorno de Ansiedad Social (fobia social)	10	
Uno mismo	Medida de Gravedad del Trastorno de Pánico	10	
Uno mismo	Medida de Gravedad de la Agorafobia	10	
Uno mismo	Medida de Gravedad del Trastorno de Ansiedad Generalizada	10	

TABLA 12-2. Medidas de gravedad específicas de trastornos del DSM-5-TR para niños y adolescentes de 11 a 17 años (*cont.*)

Evaluador	Escala	Número de elementos	Medida de origen
Uno mismo	Gravedad de los Síntomas de Estrés Postraumático	9	Escala Corta de TEPT de la Encuesta Nacional de Eventos Estresantes (NSESS)
Uno mismo	Gravedad de los Síntomas de Estrés Agudo	7	Escala Corta de Trastorno de Estrés Agudo de la Encuesta Nacional de Eventos Estresantes (NSESS)
Uno mismo	Gravedad de los Síntomas Disociativos	8	Escala Breve de Experiencias Disociativas (DES-B)
Profesional	Gravedad de los Trastornos del Espectro Autista y de la Comunicación Social, evaluada clínicamente	2	Utiliza las descripciones de gravedad del autismo del DSM-5
Profesional	Escala Clínica Gravedad de los Síntomas de las Dimensiones de Psicosis	8	No adaptado: aparece en la Sección III del DSM-5
Profesional	Gravedad del Trastorno de Síntomas Somáticos, evaluada por el clínico	3	Derivado de los criterios diagnósticos de los trastornos del DSM-5
Profesional	Gravedad del Trastorno Negativista Desafiante, evaluada por el clínico	1	Utiliza la descripción de gravedad del trastorno negativista desafiante del DSM-5

TABLA 12-2. Medidas de gravedad específicas de trastornos del DSM-5-TR para niños y adolescentes de 11 a 17 años (*cont.*)

Evaluador	Escala	Número de elementos	Medida de origen
Profesional	Gravedad del Trastorno de la Conducta, evaluada por el clínico	1	Utiliza la descripción de la gravedad del trastorno de la conducta del DSM-5
Profesional	Gravedad de la Autolesión no Suicida, evaluada clínicamente	1	Derivado del umbral diagnóstico del DSM-5 para el propuesto trastorno de autolesión no suicida

diseñó principalmente para ayudar a los epidemiólogos a rastrear la incidencia y prevalencia de las enfermedades pensando en las intervenciones de salud pública, por lo que proporciona menos información por cada diagnóstico que el DSM-5-TR. A pesar de sus diferentes diseños, el DSM-5-TR y la CIE-11 asignan esencialmente los mismos códigos a los diagnósticos psiquiátricos, y estos códigos compartidos son ampliamente utilizados por aseguradoras y reguladores. El sexto capítulo de la CIE-11, "Trastornos mentales, del comportamiento o del neurodesarrollo", incluye la mayoría de los diagnósticos relevantes para una entrevista diagnóstica. Sin embargo, los trastornos del sueño-vigilia, las disfunciones sexuales y la incongruencia de género se codifican en otros capítulos de la CIE-11. Algunos clínicos pueden preferir la CIE-11 porque se encuentra disponible gratuitamente en línea, se utiliza comúnmente en los registros electrónicos de salud, proporciona guías de diagnóstico, en lugar de los criterios comparativamente más estrictos del DSM-5-TR, mantiene la distinción entre el abuso y la dependencia de sustancias, y ha sacado la incongruencia de género de la lista de trastornos mentales, llevándola el capítulo de "Afecciones relacionadas con la salud sexual". Se puede encontrar información sobre la CIE-11 en https://icd.who.int/browse11/l-m/en.

Taxonomía Jerárquica de la Psicopatología

La Taxonomía Jerárquica de la Psicopatología (HiTOP) utiliza dimensiones para atravesar las categorías diagnósticas del DSM-5-TR. Los clínicos de salud mental y los investigadores que elaboraron la HiTOP provenían de una amplia gama de perspectivas teóricas. Su objetivo era crear una nosología que reconociera que la salud mental existe a lo largo de un espectro entre lo normal y lo patológico. Así, en lugar de un modelo categórico que declare que una persona tiene o no, por ejemplo, TDAH, la HiTOP reconoce que las deficiencias clínicas de la atención están relacionadas con las fluctuaciones de la atención y la actividad que todos experimentamos. La HiTOP también permite a los clínicos diagnosticar a una persona a través de las categorías diagnósticas existentes. Por ejemplo, la HiTOP reconoce la evidencia de que existen similitudes entre el TDAH y el trastorno de la conducta. Finalmente, la taxonomía le permite al clínico ver la relación entre un síntoma y sus componentes constituyentes, como los rasgos desadaptativos y el comportamiento externalizante. Así, en lugar de simplemente diagnosticar a una persona con TDAH, el clínico puede identificar a una persona desinhibida que lleva a cabo un comportamiento antisocial con signos, síntomas y comportamientos desadaptativos asociados. El modelo HiTOP está diseñado para basarse en la evidencia, y para ser fiable y válido, pero aún no se utiliza comúnmente (Kotov *et al.*, 2017). Para hacerse una idea de cómo funciona, el clínico podría probar el modelo dimensional de los trastornos de la personalidad descrito en la Sección III del DSM-5-TR, al cual se asemeja.

Marco de Poder, Amenaza y Significado

La HiTOP, al igual que el DSM-5-TR y la CIE-11, caracteriza la enfermedad mental específica de determinada persona en particular. Sin embargo, nadie experimenta la enfermedad mental o la salud mental en solitario. Un grupo de psicólogos británicos, con la ayuda de personas con enfermedades mentales, desarrolló el Marco de Poder, Amenaza y Significado (PTM) para considerar cómo afectan la propia persona, su familia y sus grupos sociales a la salud mental. Los autores del PTM observaron que en la vida contemporánea medicalizamos aspectos del malestar humano. Diagnosticamos a una persona como "deprimida" en lugar de, por ejemplo, nombrar la violencia doméstica que precipitó el episodio depresivo. El PTM no es un sistema de diagnóstico completo, pero sí constituye una forma poderosa de involucrar a la persona que está experimentando malestar mental. El clínico puede incorporar algunas de las ideas del PTM en la entrevista diagnóstica incluyendo cuatro preguntas (Johnstone *et al.*, 2018, p. 9):

1. ¿Qué te ha pasado? (¿Cómo está operando el poder en tu vida?)
2. ¿Cómo te afectó? (¿Qué tipo de amenazas supone esto?)
3. ¿Qué sentido le diste? (¿Cuál es el significado de estas situaciones y experiencias para ti?)
4. ¿Qué tuviste que hacer para sobrevivir? (¿Qué tipos de respuestas a la amenaza estás utilizando?)

El PTM también ofrece preguntas para ayudar al paciente a reflexionar sobre sus recursos y desarrollar sus experiencias en una narración. Por ejemplo, las siguientes dos preguntas podrían ser incluidas de manera provechosa por el clínico en una entrevista diagnóstica (Johnstone *et al.*, 2018, p. 246):

1. ¿Cuáles son tus fortalezas? (¿A qué recursos de poder tienes acceso?)
2. ¿Cuál es tu historia? (¿Cómo encaja todo esto?)

Como sugieren estas preguntas, el PTM ofrece una forma reflexiva de involucrar la agencia de la persona con malestar mental y de contextualizar su experiencia dentro de sus relaciones y la comprensión narrativa de su vida.

Criterios del Dominio de Investigación

En sus propios intentos de perseguir la causa de la enfermedad mental, el Instituto Nacional de Salud Mental está produciendo los Criterios de Dominio de Investigación (RDoC; Insel *et al.*, 2010). Actualmente, el modelo RDoC sirve de marco experimental para investigar el origen biológico de las enfermedades psiquiátricas, pero su objetivo difiere del del DSM-5 (American Psychiatric Association, 2013; v. Clark *et al.*, 2017). El objetivo de este proyecto es mapear los patrones de comportamiento en las células etiológicas, los genes, las moléculas y los circuitos neuronales, para los que se podrían desarrollar nuevas investigaciones y nuevos tratamientos, en lugar de depender del diagnóstico clínico tradicional. De esta manera, a través del RDoC se podría encontrar que cierto patrón tiene una causa biológica subyacente relativamente unificada (Kozak y Cuthbert, 2016). El DSM-5-TR da un paso importante en la dirección del RDoC porque incluye dimensiones –que son análogas a lo que el RDoC llama *dominios conductuales*– como la impulsividad y la emocionalidad negativa, que atraviesan las categorías diagnósticas contemporáneas, y renueva la consideración de la etiología del malestar mental (Insel y Quirion, 2005). El desarrollo del RDoC se puede seguir en línea (www.nimh.nih.gov/research/research-funded-by-nimh/rdoc).

Sistemas de diagnóstico para bebés y niños pequeños

Existen varios sistemas de diagnóstico para evaluar la psicopatología en niños muy pequeños (Egger y Emde, 2011). El más utilizado, la Clasificación Diagnóstica de Trastornos de Salud Mental y del Desarrollo de la Infancia y la Niñez Temprana, ha evolucionado hasta la versión actual (DC:0-5), que cubre hasta los 5 años (Zero to Three, 2016). Esta clasificación utiliza un sistema multiaxial como el del DSM-IV (American Psychiatric Association, 1994), pero se centra en describir las relaciones infantiles y los patrones de comportamiento problemáticos. Los Criterios Diagnósticos de Investigación-Edad Preescolar (RDC-PA) se diseñaron para evaluar a niños de 0 a 5 años que participen en investigaciones de salud conductual (Task Force on Research Diagnostic Criteria: Infancy Preschool, 2003).

Códigos Z de la CIE-11

El DSM-5 recomienda usar los códigos Z de la CIE-11 como forma de tener en cuenta los factores psicosociales que actualmente afectan a la salud mental y el tratamiento de un joven. Los códigos Z de la CIE-10 se tratan más a fondo en el capítulo 14, "Elaboración de planes de tratamiento de salud mental pediátrica", pero a continuación incluimos una lista abreviada de los códigos Z de la CIE-11 en la tabla 12-3.

Código CIE-11	Descripción
Z00.4	Examen psiquiátrico general, no clasificado en otra parte
	Exclusión: examen solicitado por razones médico-legales (Z04.6)
Z04.6	Examen psiquiátrico general, solicitado por las autoridades
Z30.0	Asesoramiento general y consejos sobre anticoncepción
Z33	Estado de embarazo, incidental
Z50.2	Rehabilitación del alcohol
Z50.3	Rehabilitación de drogas
Z50.4	Psicoterapia, no clasificada en otra parte
Z51.5	Cuidados paliativos
Z55.0	Analfabetismo y alfabetización de bajo nivel
Z55.3	Rendimiento académico bajo
Z55.4	Mala adaptación educativa y discordia con profesores y compañeros
Z55.9	Otros problemas relacionados con la educación y la alfabetización
Z59.0	Sinhogarismo
Z59.1	Alojamiento inadecuado
Z59.2	Discordia con vecino, inquilino o arrendador
Z59.3	Problema relacionado con la vida en una residencia institucional
Z59.4	Inseguridad alimentaria
Z59.5	Pobreza extrema
Z59.6	Ingresos bajos
Z59.7	Seguro social o sanitario insuficiente
Z79.9	Problema económico o de vivienda no especificado

TABLA 12-3. Códigos de la CIE-11 comúnmente
utilizados en salud mental infantil
y adolescente (*cont.*)

Código CIE-11	Descripción
Z60.0	Problema de fase de la vida
Z60.3	Dificultad de aculturación
Z60.4	Exclusión o rechazo social
Z60.5	Blanco (percibido) de discriminación adversa o persecución
Z60.9	Otro problema relacionado con el entorno social
Z61.0	Pérdida de una relación cariñosa en la infancia
Z61.1	Separación del hogar en la infancia
Z61.2	Patrón alterado de relaciones familiares en la infancia
Z61.3	Hechos que resultan en la pérdida de autoestima en la infancia
Z61.4	Problemas relacionados con el presunto abuso sexual a un niño por una persona dentro del grupo de apoyo primario
Z61.5	Problemas relacionados con el presunto abuso sexual a un niño por una persona fuera del grupo de apoyo primario
Z61.6	Problemas relacionados con el presunto maltrato físico a un menor
Z61.7	Experiencia personal aterradora en la infancia
Z62.0	Supervisión y control parental inadecuados
Z62.1	Sobreprotección parental
Z62.2	Crianza institucional
Z62.4	Negligencia emocional del niño
Z62.820	Problema de relación entre progenitor e hijo
Z62.891	Problema de relación con los hermanos
Z62.29	Educación lejos de los progenitores
Z62.810	Historia personal (antecedentes) de maltrato físico infantil

Código CIE-11	Descripción
Z62.810	Historia personal (antecedentes) de abuso sexual infantil
Z62.811	Historia personal (antecedentes) de maltrato psicológico infantil
Z62.812	Historia personal (antecedentes) de negligencia infantil
Z62.898	Niño afectado por relación parental conflictiva
Z63.1	Problemas en la relación con los padres y suegros
Z63.2	Apoyo familiar insuficiente
Z63.4	Duelo no complicado
Z63.5	Ruptura familiar por separación o divorcio
Z63.6	Familiar dependiente que necesita cuidados en casa
Z63.8	Nivel elevado de emoción expresada en la familia
Z64.0	Problemas relacionados con un embarazo no deseado
Z64.1	Problemas relacionados con la multiparidad
Z64.2	Buscar y aceptar intervenciones físicas, nutricionales y químicas que se sabe que son peligrosas y perjudiciales Exclusión: dependencia de sustancias
Z64.3	Buscar y aceptar intervenciones conductuales y psicológicas que se sabe que son peligrosas y dañinas
Z64.4	Discordia con el proveedor de servicios sociales, incluidos el funcionario de vigilancia penitenciaria, el gestor de casos y el trabajador social
Z65.0	Sentencia penal sin encarcelamiento
Z65.1	Encarcelamiento u otra reclusión
Z65.2	Problemas relacionados con la excarcelación

TABLA 12-3. Códigos de la CIE-11 comúnmente
utilizados en salud mental infantil
y adolescente (*cont.*)

Código CIE-11	Descripción
Z65.3	Problemas relacionados con otras circunstancias legales
Z65.4	Víctima de delincuencia o terrorismo
Z65.5	Exposición a catástrofe, guerra u otras hostilidades
Z65.8	Otro problema relacionado con las circunstancias psicosociales
Z65.8	Problema religioso o espiritual
Z65.9	Problema no especificado relacionado con circunstancias psicosociales no especificadas
Z69.010	Visita de salud mental para la víctima de maltrato o negligencia infantil parental
Z69.020	Visita de salud mental para la víctima de maltrato o negligencia infantil no parental
Z70.3	Asesoramiento relacionado con problemas diversos de actitud, comportamiento y orientación sexual
Z71.1	Persona con queja temida en la que no se realiza ningún diagnóstico
Z71.4	Consejería y vigilancia del abuso de alcohol
	Exclusión: procedimientos de rehabilitación del alcohol
Z71.5	Asesoramiento y vigilancia del abuso de drogas
	Exclusión: procedimientos de rehabilitación de drogas
Z71.6	Asesoramiento sobre abuso de tabaco
	Exclusión: procedimientos de rehabilitación del tabaco
Z72.0	Trastorno por consumo de tabaco, leve
Z72.1	Consumo de alcohol
	Exclusión: dependencia del alcohol
Z72.2	Consumo de drogas

Código CIE-11	Descripción
	Exclusión: abuso de sustancias que no producen dependencia, drogodependencia
Z72.3	Falta de ejercicio físico
Z72.4	Dieta y hábitos alimenticios inapropiados
	Exclusión: trastorno alimentario o falta de alimentos
Z72.5	Comportamiento sexual de alto riesgo
Z72.810	Comportamiento antisocial infantil o adolescente
Z73.6	Limitación de actividades debido a la discapacidad
	Exclusión: dependencia del proveedor de cuidados
Z74.0	Movilidad reducida
Z74.1	Necesidad de asistencia para el cuidado personal
Z74.3	Necesidad de supervisión continua
Z75.1	Persona en espera de admisión a una instalación adecuada en otro lugar
Z75.3	No disponibilidad o acceso a centros de asistencia sanitaria
Z75.4	No disponibilidad o acceso a otros organismos de ayuda
Z76.5	Simulación
Z91.1	Antecedentes personales de incumplimiento del tratamiento y del régimen médico
Z91.199	Incumplimiento del tratamiento médico
Z91.2	Antecedentes personales de mala higiene personal
Z91.3	Antecedentes personales de un horario de sueño-vigilia poco saludable
Z91.49	Historia personal de trauma psicológico
Z91.5	Antecedentes personales de autolesiones
Z91.6	Antecedentes personales de otros traumas físicos

TABLA 12-3. Códigos de la CIE-11 comúnmente
utilizados en salud mental infantil
y adolescente (*cont.*)

Código CIE-11	Descripción
Z91.83	Vagabundeo asociado con un trastorno mental
	Negligencia infantil, confirmada
T74.02XA	Hallazgo inicial
T74.02XD	Hallazgo ulterior
	Negligencia infantil, sospechada
T76.02XA	Hallazgo inicial
T76.02XD	Hallazgo ulterior
	Maltrato psicológico infantil, confirmado
T74.32XA	Hallazgo inicial
T74.32XD	Hallazgo ulterior
	Maltrato psicológico infantil, sospechado
T76.32XA	Hallazgo inicial
T76.32XD	Hallazgo ulterior
	Abuso sexual infantil, confirmado
T74.22XA	Hallazgo inicial
T74.22XD	Hallazgo ulterior
	Abuso sexual infantil, sospechado
T76.22XA	Hallazgo inicial
T76.22XD	Hallazgo ulterior

Capítulo 13

Reconocimiento de señales de alerta en el desarrollo

Las observaciones sobre la maduración infantil realizadas por los teóricos del desarrollo son fundamentales para la pediatría, la psiquiatría infantil y la psicología infantil. El trabajo de muchos teóricos diferentes a lo largo de los años (por ejemplo, Beloglovsky y Daly, 2015; McCartney y Philips, 2006; Mooney, 2013) ha generado un conjunto diverso de teorías sobre lo que ocurre durante el desarrollo infantil. Aunque el estudio de esta bibliografía se sitúa más allá del alcance de este texto, sí podemos exponer ciertos hitos observables del desarrollo infantil y sus patrones reconocidos de aparición.

Los hitos son habilidades o capacidades reconocibles con un rango y un orden de aparición esperables; por ejemplo, que un niño dé su primer paso alrededor de su primer cumpleaños. Identificar cualquier variación significativa de los patrones esperados, como sería que el niño diese su primer paso cerca de su segundo cumpleaños, es una tarea clave para el profesional. Saber cuándo ha ocurrido una variación significativa del desarrollo mejora la precisión diagnóstica, porque el DSM-5-TR (American Psychiatric Association, 2022) requiere específicamente la consideración de las etapas del desarrollo. Cuanto antes se identifique y aborde una discapacidad significativa del desarrollo, mejores serán los resultados a largo plazo de los pacientes.

Si bien identificar los hitos requiere un conjunto de habilidades de especial importancia para los profesionales que trabajan con niños menores de 5 años, todos necesitamos estar familiarizados con ellos, pues los déficits del desarrollo que no son graves suelen pasar desapercibidos hasta que los niños son mucho mayores. Se deben evaluar cinco áreas diferentes de habilidades en cada hito: motoras gruesas y finas, resolución de problemas visomotores, habla y lenguaje, habilidades sociales y emocionales, y habilidades adaptativas (Gerber *et al.*, 2011).

Las habilidades motoras gruesas son las más evidentes de reconocer porque implican gatear, caminar, correr y lanzar objetos. Las habilidades motoras tempranas están relacionadas con las tareas básicas de control corporal, comenzando por mantener la posición de la cabeza, luego mover el tronco y después mover todo el cuerpo cada vez con mayor habilidad. Además de los retrasos significativos de las habilidades motoras gruesas, los reflejos anormales, el tono muscular asimétrico o un tono muscular general demasiado flojo o demasiado rígido son anomalías motoras gruesas que deben observarse.

La resolución de problemas visomotores describe las interacciones físicas del niño con el mundo. Los bebés comienzan siguiendo visualmente a las personas u objetos, luego alcanzan y manipulan los objetos, y más tarde adquieren la capacidad de dibujar y escribir. Estas habilidades motoras finas (usar las manos y los dedos) dependen de la entrada visual y generalmente progresan a un ritmo más lento que las habilidades motoras gruesas. Si el cumplimiento de estos hitos se retrasa, ello puede deberse a deficiencias en las capacidades sensoriales, cognitivas o motoras.

Las habilidades del habla y del lenguaje son esenciales para las interacciones sociales y el éxito académico. Para poder comunicarse, la persona debe ser capaz primero de recibir información (procesar lo que ve y oye), de entender pragmáticamente el significado de esa información y, luego, de generar una expresión de sus pensamientos (traducir pensamientos en palabras y luego expresarlas con fluidez). Los retrasos en los hitos del lenguaje expresivo pueden ser más evidentes que los retrasos del lenguaje receptivo, que pueden ser más sutiles pero que, cuando están presentes, pueden empeorar un trastorno del lenguaje expresivo.

Las habilidades socioemocionales son los elementos centrales del funcionamiento psiquiátrico. Los bebés nacen esencialmente con tres emociones (ira, alegría y miedo), y las circunstancias que provocan esos sentimientos se vuelven cada vez más complejas a medida que crecen. El desarrollo de las habilidades sociales es interactivo y, por lo tanto, depende de la presencia de un cuidador receptivo, pudiendo afectarse negativamente si los cuidadores son aversivos o no receptivos. Los rasgos temperamentales del niño, como tener una disposición de alta o baja intensidad, influyen en cómo responde este a las actividades rutinarias, lo que a su vez influye en cómo responden sus cuidadores, generándose un ciclo de retroalimentación. La atención conjunta, compartida con otra persona, aproximadamente al año de edad es un hito social clave. El desarrollo social y emocional típico depende de muchas otras habilidades, pero está más estrechamente vinculado con las habilidades del habla y el lenguaje.

Las habilidades adaptativas inicialmente implican aprender a alimentarse, vestirse y usar el baño sin ayuda. En los niños mayores, las habilidades adaptativas implican autodirección, autoprotección y la capacidad de funcionar de manera independiente en un entorno escolar. Las habilidades adaptativas dependen tanto de las habilidades motoras como de las cognitivas y, por lo tanto, no constituyen una categoría de desarrollo verdaderamente independiente. Al evaluar la presencia de una discapacidad intelectual, es necesario investigar los hitos adaptativos, porque el diagnóstico de discapacidad intelectual no debe realizarse si no hay deficiencias demostrables en el funcionamiento adaptativo. Las pruebas de inteligencia estandarizadas no se consideran la única base para diagnosticar la discapacidad intelectual en ausencia de deficiencias funcionales en el mundo real.

Un niño puede adquirir todas sus habilidades en la secuencia habitual pero a un ritmo más lento (con retraso), puede adquirir sus habilidades a ritmos diferentes en las distintas áreas (con disociación) o puede cumplir los hitos fuera del orden habitual de adquisición (con desviación). El crecimiento y el desarrollo tienden a seguir patrones reconocibles, pero no siguen un guion exacto. Por ejemplo, un niño perfectamente sano podría no gatear nunca, sino deslizarse o rodar para moverse antes de dar sus primeros pasos. La tarea del clínico de atención pediátrica es considerar qué constituiría un desarrollo dentro del rango normal (Tabla 13-1). Luego, este clínico puede, de diversas maneras, alertar a los cuidadores si el niño no mantiene el ritmo del desarrollo y, por lo tanto, necesita servicios de asistencia al desarrollo; o puede tranquilizar a unos cuidadores preocupados cuando el niño mantiene el ritmo dentro del rango normal; o puede simplemente comprender mejor cómo interactúa el niño con su entorno.

Determinar cuándo hay que realizar más pruebas o intervenir cuando un niño tarda en cumplir los hitos puede resultar difícil si los retrasos del desarrollo son sutiles. Para guiar esta decisión, la tabla 13-2 contiene una lista de rasgos cognitivos, motores y socioemocionales específicos de las distintas edades que sugieren la necesidad de derivar al menor para hacerle evaluaciones del desarrollo especializadas.

TABLA 13-1. Hitos del desarrollo normal en los primeros 5 años de vida

Edad	Motricidad gruesa	Visomotor	Habla y lenguaje	Socioemocional	Habilidades adaptativas
2 meses	Tiene buen control de la cabeza; levanta el pecho estando boca abajo	Sigue con los ojos; se agarra las manos	Está alerta a la voz; emite sonidos similares a vocales	Muestra una sonrisa recíproca; reconoce a los padres	Abre la boca al ver el pecho o el biberón
4 meses	Se apoya en las muñecas en posición prona; rueda de prono a supino	Tiene las manos generalmente abiertas; alcanza persistentemente	Se orienta hacia la voz; vocaliza en respuesta	La voz del progenitor detiene el llanto; sonríe por sí mismo	Sujeta brevemente el pecho o el biberón
6 meses	Se sienta brevemente solo; gira en posición prona	Rastra el objeto para recogerlo; lo transfiere de una mano a otra	Se detiene brevemente ante el "no"; balbucea consonantes	Tiene ansiedad ante extraños; identifica visualmente al progenitor	Se alimenta de galletas; mira fijamente a las caras nuevas
9 meses	Se pone de pie; se desplaza agarrándose; se sienta	Tiene pinza inmadura; busca el juguete caído	Imita sonidos; disfruta de juegos de gestos	Sigue un punto; experimenta ansiedad por separación	Muerde, mastica galletas; busca el objeto caído

TABLA 13-1. Hitos del desarrollo normal en los primeros 5 años de vida (*cont.*)

Edad	Motricidad gruesa	Visomotor	Habla y lenguaje	Socioemocional	Habilidades adaptativas
12 meses	Se mantiene bien de pie; da pasos independientes	Tiene un buen agarre de pinza; garabatea si se le muestra	Sigue instrucciones de un solo paso; usa gestos	Puntos para obtener objeto; muestra interés compartido	Se alimenta con los dedos; se quita un sombrero
18 meses	Corre bien; se queda de pie para lanzar la pelota	Garabatea por sí mismo; hace una torre de 3 cubos	Se señala a sí mismo; utiliza 10-25 palabras	Puede mostrar vergüenza; hace juegos de simulación	Se sube a la silla; se quita prendas
2 años	Lanza por encima de la cabeza; patea la pelota	Hace un tren de 4 cubos; imita un círculo y una línea	Usa frases de dos palabras; entiende "yo" y "tú"	Juega en paralelo; comienza la desobediencia	Abre el pomo de la puerta; se quita los pantalones
3 años	Sube escaleras; atrapa la pelota	Copia un círculo; reconoce un color	Usa frases de tres palabras; nombra partes del cuerpo	Participa en juegos imaginativos; puede compartir por sí mismo	Comienza a comer de forma independiente; desabrocha una prenda

TABLA 13-1. Hitos del desarrollo normal en los primeros 5 años de vida (*cont.*)

Edad	Motricidad gruesa	Visomotor	Habla y lenguaje	Socioemocional	Habilidades adaptativas
4 años	Mantiene el equilibrio sobre un pie durante 4 segundos; puede saltar a una longitud de 30 cm	Escribe parte de su nombre; copia un cuadrado	Sigue una solicitud de tres pasos; cuenta historias	Juega en grupo; tiene un amigo preferido	Va solo al baño; usa bien el tenedor
5 años	Baja las escaleras; salta hacia atrás	Corta con tijeras; usa un clip	Responde a "¿Por qué?"; le gustan las palabras que riman	Se disculpa por un error; tiene un grupo de amigos	Se viste y se baña de forma independiente

Fuente: Adaptada de Gerber *et al.*, 2010, 2011; Wilks *et al.*, 2010.

TABLA 13-2. Señales de alerta en el desarrollo que deberían desencadenar evaluaciones especializadas

Edad	Cognitivo	Motor	Socioemocional
4 meses	Falta de seguimiento visual; sin risas ni vocalizaciones	Falta de control de la cabeza al estar sentado; incapacidad de agarrar un juguete	No observa ni sigue a las personas; no tiene respuesta de sonrisa
6 meses	Falta de respuesta al sonido o la voz	No rueda ni se mueve por el suelo	Falta de sonrisa espontánea
9 meses	Falta de balbuceo de consonantes	Incapacidad de sentarse	No puede reciprocar vocalizaciones o expresiones faciales
1 año	No puede responder a su propio nombre; no puede imitar sonidos	No puede sostener dos objetos y golpearlos juntos; no puede ponerse de pie tirando de algo	No puede corresponder a los gestos con las manos; no comparte la atención conjunta ("Mira…")
1,5 años	No puede señalar un objeto nombrado; no puede usar palabras	Incapaz de caminar de forma independiente	Falta de cualquier combinación de habla y gestos
2 años	Habla comprensible en menos del 50 %	No puede caminar por escalones con ayuda; no puede patear una pelota	No puede usar una frase significativa de dos palabras; falta de empatía (parecer triste si un niño llora)

TABLA 13-2. Señales de alerta en el desarrollo que deberían desencadenar evaluaciones especializadas (*cont.*)

Edad	Cognitivo	Motor	Socioemocional
3 años	No puede usar una oración de tres palabras; el habla es solo un 50 % comprensible	No puede saltar; no puede lanzar objetos por encima de la cabeza	Nunca imita actividades de adultos; no puede jugar en paralelo
4 años	Habla menos del 75 % comprensible; no puede identificarse a sí mismo, ni detalles en imágenes	No puede mantener el equilibrio sobre un pie durante 3 segundos; no puede copiar un círculo	Falta de juego imaginativo; incapacidad de hipotetizar los pensamientos de otros

Fuente: Adaptada de Gerber *et al.*, 2010, 2011; McLaughlin, 2011; Wilks *et al.*, 2010.

Capítulo 14

Elaboración de planes de tratamiento de salud mental pediátrica

Los clínicos pueden contemplar el plan de tratamiento como un requisito normativo, como una de las muchas tareas de la atención sanitaria contemporánea o como una receta para cambiar la vida del paciente. Después de todo, el objetivo de cualquier intervención médica es ayudar a una persona a lograr un cambio terapéutico que no puede hacer por sí misma, por lo que el plan de tratamiento simplemente define lo que necesita cambiar, quién le ayudará a cambiarlo y cómo realizará el cambio. Todo plan de tratamiento razonable incluye una lista de problemas, una lista de objetivos medibles y una fórmula para alcanzar los objetivos.

La realidad, por supuesto, es que, aunque el plan de tratamiento puede ser un procedimiento útil, gestionarlo puede constituir una tarea ardua. Después de todo, los planes de tratamiento son a menudo requeridos por las entidades públicas y los pagadores externos. Los reguladores y pagadores suelen exigir que los planes de tratamiento de salud mental se elaboren en sus propios formatos. Le animamos a identificar planes de tratamiento específicos para los requisitos de su entorno clínico, ya que solo esos planes de tratamiento cumplirán con los aspectos burocráticos necesarios. En este capítulo exponemos tres principios generales y universales de los planes de tratamiento en su calidad de fórmulas útiles: listas de problemas, objetivos del paciente y del cuidador, y mejores prácticas. Son el qué, el quién y el cómo de los planes de tratamiento.

Listas de problemas

Cuando se evalúa a un joven con malestar mental, el objetivo debe ser crear una alianza terapéutica, pero el resultado tangible de la evaluación es el diagnóstico. Este diagnóstico es la base del plan de tratamiento.

En las primeras versiones del DSM, los diagnósticos se describían en un sistema multiaxial o de cinco ejes. Los clínicos dividían el diagnóstico en cinco componentes: trastornos mentales, trastornos de la personalidad, afecciones médicas generales, problemas psicosociales y funcionamiento global. En su mejor aspecto, el sistema multiaxial animaba a los clínicos a comprender el malestar de la persona desde varias perspectivas diferentes: una explicación biológica de la enfermedad mental, una explicación psicológica de la personalidad, una explicación mecanicista de la enfermedad física, una lista subjetiva de factores psicosociales y una evaluación estandarizada del funcionamiento. En su peor faceta, el sistema multiaxial reforzaba las divisiones entre mente y cuerpo, permitía que los trastornos de la personalidad se usaran como insultos peyorativos, incluía explicaciones inconsistentes del funcionamiento psicosocial, y mezclaba categorías, listas y evaluaciones. Resultó ser un procedimiento desordenado.

Los autores del DSM-5 (American Psychiatric Association, 2013) reorganizaron el sistema multiaxial en la lista de problemas que utiliza ampliamente toda la medicina: un catálogo completo y jerárquico de los problemas abordados durante el encuentro actual. Para ser útil, los elementos de la lista deben estar estandarizados para permitir la comunicación. Hay muchas formas de explicar el malestar mental y la enfermedad mental. Unos clínicos pueden centrarse en los circuitos neuronales disfuncionales, otros en las experiencias adversas de la infancia o en los rasgos de personalidad desadaptativos. Si estos clínicos desean comunicarse entre sí, necesitan una lista estándar. La lista estándar que favorecemos es el DSM-5, porque es el sistema de diagnóstico consensuado de la psiquiatría contemporánea, nuestra forma de hacer que los clínicos de salud mental cooperen entre sí a la espera de un sistema de diagnóstico con mayor validez.

Un recordatorio de que estamos a la espera de un sistema de diagnóstico con una mejor validez es que los diagnósticos generados por la entrevista del DSM-5 se llaman *trastornos,* en lugar de *enfermedades* o *padecimientos.* Los médicos suelen pensar en términos de enfermedades, que pueden describirse como anomalías patológicas de la estructura y la función de los órganos y los sistemas del cuerpo. Los pacientes suelen presentar padecimientos, su experiencia de las anomalías patológicas que padecen o de estar enfermos. Desde la distancia, las enfermedades y los padecimientos pueden parecer una misma experiencia vista desde las distintas perspectivas del paciente y el médico. Sin embargo, las enfermedades y los padecimientos son a menudo experiencias divergentes, no solo diferentes perspectivas, como los antropólogos han documentado repetidamente (Estroff y Henderson, 2005).

Los *trastornos* son una especie de camino intermedio entre la enfermedad y el padecimiento, porque el término reconoce la compleja interacción de factores biológicos, sociales, culturales y psicológicos en el malestar mental. En términos generales, un trastorno simplemente indica una alteración del funcionamiento físico o psicológico. Usar *trastorno* para describir el malestar mental llama la atención sobre cómo afecta dicho malestar al funcionamiento de la persona, sugiere la compleja interacción de varios factores que genera el malestar mental y reconoce implícitamente los límites de nuestro conocimiento sobre las causas de este malestar mental (Kendler, 2012). La profesión aún no sabe lo suficiente para poder ser más precisa. El uso continuado de *trastorno* en nuestros sistemas de diagnóstico nos da la ocasión de ser humildes, nos estimula a seguir estudiando y nos ofrece una forma de comunicarnos unos con otros.

Para que el DSM-5 funcione como un lenguaje común, los clínicos deben ser específicos. Imagine una receta que le pide añadir "una porción de grasa". Alguien que siga la receta se sentirá confundido. ¿Quiso decir el autor de la receta una cucharada de manteca, 2 cucharadas de mantequilla con sal o media taza de aceite de coco? Cada una de las opciones es posible, pero cada una resulta en un plato diferente, y la indicación es más una inspiración personal que una instrucción comunitaria que otros puedan seguir. De manera similar, los clínicos deben reconocer que decir que un joven tiene un "trastorno mental no especificado" comunica de manera insuficiente a los otros clínicos cuál es la naturaleza precisa de la enfermedad del paciente.

Animamos a los clínicos a seleccionar el diagnóstico más específico que el caso del paciente permita. Si cree que un niño está deprimido, determine no solo si la depresión constituye un episodio depresivo mayor, sino también si es un episodio único o recurrente; con o sin características psicóticas; y leve, moderado o grave. Este nivel de especificidad permite la comunicación con otros clínicos e informa el tratamiento. Reconocemos que el tratamiento de la depresión de un niño es diferente cuando se trata de un primer episodio leve en lugar de un episodio recurrente grave con características psicóticas, pero apenas sabemos cómo proceder con un niño que tiene un trastorno inespecífico. Identificar un trastorno específico mejora la comunicación con los otros clínicos y comunica a los pacientes (y sus cuidadores) la capacidad diagnóstica y la comprensión de la enfermedad del paciente que tiene el profesional. El diagnóstico es, en sí mismo, una respuesta al sufrimiento del paciente, porque dar un nombre específico a lo que parece no tener nombre es en sí mismo saludable. (Y también mejora la capacidad de comunicarse con la Administración y con los pagadores, muchos de los cuales reembolsan mejor los diagnósticos más específicos).

Aun así, en ocasiones un diagnóstico específico es inapropiado. Cuando no se está seguro del diagnóstico o se necesita información adicional, un diagnóstico provisional es siempre preferible a un diagnóstico específico pero inexacto. Solo recuerde mencionar qué información adicional es necesaria para llegar finalmente a un diagnóstico más específico. Es desalentador revisar historiales médicos en los que el diagnóstico de un joven permanece mal caracterizado o mal etiquetado durante años.

Incluso si carecen de especificidad, los diagnósticos pueden ser exhaustivos. Deben incluir todos los problemas que actualmente deterioran la capacidad funcional del joven. Por lo tanto, la lista debe incluir los trastornos mentales, las dolencias médicas generales y los problemas psicosociales. Usamos el DSM-5 para describir los trastornos mentales, incluidos los efectos adversos del tratamiento psiquiátrico que se describen en la Sección II del DSM-5. Para describir las afecciones médicas generales incluimos las dolencias que actualmente afectan a la función del joven. No es necesario listar las lesiones bien curadas. Para describir los problemas psicosociales que influyen en la salud del joven preferimos usar la lista estandarizada de códigos Z de la CIE-10 (World Health Organization, 1992). Varios de los códigos Z más relevantes se encuentran en el capítulo 12 de este libro, "Uso de escalas de evaluación y sistemas de diagnóstico alternativos al evaluar a un joven", pero la lista completa de códigos Z, numerados de Z00 a Z99, se encuentra en el capítulo de la CIE "Factores que influyen en el estado de salud y el contacto con los servicios de salud", que se puede encontrar en línea en https://icd.who.int/browse10/2019/en#/XXI.

Finalmente, los problemas deben ordenarse jerárquicamente. Los que son el foco del tratamiento deben encabezar la lista. Por ejemplo, un adolescente puede tener fibrosis quística pero, si se le trata por un episodio de trastorno depresivo mayor tras una sobredosis intencionada, entonces los dos primeros problemas son el trastorno depresivo mayor y el intento de suicidio. Si se le evalúa de nuevo 2 meses después y se ha recuperado de la depresión y de la toma intencionada, el episodio depresivo y el intento de suicidio quedarán más abajo en la lista de problemas. Una lista de problemas bien ordenada comunica a todos los que revisen el expediente cuál es el foco actual del tratamiento.

Objetivos del paciente y del cuidador

Los objetivos del tratamiento se desarrollan en conversación con el paciente y sus cuidadores. A veces, los clínicos preguntan por los objetivos hacia el final de la entrevista clínica. Preferimos preguntar sobre los objetivos desde el principio y luego, también, a lo largo de la conversación. Preguntar por los objetivos es otra forma de establecer una alianza terapéutica, el compromiso mutuo entre uno y el paciente para mejorar su bienestar. Se genera la alianza con el paciente cuando este determina los objetivos del tratamiento y el profesional se alía con él o ella para conseguirlos. Al hacer esto al principio de la entrevista, inevitablemente aumenta la cantidad y la fiabilidad de la información que ofrece el paciente. Más profundamente, se ayuda a motivar el deseo de cambio del paciente. Preguntamos, a menudo de manera muy directa, *"¿Cuál es tu objetivo del tratamiento?"* o, con los niños más pequeños, *"Si tuvieras tres deseos mágicos, ¿qué cambiarías de tu vida?"*. Luego, a medida que el encuentro progresa, a menudo se determinan otros objetivos adicionales, diciendo algo como, *"Veo que te preocupa; ¿deberíamos incluirlo entre los objetivos del tratamiento?"* o, con los niños más pequeños, *"¿Es eso en lo que usarías un deseo mágico?"*. Al continuar preguntando por los objetivos del tratamiento, el profesional aclara el enfoque del tratamiento y fortalece aún más la alianza con el paciente.

Al final de una conversación en la que se ha preguntado con frecuencia por los objetivos del tratamiento, suele ser sencillo resumir los más urgentes. A menudo lo hacemos diciendo, *"Parece que ya hemos identificado los objetivos del tratamiento más importantes, pero quiero estar seguro. ¿Hemos identificado los objetivos correctos?"* o, con un niño más pequeño, *"Creo que sé en qué usarías tus tres deseos, pero quiero comprobarlo contigo y estar seguro"*. Este tipo de conversaciones aseguran que los objetivos del tratamiento reflejen el deseo del paciente, lo que generalmente aumenta su interés por perseguirlos. Siempre que sea posible y apropiado, formule los objetivos del tratamiento con las propias palabras del paciente.

Parte del reto que supone trabajar con niños y adolescentes con malestar mental es lograr que los pacientes y sus cuidadores colaboren en la búsqueda de objetivos comunes. Con los pacientes preferimos identificar los objetivos al principio de la entrevista. Con los cuidadores nos gusta entender primero cómo es la relación entre el cuidador y el paciente, antes de preguntar por los objetivos del tratamiento. Los distintos cuidadores se implican con el paciente de diferentes maneras. ¿Es el cuidador un progenitor biológico, un padrastro, una madre de acogida, una abuela, un hermano mayor, un tutor, un agente de libertad condicional o una profesora? Estas relaciones afectan a los objetivos del tratamiento que identifica el cuidador y a su capacidad de influir en ellos. Si, por ejemplo, un adolescente acude a tratamiento con su agente de libertad condicional, los objetivos del tratamiento probablemente incluirán requisitos legales que serán bastante diferentes de los objetivos del paciente. Hay que saber cómo y por qué está el cuidador involucrado en la vida del joven antes de pedirle a aquel que refiera sus objetivos.

Una vez que el paciente, el cuidador y el profesional acuerdan los objetivos del tratamiento, es útil considerar los entornos en los que se perseguirán dichos objetivos. Si los problemas que ellos identifican mutuamente ocurren principalmente en casa, entonces los objetivos deben centrarse en el hogar. Si los problemas ocurren principalmente en el colegio, entonces los objetivos deben involucrar a los maestros y al personal del colegio. Si está viendo al paciente en una clínica de atención primaria, los objetivos del tratamiento pueden incluir aprender habilidades de afrontamiento, desarrollar nuevos hábitos o conseguir la atención de un profesional de salud mental. Si está viendo al paciente en un hospital, los objetivos del tratamiento generalmente abordan preocupaciones agudas, como disminuir la ideación suicida o mejorar el estado de ánimo.

Todos los buenos objetivos del tratamiento pueden lograrse. No beneficia a nadie establecer metas inalcanzables. Las metas inalcanzables son una especie de pensamiento mágico, el deseo de que simplemente pensar en algo lo haga realidad. Podemos desear fervientemente practicar un deporte muy competitivo, como el fútbol, y representar a nuestro país en la Copa del Mundo, pero ningún entrenamiento ayudará a dos psiquiatras de mediana edad a formar parte del equipo. De manera similar, es insensato fijar un objetivo que sea verdaderamente imposible para el joven, ya sea por su edad, por su estado de desarrollo o por sus características físicas o psicológicas. Tampoco beneficia a nadie establecer metas poco excepcionales. Las metas poco excepcionales son una especie de crueldad cotidiana, el establecimiento de un listón bajo para reclamar una victoria no merecida. Puede que no practiquemos un deporte profesionalmente, pero podemos (al menos por ahora) atarnos los zapatos, por lo que establecer un objetivo de tratamiento consistente en atarse los cordones sería insultante. Los mejores objetivos están un poco fuera del alcance de lo que parece posible; en nuestro caso hipotético, nuestro objetivo debería ser mejorar nuestros pases y tiros en los partidos de fútbol. Perseguir objetivos igualmente apropiados mejora la vida de los pacientes, cuidadores y clínicos porque expanden nuestra imaginación sobre lo que es posible.

Escribir que fijar el objetivo correcto puede expandir nuestra imaginación de lo posible puede parecer demasiado ambicioso, por lo que le recordamos que los objetivos deben ser simultáneamente medibles. Un objetivo de tratamiento no puede ser "estar más saludable", "estar menos enfermo" o "tener un mejor comportamiento". Los padres a menudo dicen que quieren que sus hijos sean "buenos", lo cual es un objetivo igualmente no medible. En nuestro propio ejemplo, un objetivo difícil de medir sería que cada uno de nosotros "se convierta en un futbolista mejor", mientras que un objetivo medible sería "aumentar nuestra precisión de pases del 50 al 75%". Los objetivos de tratamiento que establezca con los pacientes también deben ser medibles, para poder saber cuándo el paciente ha alcanzando o no los objetivos acordados.

Mejores prácticas

Una forma de identificar objetivos alcanzables y medibles es personalizar los objetivos del tratamiento a lo que es posible lograr según lo informado en la literatura médica. Existen varias guías clínicas y planes de tratamiento disponibles (por ejemplo, Nurcombe 2014). En nuestro trabajo con jóvenes, preferimos los parámetros de práctica creados y mantenidos por la Academia Americana de Psiquiatría Infantil y Adolescente (AACAP). Los parámetros cubren la mayoría de las principales categorías de enfermedades mentales que experimentan los niños y adolescentes. Los parámetros fueron escritos por expertos en el campo e incluyen información sobre etiología, diagnóstico, tratamiento y pronóstico. Todos incluyen recomendaciones específicas que pueden adoptarse ampliamente. Los parámetros de práctica se pueden encontrar en línea en www.jaacap.com/content/pracparam.

Hasta la fecha de este escrito, 59 parámetros y guías de práctica se han incluido en la biblioteca de la AACAP, muchos más de los que podemos resumir aquí. Incluso si pudiéramos resumirlos, son documentos dinámicos, por lo que hemos dispersado parte del conocimiento en los parámetros de práctica actuales a lo largo de este libro, especialmente en los próximos tres capítulos. La Asociación Americana de Psiquiatría también ha desarrollado un conjunto de guías de práctica clínica, pero estas están dirigidas al tratamiento de pacientes adultos. Esas guías de atención se pueden encontrar en http://psychiatryonline.org/guidelines. En la tabla 14-1 se ofrecen algunos consejos generales para desarrollar el plan de tratamiento inicial.

TABLA 14-1. Pasos secuenciales para desarrollar un plan de tratamiento inicial

1. Identifique el objetivo inicial del tratamiento de su paciente.

2. Desarrolle una alianza terapéutica con su paciente.

3. Aclare la relación entre el cuidador y su paciente.

4. Alcance el diagnóstico más específico del DSM-5.

5. Escriba una lista jerárquica de los problemas actuales de su paciente.

6. Reescriba la lista de problemas en forma de objetivos de tratamiento.

7. Identifique los objetivos medibles y alcanzables a partir de la base de evidencia disponible.

8. Personalice el tratamiento según el trasfondo cultural de su paciente y los recursos disponibles.

9. Asigne la responsabilidad de cada objetivo a un miembro del equipo de tratamiento de su paciente.

10. Supervise el progreso hacia cada objetivo.

11. Revise los objetivos a medida que cambie la situación de su paciente.

Capítulo 15

Inicio de intervenciones psicosociales

Cuando se evalúan y abordan los problemas de salud mental y conductual de un niño o adolescente, a menudo se dirige a los cuidadores hacia recursos o intervenciones que aplicarán ellos mismos. Después de todo, la mayor parte de la atención se realiza en casa, el lugar donde se acoge, alimenta, asea, educa y cuida a los niños. Los cuidadores motivados podrán aplicar estrategias de cuidados respaldadas por la evidencia que aprenderán de usted o mediante los folletos, libros, sitios web o vídeos que usted recomiende. Como se menciona en el capítulo 2, "La entrevista a un joven que presenta malestar mental", se ha demostrado que esta terapia complementaria o biblioterapia es clínicamente eficaz en algunas situaciones. Los clínicos de atención primaria pediátrica tienden a ser particularmente hábiles en la práctica de ofrecer consejos de intervención psicosocial, pues una parte clave de sus funciones consiste en ofrecer consejos de crianza y orientación anticipatoria.

Este capítulo contiene una selección de aspectos destacados de entre las estrategias de intervención psicosocial y los consejos que a menudo damos a los cuidadores. Su inspiración proviene de muchas fuentes diferentes, incluidas diversas líneas de investigación clínica, el consenso profesional general y la experiencia personal (Chorpita y Daleiden, 2009; Hilt, 2024; Jellinek *et al.*, 2002). No es una lista exhaustiva de estrategias psicosociales, sino más bien una selección que nos gusta compartir. Estas estrategias de apoyo conductual pueden ser suficientes por sí solas para resolver un problema leve o pueden utilizarse como complemento de los servicios proporcionados por especialistas.

Tiempo fuera

Tiempo fuera es una estrategia con la que los cuidadores moldean el comportamiento de un niño pequeño a través de la eliminación selectiva y temporal del acceso de dicho niño a la atención, las actividades u otros refuerzos deseados tras una transgresión conductual. Esta estrategia solo funciona en los niños que experimentan elogios positivos y atención habituales de su cuidador porque el niño se sentirá motivado a mantener esa consideración positiva. La eliminación temporal de la atención deseada (tiempo fuera) puede efectuarse en cualquier lugar, no solo colocando físicamente al niño en un área designada para el tiempo fuera. A menudo se dice que la duración de un tiempo fuera debe ser de alrededor de 1 minuto por cada año de edad, pero ajustada al nivel de desarrollo; por ejemplo, los tiempos fuera para un niño con retraso del desarrollo deben tener duraciones más cortas.

Aunque los tiempos fuera pueden ser conceptualmente simples, a menudo son difíciles de implementar. Por ejemplo, los padres comúnmente refieren que ya han intentado los tiempos fuera y los han hallado ineficaces antes de ver al clínico. Cuando el clínico analiza cómo se llevaron a cabo los tiempos fuera, a menudo queda claro por qué la estrategia del tiempo fuera no mejoró el comportamiento. Por ejemplo, un tiempo fuera en el que el padre y el hijo se gritan mutuamente a través de una puerta cerrada funciona más como recompensa de atención (tiempo dentro) que como tiempo fuera capaz de alterar el comportamiento. A continuación se presenta una lista de consejos sugeridos para los padres con el fin de que un tiempo fuera sea efectivo.

- Para evitar confusiones, establezca límites consistentes.
- Céntrese en cambiar los comportamientos problemáticos prioritarios, en lugar de todo a la vez.
- Después de anunciar el tiempo fuera, evite toda interacción verbal hasta que llegue el "tiempo dentro".
- Asegúrese de que los tiempos fuera ocurran inmediatamente después del mal comportamiento, y no de manera diferida.
- Siga adelante si usa advertencias (por ejemplo, "Voy a contar hasta tres...").
- Minimice el refuerzo de la mala conducta con límites calmados y silenciosos.
- Indique cuándo termina el tiempo fuera (el niño no lo determina). Poner un temporizador puede ayudar.
- Cuando el tiempo fuera haya terminado, simplemente reanude las actividades como de costumbre o felicite al niño por recuperar el control personal. Luego, busque el siguiente comportamiento positivo para elogiarlo.
- Para que los tiempos fuera sean útiles, brinde a los niños mucha más atención positiva que negativa.

Pausas en las redes sociales

Tomarse un *descanso, ayuno o vacaciones de las redes sociales* permite a las personas distanciarse. Después de todo, las plataformas de redes sociales obtienen beneficios captando la atención de usuarios de todas las edades.

En los niños pequeños, las redes sociales aumentan el riesgo de exposición al consumismo, la pornografía y la violencia, por lo que la Ley de Protección de la Privacidad Infantil en Línea establece una edad mínima de 13 años para el uso de las plataformas de redes sociales, a menos que un padre ofrezca un consentimiento verificable. En estudios de investigación con niños de 12 años, el uso habitual de las redes sociales se asocia a cambios en la amígdala y la corteza prefrontal, aumentando la sensibilidad a las recompensas y castigos sociales (Maza *et al.*, 2023). Otros investigadores han encontrado que su uso en la adolescencia temprana predice una posterior disminución de la satisfacción con la vida cuando las redes sociales se utilizan durante períodos de desarrollo sensibles (Orben *et al.*, 2022). Aunque cada niño es diferente, encontramos que los riesgos de las redes sociales superan los beneficios para los niños menores de 16 años.

Los beneficios de las redes sociales, especialmente la capacidad de conectarse virtualmente con personas que tienen atributos y habilidades diferentes a las de los compañeros locales, pueden ser más ventajosos para los adolescentes mayores. Los adolescentes, al igual que los adultos, pueden formar comunidades en las plataformas de redes sociales y crear oportunidades que mejoren sus vidas.

Sin embargo, cada vez hay más evidencia que sugiere que los adolescentes, al igual que los adultos, sufren cuando pasan un tiempo excesivo en las plataformas de redes sociales. En un estudio de cohortes a gran escala, los investigadores encontraron que los adolescentes entre 12 y 15 años que pasaban 3 horas o más al día en las redes sociales duplicaban su riesgo de sufrir consecuencias negativas para la salud mental (Riehm *et al.*, 2019).

Afortunadamente, los efectos también funcionan en la dirección opuesta: el uso reducido de las redes sociales o una pausa de 4 semanas se asocian ambos a una mejoría del bienestar mental (Allcott *et al.*, 2020; Hunt *et al.*, 2018). Si un niño, adolescente o cuidador pasa más tiempo del previsto en las redes sociales, experimentando cogniciones y emociones negativas con su uso, o perdiéndose eventos presenciales debido al uso de las redes sociales, puede ser útil hacer una pausa.

Las reglas son diferentes para cada plataforma de redes sociales, pero generalmente hay configuraciones que le permiten al niño, adolescente o cuidador pausar o silenciar la cuenta en cuestión. Busque las configuraciones para desactivar, eliminar o inhabilitar una cuenta. A menudo, las configuraciones son difíciles de encontrar, así que intente buscar en línea la manera de pausar sus redes sociales. A continuación se presenta una lista de consejos para los padres sobre el uso correcto de las redes sociales.

- Retrasar el uso de las redes sociales por los niños y adolescentes, idealmente hasta los 16 años o más tarde.
- Activar la configuración de tiempo de pantalla para dispositivos y aplicaciones de uso común con el fin de rastrear el uso.
- Establecer (y seguir) objetivos de tiempo dedicado a las redes sociales.
- Activar la configuración de no molestar por la noche para facilitar el sueño.
- Activar configuraciones que permitan a los cuidadores supervisar el uso de las redes sociales por los usuarios más jóvenes y vulnerables.
- Desactivar las notificaciones.
- Mantener una conversación con los niños y adolescentes sobre qué plataformas de redes sociales fomentan la comunidad y el bienestar.
- Eliminar las redes sociales que desincentivan la comunidad y el bienestar.
- Animar a los adolescentes a tomarse descansos regulares de las redes sociales, especialmente durante las vacaciones escolares y culturales.
- Desarrollar un conjunto de expectativas sobre el uso de las redes sociales que niños, padres y adolescentes puedan seguir juntos, como no usar dispositivos durante las comidas y abordar los conflictos familiares en persona. Determinar si se comparten fotos y vídeos, y cómo hacerlo, como parte de un plan familiar que establezca límites.
- Tómarse un día a la semana de descanso de las redes sociales en familia.
- Denunciar los comportamientos inapropiados en las redes sociales, como el ciberacoso y el hostigamiento.

Tiempo especial

El *tiempo especial* es una forma de que un cuidador y un niño pequeño vuelvan a disfrutar de la compañía mutua. A veces, este restablecimiento de las interacciones positivas entre el cuidador y el niño puede por sí solo resolver un problema de comportamiento crónico. El tiempo especial también puede denominarse *juego dirigido por el niño,* pues incide en que los padres pasen ese tiempo siguiendo la iniciativa del hijo y prestando atención a lo que este hace. A continuación se presenta una lista de consejos para padres para que el tiempo especial tenga éxito.

- Comprométase a reservar un tiempo periódicamente para intentarlo con su hijo. Lo ideal es hacerlo a diario, pero dos o tres veces por semana de manera constante también funciona.

- Seleccione la hora del día, etiquetándola algo así como *nuestro tiempo de juego*, *nuestro tiempo de calendario* o *nuestro tiempo especial*.
- Elija un tiempo lo suficientemente corto como para que pueda ser factible de manera fiable, generalmente de 15 a 30 minutos.
- Una vez que este tiempo a solas esté planificado, asegúrese de que se cumpla sin importar cómo haya sido el día, bueno o malo.
- Permita que el niño elija la actividad, que debe ser algo que no le desagrade y que no implique gastar dinero o completar alguna tarea.
- Siga la iniciativa del niño durante el juego, resistiendo las ganas de decirle qué hacer.
- Termine a tiempo; usar un temporizador puede ayudar. Recuérdele al niño cuándo será el próximo momento especial.
- Si el niño se niega al principio, explíquele que simplemente se sentará usted con él durante el tiempo especial.
- Espere un mayor éxito si usted, como cuidador, también obtiene sus propios momentos especiales o de atención por separado.

Análisis funcional (de la conducta)

El *análisis funcional* es una estrategia general para resolver un comportamiento problemático recurrente. El análisis funcional se cita con mayor frecuencia como un tratamiento para niños con discapacidades del desarrollo o capacidad verbal limitada, pero sus principios son aplicables a cualquier niño. El objetivo primero es identificar *por qué* cierto comportamiento sigue repitiéndose y luego idear inteligentemente un plan para prevenir las repeticiones futuras.

Por ejemplo, imagine que un niño pequeño coge berrinches al ir de tiendas. Cuando un clínico ayuda a analizar la función del comportamiento, el cuidador del niño se da cuenta de que le ha estado dando caramelos para detener los berrinches, lo cual, para el niño, sirve funcionalmente para recompensar el comportamiento y alentarlo a que ocurra de nuevo. Si el cuidador decide dejar de ofrecer estas recompensas no intencionadas, se teoriza que el comportamiento de los berrinches disminuirá, aunque generalmente después de un aumento temporal del comportamiento mientras el niño prueba la flexibilidad de las nuevas reglas (el *estallido de extinción*). Alternativamente, el cuidador puede centrarse en evitar volver a exponer al niño a un desencadenante de comportamiento reconocido, como dejar de llevar al niño al pasillo de los caramelos de una tienda. A continuación se presenta una lista de consejos para realizar el análisis funcional del comportamiento (Hanley *et al.*, 2003; Hilt, 2024).

1. Identificar la conducta.

- Determine el carácter, el momento (especialmente lo que ocurre justo antes y después), la frecuencia y la duración de la conducta.

2. Analizar y plantearse cuál es la función de la conducta.

- Lograr un objetivo: esto podría incluir escapar de una situación no deseada, evitar una transición, obtener atención o acceder a cosas deseadas.
- Comunicar: el comportamiento inadaptado puede comunicar malestar físico o emocional.
- Si no se aclara ninguna función, otras causas, como trastornos médicos o psiquiátricos, efectos secundarios de medicamentos y privación de sueño, se vuelven más probables.

3. Hacer un cambio, generalmente modificando algo del entorno.

- Elimine los futuros refuerzos del comportamiento desadaptativo (atención u otros beneficios).
- Evite los desencadenantes conductuales conocidos.
- Modifique las demandas de la tarea para que sean apropiadas a la etapa de desarrollo y la capacidad lingüística del niño.
- Refuerce las conductas positivas con atención y elogios.
- Mejore la comunicación (por ejemplo, ayude a un niño no verbal a usar imágenes para comunicarse).
- Aclare cualquier expectativa poco clara: muestre o siga un horario diario, prepare al niño para las transiciones.
- Permita al niño acceder a escapatorias cuando se sienta abrumado (un tiempo especificado en un lugar tranquilo y silencioso).

4. Analizar si las intervenciones funcionaron y, si no, repetir el proceso.

- Busque mejoras en el momento, carácter, frecuencia y duración de la conducta.

Activación conductual

La *activación conductual* es una forma de ayudar a un joven a volver a relacionarse con otras personas. Cuando un joven está triste o preocupado, es menos probable que participe en las actividades que normalmente disfruta, y este alejamiento de actividades que de otro modo serían placenteras profundiza el aislamiento y disminuye el estado de ánimo. Por lo tanto, a pesar de las diferencias, la mayoría de las terapias cognitivo-conductuales para la depresión y la ansiedad buscan la activación conductual. Después de todo, el camino hacia la recuperación de la depresión y la ansiedad no comienza pasando todo el tiempo solo y de modo improductivo. Los aumentos de las tasas de depresión y ansiedad juvenil, junto con los confinamientos escolares y sociales de la era pandémica, señalan claramente que el aislamiento individual puede originar fracasos a nivel poblacional.

En la activación conductual, la persona se esfuerza por hacer más regularmente cosas que encuentra placenteras o que sirven a sus objetivos. Si puede lograr esta activación conductual, los síntomas generalmente mejoran. El desafío consiste en crear la motivación necesaria cuando uno se siente deprimido o ansioso. A continuación se presenta una lista de consejos para que la activación conductual tenga éxito.

- Identificar actividades que a ti (no a los demás) te parecerían motivadoras o gratificantes. Trabajar en desarrollar una variedad de opciones, porque hacer repetitivamente lo mismo puede volverse aburrido.
- Reducir la lista a cosas que se puedan medir como completadas, en lugar de objetivos relativamente vagos que no se puedan determinar si se han conseguido o no.
- Clasificar las actividades por orden, desde las que serían más fáciles de completar hasta las que serían más difíciles.
- Comenzar por algo fácil de lograr y, desde ahí, avanzar en la lista.
- Dar a conocer a los demás tus planes de mayor actividad y solicitar su ayuda para motivarte aún más.

Enfrentarse al acoso con intimidación

Durante años se ha reconocido que el acoso con intimidación es común y perjudicial tanto para la víctima como para el agresor. Si nota un cambio relativamente repentino en el estado de ánimo, el comportamiento, el sueño o los síntomas físicos de un niño, o cualquier cambio repentino en su funcionamiento social o académico, debería considerar la posibilidad de que el niño esté siendo acosado.

Si se descubre el acoso con intimidación, a menudo le supone al adulto todo un reto saber cómo responder. A continuación se presenta una lista de consejos sobre cómo responder al acoso (Buxton *et al.*, 2013; Hilt, 2024).

1. Detectar

- Pregúntele al niño: *"Sé que a veces los niños son molestados o acosados. ¿Has visto que esto suceda? ¿Te ha pasado alguna vez a ti?"*.
- Si el niño dice que no, pero aún sospecha que existe acoso, haga que los cuidadores pregunten a los maestros si hay acoso y/o revisen las cuentas de redes sociales del niño.

2. Educar

- Explique al niño que el acoso es inaceptable y que, si se encuentra en una situación de acoso, le ayudará a responder.

3. Planear

- Aconseje al niño que evite los lugares donde ocurre el acoso.
- Enseñe al niño a alejarse cuando haya acoso con intimidación y a contárselo a un adulto de confianza al que pueda acceder rápidamente.
- Pida al niño que se mantenga cerca de los adultos: la mayoría de los casos de acoso ocurren cuando no hay adultos cerca.
- Si un niño siente que puede enfrentarse al acosador, enséñele a decirle, con voz calmada y clara, que se detenga, que "el acoso no está bien".
- Tenga en cuenta que, si al niño se le da bien limar asperezas con humor, podrá usar el humor para enfrentarse al acoso.
- Anime al niño a pedir ayuda e ideas a sus compañeros.
- Asegúrese de que los cuidadores comuniquen el problema al colegio del niño y a otras familias, ideando soluciones conjuntamente.

4. Ayudar

- Diga a los cuidadores que fomenten la participación en actividades prosociales para construir redes de compañeros, mejorar las habilidades sociales y ganar confianza.

El lector encontrará información adicional en sitios web como www.stopbullying.gov.

Higiene del sueño

La *higiene del sueño* es una buena idea para cualquiera, pero especialmente para los jóvenes. El insomnio es un problema común entre niños y adolescentes. La mayoría de los problemas del sueño pueden resolverse cambiando los hábitos y rutinas que afectan al sueño, lo que los clínicos llaman *buena higiene del sueño*. Por ejemplo, cuando el sueño es un problema, puede hacer maravillas aconsejar a padres y jóvenes que eliminen el acceso a lo que podríamos etiquetar como el *dispositivo de prevención del sueño* (el teléfono inteligente) en el dormitorio durante ciertas horas del día. A continuación se presenta una lista de consejos para padres sobre cómo mejorar la higiene del sueño (Hilt, 2024; Mindell y Owens, 2009).

- Mantenga los mismos horarios de acostarse y levantarse todos los días de la semana.
- Mantenga una rutina de actividades antes de dormir (por ejemplo, leer un libro, cepillarse los dientes).
- Evite que el niño pase tiempo en la cama cuando no esté durmiendo (es decir, las camas son para dormir).
- Asegúrese de que el dormitorio esté fresco y silencioso.
- Evite actividades muy estimulantes (televisión, videojuegos, enviar mensajes a amigos o hacer ejercicio) justo antes de acostarse o durante los despertares.
- No tenga videojuegos, televisores, ordenadores o teléfonos inteligentes en el dormitorio de un niño.
- Haga que el niño realice ejercicio más temprano en el día.
- Evite la cafeína por las tardes y noches; la cafeína puede causar un sueño superficial o despertares frecuentes.
- Si un niño o adolescente está despierto en la cama y no puede dormir, haga que se levante para realizar alguna actividad que genere poca estimulación (por ejemplo, leer) y luego que vuelva a acostarse 20-30 minutos después. Esto evita que la cama se asocie con la falta de sueño.
- Anime a los niños y adolescentes a hablar de cualquier cosa que les preocupe con un cuidador antes de acostarse, en lugar de darle vueltas después.
- Asegúrese de que los niños se acuesten somnolientos, pero aún despiertos. Dormirse en otros lugares forma hábitos que son difíciles de romper.
- Utilice objetos que den seguridad a la hora de dormir si se trata de un niño pequeño que necesita un objeto de transición para sentirse seguro y protegido cuando no está presente ningún cuidador.
- Al acostar a un niño pequeño por la noche, procure tranquilizarlo brevemente, asegurándole que está usted presente y que estará bien.
- Evite las siestas por la tarde para todos excepto los muy jóvenes, ya que a menudo interfieren con el sueño nocturno.
- Si un niño o adolescente sigue teniendo dificultad para dormir, lleve un diario de sueño para ayudarle a registrar sus siestas, horarios de sueño y actividades con el fin de identificar patrones.

Ejercicios de gratitud

La *psicología positiva* examina métodos basados en la evidencia para facilitar el florecimiento humano, incluyendo ejercicios cognitivos (por ejemplo, imaginar el mejor yo posible), ejercicios conductuales (por ejemplo, realizar actos de bondad), prácticas relacionales (por ejemplo, participar en una comunidad de fe) y cuadernos de trabajo para lograr el perdón o estados emocionales similares (VanderWeele, 2020). Aunque la mayoría de la investigación disponible se ha realizado con adultos, muchas de estas actividades pueden adaptarse y recomendarse a los niños y adolescentes.

Por ejemplo, los ejercicios de gratitud son acciones cognitivas que pueden mejorar el bienestar psicológico (Davis *et al.*, 2016) y probablemente beneficiarán a cualquier niño o adolescente. Una familia podría terminar el día con ejercicios de gratitud; por ejemplo, pidiendo al niño antes de dormir que recuerde tres cosas buenas del día. El progenitor podría establecer la práctica semanal de escribir cinco cosas sobre un niño o adolescente por las que están agradecidos y meterlas en su caja de almuerzo escolar los lunes. Los ejercicios de gratitud no deben ir acompañados de críticas o comentarios, como en el llamado *sándwich de cumplidos*, sino que deben ser una ocasión para practicar la gratitud como estado cognitivo. Así, un estudiante universitario podría escribir cinco cosas por las que está agradecido, en lugar de sus luchas, cada sábado y enviarlas por correo electrónico a casa. Con el tiempo, tales ejercicios ayudan a las personas a centrarse en sus bendiciones, en lugar de en sus cargas, e inculcan un espíritu de gratitud (Emmons y McCullough, 2003).

Capítulo 16

Cómo iniciar una psicoterapia

Todo plan de tratamiento para un joven con un trastorno mental incluye la formación de una alianza terapéutica con el clínico y la psicoeducación sobre el diagnóstico, el tratamiento y el pronóstico. El plan de tratamiento más efectivo generalmente incluye alguna forma de psicoterapia. Existen muchos libros de texto basados en la evidencia que pueden enseñar técnicas de psicoterapia más avanzadas para trabajar con niños y adolescentes (por ejemplo, Christophersen y VanScoyoc, 2013; Kendall, 2012; Weisz y Kazdin, 2010). Estas habilidades de psicoterapia se aprenden típicamente durante los programas de formación, con clínicos experimentados que supervisan a los aprendices. Aunque recomendamos estos textos y la formación en psicoterapia a todos los que trabajan regularmente con niños y adolescentes, en este capítulo introducimos diferentes tipos de psicoterapia, explicamos cómo seleccionar una psicoterapia en particular y contamos cómo implicar al niño y a sus cuidadores con la psicoterapia.

La psicoterapia es una estrategia de tratamiento importante para los jóvenes por muchas razones. Es casi siempre la opción de tratamiento más segura que podemos ofrecer y la que tiene el menor potencial de efectos adversos. Además, para problemas específicos como el comportamiento disruptivo o la suicidalidad, ha demostrado una eficacia superior a la de las intervenciones con medicamentos psicotrópicos. Además, la bibliografía sobre psicoterapia ha demostrado que, cuando una persona atribuye un cambio de comportamiento a sus propios esfuerzos, el cambio es más duradero que el cambio atribuido a una fuente externa, como un medicamento (Alarcón y Frank, 2011).

Sin embargo, los cambios que resultan de la psicoterapia generalmente no son inmediatos; se espera que pasen entre 1 y 2 meses de sesiones regulares antes de que un niño o adolescente comience a manifestar los beneficios de la psicoterapia. Este retraso es parte de la razón por la cual es importante estratificar la gravedad del malestar mental de los jóvenes. Si un niño o un adolescente tiene problemas moderados o graves, es más probable que nuestro plan de tratamiento preferido incluya una combinación de psicoterapia y medicación, si hay un medicamento apropiado para su diagnóstico, con el fin de inducir los resultados más rápidos y fiables. Para los jóvenes que tienen problemas leves de salud mental, nuestros planes de tratamiento generalmente comienzan solo con psicoterapia. Por supuesto, estas son generalizaciones amplias y existen muchas excepciones. Por ejemplo, incluso ante un trastorno negativista desafiante grave, preferimos comenzar el tratamiento con el entrenamiento en el manejo del comportamiento, en lugar de con medicamentos psicotrópicos. En cambio, es clínicamente razonable iniciar el tratamiento del trastorno de déficit de atención/hiperactividad grave solo con medicamentos estimulantes.

Si se decide recomendar una psicoterapia, puede resultar difícil saber cuál aconsejar, porque cada vez son más las psicoterapias validadas que pueden aplicarse a niños. Una heurística simple es la de emparejar una respuesta de estrés desadaptativa con un tipo concreto de terapia (Tabla 16-1).

A continuación se puede seleccionar la psicoterapia más específica consultando recursos como los mantenidos por la Administración de Servicios de Salud Mental y Abuso de Sustancias de los Estados Unidos. Por ejemplo, su sitio web (www.samhsa.gov/resource-search/ebp) enumera cientos de psicoterapias y estrategias terapéuticas basadas en la evidencia para jóvenes con problemas de salud mental y consumo de sustancias. Afortunadamente, aunque estas terapias presentan diferencias significativas, a menudo son variaciones sobre un pequeño número de temas. Por ejemplo, TF-CBT parece un acrónimo confuso, pero es una versión centrada en el trauma de la terapia cognitivo-conductual, una psicoterapia basada en evidencia ampliamente practicada.

Incluso después de identificar la psicoterapia adecuada para un niño o adolescente en particular, puede ser difícil involucrar al joven y a sus cuidadores en ella. Los metaanálisis muestran que entre el 25 y el 75% de los niños y adolescentes en tratamiento de salud mental lo abandonan prematuramente (De Haan *et al.*, 2013), hallazgo que ilustra las dificultades que entrañan los tratamientos. Entre los obstáculos que dificultan la implicación en la psicoterapia están el estigma, la ambivalencia sobre el cambio de comportamiento, las dudas sobre la eficacia de la psicoterapia, la inversión de tiempo que requiere y las barreras económicas. Se puede ayudar explicando las expectativas reales de la psicoterapia al paciente y sus cuidadores, informándoles acerca de la eficacia de la psicoterapia, la respuesta retardada y sus beneficios duraderos.

¿De qué otra manera se puede involucrar a un paciente y a sus cuidadores con la psicoterapia?

TABLA 16-1. Tipos de psicoterapia a considerar

Respuesta inadaptada	Tipo de terapia
Justificaciones	Cognitiva
Defensas	Psicodinámica
Relaciones	Familiar
Experiencias	Experiencial
Hábitos	Conductual

- Explique el diagnóstico de manera que el paciente y sus cuidadores puedan comprenderlo completamente.
- Explique la justificación del plan de tratamiento psicoterapéutico (por ejemplo, es el enfoque más seguro o más efectivo).
- Describa brevemente cómo sería la experiencia de la psicoterapia recomendada.
- Pregunte si les preocupa algo de la estrategia elegida y aborde esos problemas.
- Proporcione a la familia una lista de clínicos recomendados.
- Haga un seguimiento de la familia para abordar cualquier problema que surja.

Este último paso de seguimiento es particularmente importante porque las familias a menudo se desaniman si se encuentran con alguna restricción de cobertura del seguro o tienen problemas para encontrar un clínico disponible. A menudo hay escasez relativa de terapeutas capacitados disponibles para atender a los jóvenes con necesidades de atención de salud mental, por lo que las familias necesitan tiempo y tenacidad para conseguir la atención. Hablar de qué sucedió con la derivación brinda la oportunidad de modificar el plan de atención. En general, las derivaciones tienen más éxito cuando al paciente y su cuidador se les asigna un terapeuta con quien puedan formar una alianza terapéutica (Roos y Werbart, 2013).

Después de todo, el corazón de todos los tratamientos psiquiátricos es la alianza terapéutica que se establece cuando un paciente identifica sus objetivos de tratamiento y uno se alía con el paciente en la persecución de esos objetivos. Se forma una alianza entre el profesional y el paciente con el objetivo de movilizar las fuerzas curativas de este por medios psicológicos. La capacidad del lector para formar estas alianzas influye profundamente en su eficacia de cara al paciente, así como en su satisfacción con este trabajo (Summers y Barber, 2003). Para ayudarle, hemos preparado descripciones de los diferentes tipos de psicoterapia que comúnmente se emplean con niños y adolescentes, y una lista de las entidades para las que su uso ha sido validado como efectivo por la investigación (Tabla 16-2).

TABLA 16-2. Psicoterapias comúnmente recomendadas para niños y adolescentes

Terapia	Descripción general	Indicaciones típicas
Terapia cognitivo-conductual (TCC)	Enseña a los pacientes cómo corregir los errores cognitivos relacionados con la enfermedad en su forma de pensar (por ejemplo, el paciente deprimido que piensa "nunca me sale nada bien"), y guía y anima a los pacientes a probar diferentes comportamientos (es decir, activación conductual), lo que lleva a cambios en cómo se siente la persona. Asignar prácticas y ensayos entre sesiones es una característica fundamental. La desensibilización a través de la exposición apoyada en los propios miedos se utiliza típicamente para la ansiedad.	Trastornos de ansiedad (todos) Trastornos depresivos Trastorno negativista desafiante Trastornos de la alimentación Trastorno por consumo de sustancias
TCC centrada en el trauma	La versión más citada de la terapia del trauma en niños. Comienza con la construcción del apoyo terapéutico y la educación sobre el TEPT. Al igual que otras terapias eficaces para el trauma, el tratamiento requiere que los pacientes enfrenten su propia narrativa del trauma para desensibilizarse, reducir la evitación patológica y disminuir el control de la memoria traumática sobre su futuro.	TEPT
Terapia dialéctica conductual	Versión muy especializada de la TCC. Requiere asistir a grupos de habilidades (para enseñar resolución de problemas, regulación emocional, tolerancia del malestar y habilidades de efectividad interpersonal) y asistir a sesiones de terapia individual. A menudo se utilizan ejercicios de atención plena y meditación para ayudar. Especialmente útil para pacientes crónicamente suicidas y resistentes al tratamiento. La mayoría de la investigación que la respalda se realiza con adultos.	Suicidalidad crónica y significativa, y autolesiones

TABLA 16-2. Psicoterapias comúnmente recomendadas para niños y adolescentes (*cont.*)

Terapia	Descripción general	Indicaciones típicas
Terapia familiar	Muchos estilos y enfoques diferentes, pero todos se centran en la relación familiar o en los patrones de interacción que causan disfunción, y ayudan al sistema familiar a corregir ese patrón (en lugar de identificar un diagnóstico de salud mental, donde el problema reside en un individuo).	Trastornos de la alimentación Trastorno de la conducta Trastornos depresivos Trastorno por consumo de sustancias
Terapia de grupo	Aborda los problemas de los patrones de interacción, como en la terapia familiar, mientras proporciona un apoyo más específico para el trastorno dentro de un grupo de extraños que presentan problemas similares. El aprendizaje basado en pares puede ser singularmente efectivo. Los terapeutas deben guiar a los miembros del grupo para que no enseñen inadvertidamente comportamientos poco saludables.	Trastornos de ansiedad
Entrenamiento en manejo de la conducta	Término general para los programas que enseñan y fomentan respuestas hábiles de los progenitores o cuidadores ante comportamientos desafiantes de los niños. Se fomenta el tiempo de interacción positiva entre el progenitor y el niño, pues debe acompañar los pasos del manejo del comportamiento para que este funcione. Cambiar los comportamientos del cuidador es clave, en lugar de cambiar al niño a través de sesiones de terapia individual. También conocido como *entrenamiento en manejo parental*.	Trastorno negativista desafiante Trastorno de la conducta

TABLA 16-2. Psicoterapias comúnmente recomendadas para niños y adolescentes (*cont.*)

Terapia	Descripción general	Indicaciones típicas
Análisis de conducta aplicado	Entrenamiento intensivo especializado en gestión del comportamiento uno a uno que enseña gradualmente comportamientos socialmente normativos a través de pequeños elementos alcanzables, estando cada elemento reforzado por una recompensa (como recompensar al niño por hacer cualquier sonido de "L" como paso para enseñarle a decir "hola"). Muy intensivo en cuanto a recursos en términos de las horas requeridas del terapeuta y la planificación continua del tratamiento.	Trastorno del espectro autista
Entrenamiento en habilidades sociales	Variedad de técnicas basadas en clases y en sesiones en grupo e individuales para enseñar habilidades básicas de comportamiento y cognitivas, reforzar los comportamientos prosociales y enseñar la resolución de problemas sociales. Más efectivo cuando se imparte en grupo, en lugar de individualmente, debido a las influencias del aprendizaje entre pares.	Trastorno negativista desafiante TDAH Trastorno del espectro autista
Entrenamiento en relajación	El *biofeedback*, la respiración profunda, la relajación muscular progresiva y la atención plena son ejemplos de estrategias utilizadas para aumentar la conciencia mente-cuerpo y la capacidad de calmar selectivamente los picos de reacciones emocionales. Deben practicarse cuando no se está en crisis para desarrollar las habilidades necesarias para los momentos de crisis.	Trastornos de ansiedad Trastornos depresivos

TABLA 16-2. Psicoterapias comúnmente recomendadas para niños y adolescentes (*cont.*)

Terapia	Descripción general	Indicaciones típicas
Entrevista motivacional	Interacción terapéutica relativa a conductas de salud que el paciente necesita cambiar cuando muestra una significativa reticencia al cambio. De manera no confrontativa y sin juzgar, ayuda a los pacientes a expresar sus propias razones para cambiar, a resolver su propia ambivalencia y a manifestar qué acciones podrían llevar a cabo para cambiar. La mayoría de la investigación que la respalda se realiza con adultos.	Trastorno por consumo de sustancias

Capítulo 17

Inicio de medicaciones y vigilancia de efectos adversos

Los clínicos suelen recetar medicamentos psicotrópicos a los niños y adolescentes. Por ejemplo, en los estudios nacionales transversales de atención ambulatoria, más del 6 % de los adolescentes encuestados en los Estados Unidos dijeron que habían tomado algún medicamento psicotrópico en el último mes, y casi el 8 % de todas las visitas de atención primaria de 2015 fueron de jóvenes a quienes se les recetaron medicamentos estimulantes (Girand *et al.*, 2020; Jonas *et al.*, 2013; Pringsheim *et al.*, 2019). Este uso relativamente extendido de medicamentos psicotrópicos significa que los cuidadores han llegado a esperar que los clínicos de atención primaria, y no solo los especialistas en salud mental, receten medicamentos a los niños o adolescentes con una enfermedad mental.

¿Cuándo debe el clínico prescribir un medicamento psicotrópico? No todos los niños con depresión, ansiedad o trastorno de déficit de atención/hiperactividad (TDAH) necesitan recibir un medicamento, independientemente de si se ajusta o no a una indicación aprobada o respaldada por la investigación. Debido a que los medicamentos psiquiátricos pueden causar efectos adversos, deberá, como mínimo, creer que el posible beneficio del medicamento psicotrópico supera los posibles riesgos para el paciente. Por ejemplo, si un niño tiene un caso relativamente leve de depresión, la psicoterapia por sí sola suele ser suficiente y la mejor forma de ayudarle; además, su uso no implica ningún riesgo de efectos médicos adversos. Si la depresión de un niño o adolescente es más grave o persistente, tiene más sentido clínico usar un inhibidor selectivo de la recaptación de serotonina (ISRS) combinado con psicoterapia para lograr una recuperación más rápida (por ejemplo, Emslie *et al.*, 2010).

Como regla general, si un niño o un adolescente presenta un rango de síntomas de moderado a grave y hay disponible un medicamento psicotrópico basado en evidencia, generalmente prescribimos el medicamento al mismo tiempo que iniciamos las intervenciones psicosociales apropiadas. Para un niño o un adolescente con síntomas más leves, generalmente recomendamos comenzar el tratamiento solo con psicoterapia e intervenciones familiares o ambientales. Los pacientes con síntomas leves pero disfunción persistente se convierten en candidatos más claros al tratamiento con medicamentos cuando las estrategias no farmacológicas resultan ineficaces.

Al abordar la decisión de qué prescribir, aconsejamos seguir principios basados en la evidencia. Aunque apreciamos la sabiduría de los clínicos experimentados y las ideas reportadas en series de casos, estos son relatos pequeños y no estandarizados. Siempre que resulta posible, basamos nuestras decisiones de prescripción en la evidencia generada a partir de ensayos controlados realizados con niños y adolescentes. Recomendamos que los clínicos que frecuentemente prescriben medicamentos psicotrópicos a niños y adolescentes lean las revisiones sistemáticas, basadas en la evidencia, publicadas en la *Cochrane Database of Systematic Reviews*, las "Guías de Práctica Clínica" publicadas por la Academia Americana de Psiquiatría del Niño y Adolescente, o un libro de texto de alta calidad (por ejemplo, Dulcan, 2022; McVoy y Findling, 2017).

Cuando tal evidencia no está disponible, encontramos que la investigación sobre medicamentos de salud mental para adultos es informativa, pero necesita adaptarse antes de poder usarla con niños y adolescentes. Los niños y adolescentes no son pequeños adultos que responderán a pequeñas dosis. Por ejemplo, los antidepresivos tricíclicos son efectivos en el tratamiento de la depresión de los adultos, pero ensayos controlados han encontrado que no son mejores que el placebo en el tratamiento de la depresión infantil y que tienen una utilidad marginal para tratar la depresión en los adolescentes (Hazell y Mirzaie, 2013; Murphy *et al.*, 2021). Por lo tanto, los hallazgos de la literatura científica sobre la salud mental de los adultos han de replicarse en los niños y adolescentes antes de poder emplearlos de manera fiable.

Sin embargo, una correcta atención basada en la evidencia no supone limitar las recetas solo a aquellos medicamentos aprobados para niños y adolescentes por una agencia reguladora como la FDA. En la atención pediátrica, aproximadamente la mitad de todos los medicamentos recetados carecen de aprobación regulatoria pediátrica acorde a la edad, problema que no es exclusivo de la atención de salud mental (Yackey *et al.*, 2019). Esta discrepancia regulatoria ocurre principalmente porque el proceso de obtener la aprobación regulatoria constituye un esfuerzo largo y costoso que requiere una parte interesada (generalmente el fabricante). Incluso sin la aprobación de un regulador, puede existir una investigación rigurosa que respalde determinado uso particular de un medicamento. La probabilidad de que se receten medicamentos según la ficha técnica o no depende de muchos factores, como el propio medicamento, la indicación del tratamiento, la edad del niño y el lugar de la atención (Braüner *et al.*, 2016).

Algunas de las preguntas clave que nos hacemos antes de prescribir cualquier medicamento son las siguientes:

- Diagnóstico: ¿tiene el niño una indicación de medicación basada en la evidencia?
- Edad: ¿cómo cambia el análisis del riesgo-beneficio según la edad del niño?
- Gravedad: ¿qué tan rápida debe ser la respuesta al tratamiento?
- Historia: ¿qué se ha intentado ya y qué tan efectivo fue?
- Preferencias: ¿existen opiniones firmes del paciente o del cuidador sobre el uso de medicamentos?
- Riesgos: ¿presenta el medicamento algún riesgo inaceptable en relación con el objetivo del tratamiento?

Cuando pacientes y cuidadores insisten, los clínicos pueden sentirse presionados a usar medicamentos fuera de las indicaciones basadas en la evidencia. Preferimos resistir estas demandas y limitar la prescripción de medicamentos psicotrópicos a las indicaciones para las cuales existe evidencia sólida. Por ejemplo, prescribir metilfenidato a un niño cuyo bajo rendimiento escolar no se debe al TDAH, sino más bien a una discapacidad del aprendizaje, a ansiedad, a distracciones sociales o a depresión, puede ser ineficaz y retrasar el uso de intervenciones más apropiadas. De manera similar, los antipsicóticos pueden reducir la gravedad de la agresividad inespecífica, pero es poco probable que aborden las causas subyacentes de la agresión juvenil y pueden producir innecesariamente efectos adversos importantes.

Las tablas 17-1 a 17-5 incluyen solo aquellos medicamentos psicotrópicos que cuentan con una base de evidencia a partir de ensayos controlados aleatorizados para su uso en jóvenes. Utilizaremos estas tablas como referencia rápida sobre los medicamentos respaldados por la investigación, en lugar de como referencia exhaustiva y revisión de toda la información disponible. Los rangos de edad de las aprobaciones de la FDA descritas no reflejan necesariamente los rangos de edad para los cuales estos medicamentos son clínicamente apropiados o efectivos.

Los medicamentos antipsicóticos más antiguos con aprobaciones de la FDA desde hace mucho tiempo para su uso en jóvenes son el haloperidol (≥ 3 años) para la agresividad grave y el trastorno de Tourette, la pimozida (≥ 12 años) para el trastorno

TABLA 17-1. TDAH: medicamentos estimulantes de acción corta basados en evidencia

Nombre del medicamento	Clase de estimulantes	Duración (horas)	Dosis iniciales habituales para niños de 6-10 años (mg)	Dosis disponibles (comprimidos de mg)	Dosis máxima diaria aprobada por la FDA (mg; edades de aprobación)	Comentarios editoriales
Metilfenidato (Ritalin, Methylin)	Metilfenidato	4-6	5 bid	5, 10, 20	60 (≥ 6)	Puede tener menos efectos secundarios que la dextroanfetamina; mejor evidencia para niños muy pequeños
Dexmetilfenidato (Focalin)	Metilfenidato	4-6	2,5 bid (1,25 si 3-5 años)	2,5, 5, 10	20 (≥ 6)	Isómero racémico, por lo que tiene el doble de potencia mg:mg que el metilfenidato

TABLA 17-1. TDAH: medicamentos estimulantes de acción corta basados en evidencia *(cont.)*

Nombre del medicamento	Clase de estimulantes	Duración (horas)	Dosis iniciales habituales para niños de 6-10 años (mg)	Dosis disponibles (comprimidos de mg)	Dosis máxima diaria aprobada por la FDA (mg; edades de aprobación)	Comentarios editoriales
Dextroanfetamina (Dexedrine, Dextrostat, ProCentra, Zenzedi)	Dextroanfetamina	4-6	2,5 bid (1,25 si 3-5 años)	2,5, 5, 7,5, 10, 20, 30	40 (≥3)	Tiende a tener una duración más prolongada que el metilfenidato; ligeramente más efectos secundarios
Combinación de sales de anfetamina (Adderall)	Dextroanfetamina	4-6	2,5 bid (1,25 si 3-5 años)	5, 7,5, 10, 12,5, 15, 20, 30	40 (≥3)	Tiende a tener una duración más larga que el metilfenidato; ligeramente más efectos secundarios
D- y L-anfetamina sulfato (Evekeo)	Dextroanfetamina	4-6	2,5 bid (1,25 si 3-5 años)	5, 10, 15, 20	40 (≥3)	Disponible en forma de comprimido oral disgregable

TABLA 17-2. TDAH: medicamentos estimulantes de acción prolongada basados en evidencia

Nombre del medicamento	Clase de estimulantes	Duración (horas)	Dosis iniciales habituales para niños de 6-10 años (mg)	Dosis disponibles	Dosis máxima diaria aprobada por la FDA (mg; edades de aprobación)	Comentarios editoriales
Metilfenidato ER/SR (Metadate ER)	Metilfenidato	4-8	10 qam	Comprimidos de 10, 20 mg	60 (≥ 6)	Utiliza una matriz de cera para la administración; duración de acción variable
Metilfenidato OROS (Concerta)	Metilfenidato	10-12	18 qam	Cápsulas de 18, 27, 36, 54 mg	72 (≥ 6)	Cápsula de liberación osmótica; no se puede cortar ni triturar
Suspensión oral de metilfenidato XR (Quillivant XR)	Metilfenidato	Hasta 8	10 qam	5 mg/mL líquido	60 (≥ 6)	La microsuspensión produce un líquido de liberación prolongada (ER)
Metilfenidato XR masticable con microcobertura (Quillichew ER)	Metilfenidato	~8	10 qam	Comprimidos de 20, 30, 40 mg	60 (≥ 6)	Comprimidos masticables, ranurados

TABLA 17-2. TDAH: medicamentos estimulantes de acción prolongada basados en evidencia (*cont.*)

Nombre del medicamento	Clase de estimulantes	Duración (horas)	Dosis iniciales habituales para niños de 6-10 años (mg)	Dosis disponibles	Dosis máxima diaria aprobada por la FDA (mg; edades de aprobación)	Comentarios editoriales
Metilfenidato XR; 30 % IR, 70 % ER (Metadate CD)	Metilfenidato	8-10	10 qam	Cápsulas de 10, 20, 30, 40, 50, 60 mg	60 (≥ 6)	Gránulos en cápsula, más liberación por la tarde, se pueden espolvorear sobre la comida
Metilfenidato XR; 40 % IR, 60 % ER (Aptensio XR)	Metilfenidato	~10	10 qam	Cápsulas de 10, 15, 20, 30, 40, 50, 60 mg	60 (≥ 6)	Gránulos en cápsula, más liberación por la tarde, se pueden espolvorear sobre la comida
Metilfenidato XR; 50 % IR, 50 % ER (Ritalin LA)	Metilfenidato	~8	10 qam	Cápsulas de 10, 20, 30, 40 mg	60 (≥ 6)	Las bolitas de la cápsula se pueden espolvorear sobre la comida

Inicio de medicaciones y vigilancia de efectos adversos **309**

TABLA 17-2. TDAH: medicamentos estimulantes de acción prolongada basados en evidencia (*cont.*)

Nombre del medicamento	Clase de estimulantes	Duración (horas)	Dosis iniciales habituales para niños de 6-10 años (mg)	Dosis disponibles	Dosis máxima diaria aprobada por la FDA (mg; edades de aprobación)	Comentarios editoriales
Dexmetilfenidato XR (Focalin XR)	Metilfenidato	10-12	5 qam	Cápsulas de 5, 10, 15, 20 mg	30 (≥ 6)	Las microesferas de la cápsula son un isómero racémico del metilfenidato, por lo que tienen el doble de potencia en mg
Parche de metilfenidato (Daytrana)	Metilfenidato	3-5 horas después de retirar el parche	10 qam	Parche de 10, 15, 20, 30 mg	30 (≥ 6)	Problemas de sarpullido en el sitio; inicio lento de efectos por la mañana; funciona hasta que se elimina

TABLA 17-2. TDAH: medicamentos estimulantes de acción prolongada basados en evidencia (*cont.*)

Nombre del medicamento	Clase de estimulantes	Duración (horas)	Dosis iniciales habituales para niños de 6-10 años (mg)	Dosis disponibles	Dosis máxima diaria aprobada por la FDA (mg; edades de aprobación)	Comentarios editoriales
Metilfenidato de uso nocturno (Jornay PM)	Metilfenidato	12 horas después de un retraso de 10 horas	20 ppm	Cápsulas de 20, 40, 60, 80, 100 mg	100 (≥ 6)	Gránulos en cápsula, administrar a la hora de dormir para liberación matutina
Metilfenidato de desintegración oral (Cotempla XR-ODT)	Metilfenidato	10-12	17,3 qam	Comprimidos de 8,6, 17,3, 25,9 mg	51,8 (≥ 6)	El comprimido debe desintegrarse en la lengua sin triturar ni masticar
Combinación de sales mixtas de anfetamina XR (Adderall XR)	Dextroanfetamina	8-12	5 qd	Cápsulas de 5, 10, 15, 20, 25, 30 mg	30 (≥ 6)	Genérico disponible; las bolitas en la cápsula se pueden espolvorear sobre la comida

TABLA 17-2. TDAH: medicamentos estimulantes de acción prolongada basados en evidencia (*cont.*)

Nombre del medicamento	Clase de estimulantes	Duración (horas)	Dosis iniciales habituales para niños de 6-10 años (mg)	Dosis disponibles	Dosis máxima diaria aprobada por la FDA (mg; edades de aprobación)	Comentarios editoriales
Combinación de sales de anfetamina d- y l- XR (Adzenys ODT)	Dextroanfetamina	8-12	6,3 qd	Comprimidos de 3,1, 6,3, 9,4, 12,5, 15,7, 18,8 mg	18,8 (6-12)	Tableta de desintegración oral; aproximadamente 2 veces la potencia de la misma cantidad en mg de Adderall XR
Combinación de sales de anfetamina XR de triple perla (Mydayis)	Dextroanfetamina	16	12,5 qam	Cápsulas de 12,5, 25, 37,5, 50 mg	25 (13-17)	El diseño de tres perlas significa una entrega muy prolongada; no está aprobado para niños menores de 13 años

TABLA 17-2. TDAH: medicamentos estimulantes de acción prolongada basados en evidencia (*cont.*)

Nombre del medicamento	Clase de estimulantes	Duración (horas)	Dosis iniciales habituales para niños de 6-10 años (mg)	Dosis disponibles	Dosis máxima diaria aprobada por la FDA (mg; edades de aprobación)	Comentarios editoriales
Lisdexanfetamina (Vyvanse)	Dextroanfetamina	~10	30 mg al día	Cápsulas de 20, 30, 40, 50, 60, 70 mg	70 (≥ 6)	La proporción de conversión de dextroanfetamina no está bien establecida; bioactivación gastrointestinal
Dextroanfetamina ER (Dexedrine Spansule)	Dextroanfetamina	8-10	5 qam	Cápsulas de 5, 10, 15 mg	40 (≥ 6)	Las bolitas de la cápsula se pueden espolvorear sobre la comida
Suspensión oral de dextroanfetamina (Dyanavel XR)	Dextroanfetamina	8-12	2,5-5 qam	Suspensión de 2,5 mg/mL	20 (≥ 6)	Suspensión de liberación retardada

Nota: ER = liberación prolongada; IR = liberación inmediata; OROS = sistema de liberación oral controlada osmóticamente; SR = liberación sostenida; XR = liberación prolongada.

TABLA 17-3. TDAH: medicamentos no estimulantes basados en evidencia

Nombre del medicamento	Vida media (horas)	Tipo de medicamento	Dosis iniciales habituales	Dosis disponibles (mg)	Dosis máxima diaria aprobada por la FDA (edades de aprobación)	Comentarios editoriales
Atomoxetina (Strattera)	5	Inhibidor de la recaptación de noradrenalina	0,5 mg/kg una vez al día y luego 1,2 mg/kg/día después de 1 semana	10, 18, 25, 40, 60, 80, 100 cápsulas	100 mg o 1,4 mg/kg, lo que sea menor (≥6)	Riesgos de efectos secundarios iguales que con los ISRS (por ejemplo, advertencia de suicidio); metabolismo del citocromo P450 2D6; aproximadamente el 50% responde
Viloxacina (Qelbree)	7	Inhibidor de la recaptación de noradrenalina	100 mg al día	100, 150, 200 cápsulas	400 mg (≥6)	Efectos y riesgos muy similares a la atomoxetina; se puede abrir la cápsula sobre la comida
Clonidina (Catapres)	12,5	Agonista α_2-adrenérgico de acción central	0,05 mg bid	0,1, 0,2, 0,3, 0,4 comprimidos	0,4 mg	La dosificación a la hora de acostarse puede ayudar a manejar los efectos de la sedación

TABLA 17-3. TDAH: medicamentos no estimulantes basados en evidencia (*cont.*)

Nombre del medicamento	Vida media (horas)	Tipo de medicamento	Dosis iniciales habituales	Dosis disponibles (mg)	Dosis máxima diaria aprobada por la FDA (edades de aprobación)	Comentarios editoriales
Clonidina XR (Kapvay)	12,5	Agonista α_2 de acción central	0,1 mg al día	0,1, 0,2, 0,3, 0,4 comprimidos	0,4 mg (≥ 6)	La diferencia es un nivel máximo en sangre reducido en comparación con la forma IR
Guanfacina (Tenex)	16	Agonista α_2-adrenérgico de acción central	1 mg al día	1, 2, 3, 4 tabletas	0,4 mg	La dosificación a la hora de acostarse puede ayudar a manejar los efectos de la sedación
Guanfacina XR (Intuniv)	18	Agonista α_2 de acción central	1 mg al día	0,1, 0,2, 0,3, 0,4 comprimidos	7 mg (≥ 6)	La diferencia es un nivel máximo en sangre reducido en comparación con la forma IR

Nota: IR = liberación inmediata; ISRS = inhibidor selectivo de la recaptación de serotonina; XR = liberación prolongada. A diferencia de los estimulantes, estos medicamentos pueden tardar hasta 1 mes en alcanzar su máxima eficacia en el tratamiento del TDAH en niños y adolescentes. Los estimulantes se consideran la opción de tratamiento de primera línea.

TABLA 17-4. Trastornos depresivos y de ansiedad: medicamentos basados en evidencia

Nombre del medicamento	Vida media	Dosis inicial habitual para adolescentes (mg)	Dosis diarias máximas aprobadas por la FDA (edades de aprobación)	Dosis disponibles (mg)	Afecciones con apoyo de ECA	Comentarios editoriales
Fluoxetina (Prozac)	4-6 días	10 qam	60 mg (≥7 TOC, ≥8 TDM)	10, 20, 40 cápsulas	TOC, TDM, TAG, TAS, TOS	Tratamiento de primera línea tanto para la depresión como para la ansiedad; su larga vida media reduce los efectos secundarios por dosis olvidadas
Sertralina (Zoloft)	27 horas	50 qam	200 mg (≥6 TOC)	25, 50, 100 comprimidos	TOC, TDM, TAG, TAS, FOS	Tratamiento de primera línea para la ansiedad; fácil de usar en pequeñas dosis (es decir, la mitad de un comprimido de 25 mg)
Citalopram (Celexa)	35 horas	20 qam	40 mg en adultos (no aprobado para niños)	10, 20, 40 tabletas	TDM, TOC	Muy pocas interacciones de medicamentos
Escitalopram (Lexapro)	29,5 horas	10 qam	20 mg (≥12 TDM)	5, 10, 20 tabletas	TDM	Isómero racémico de citalopram; muy pocas interacciones con medicamentos

TABLA 17-4. Trastornos depresivos y de ansiedad: medicamentos basados en evidencia (*cont.*)

Nombre del medicamento	Vida media	Dosis inicial habitual para adolescentes (mg)	Dosis diarias máximas aprobadas por la FDA (edades de aprobación)	Dosis disponibles (mg)	Afecciones con apoyo de ECA	Comentarios editoriales
Fluvoxamina (Luvox)	16 horas	25 qam	300 mg (≥ 8 TOC)	25, 50, 100 comprimidos	TOC, TAG, TAS, TAD	A menudo más efectos secundarios que otros ISRS; muchas interacciones con medicamentos; por lo tanto, no es una opción de primera línea
Paroxetina (Paxil)	18 horas	20 qam	40 mg en adultos (no aprobado para niños)	10, 20, 30, 40 comprimidos	SOC	Evidencia mixta; no preferido para la depresión infantil
Clomipramina (Anafranil)	32 horas	25 qam o qhs	200 mg o 3 mg/kg (≥ 10 TOC)	25, 50, 75 cápsulas	TOC	Tricíclico, utilizado para el TOC resistente al tratamiento; no es una opción de primera línea debido a mayores efectos adversos que los ISRS

TABLA 17-4. Trastornos depresivos y de ansiedad: medicamentos basados en evidencia (*cont.*)

Nombre del medicamento	Vida media	Dosis inicial habitual para adolescentes (mg)	Dosis diarias máximas aprobadas por la FDA (edades de aprobación)	Dosis disponibles (mg)	Afecciones con apoyo de ECA	Comentarios editoriales
Duloxetina (Cymbalta)	12 horas	30 mg al día	120 mg (≥ 7 TAG)	20, 30, 60 cápsulas	TAG	IRSN; pueden tener más efectos adversos que los ISRS
Venlafaxina ER (Effexor ER)	5 horas (y 11 para el metabolito activo)	37,5 mg al día	225 mg en adultos (no aprobado para niños)	37,5, 75, 150 comprimidos o cápsulas	TDM	IRSN; más efectos adversos que los ISRS

Nota: ER = liberación prolongada; TAG = trastorno de ansiedad generalizada; TDM = trastorno depresivo mayor; ECA = ensayo controlado aleatorizado; TAS = trastorno de ansiedad por separación; IRSN = inhibidor de la recaptación de serotonina y norepinefrina; SOC = trastorno de ansiedad social; ISRS = inhibidor selectivo de la recaptación de serotonina.

TABLA 17-5. Trastornos bipolares y psicóticos: medicamentos basados en evidencia

Nombre del medicamento	Vida media (horas)	Dosis inicial habitual para adolescentes (mg)	Dosis diarias máximas aprobadas por la FDA (mg; edades de aprobación)	Dosis disponibles (mg)	Afecciones con apoyo de ECA	Comentarios editoriales
Risperidona (Risperdal)	17	0,5 al día	6 (≥ 13 esquizofrenia, ≥ 10 manía bipolar, ≥ 5 irritabilidad en autismo)	0,25, 0,5, 1, 2, 3, 4 comprimidos	Esquizofrenia, manía bipolar, autismo, trastorno de Tourette	Estudiado extensamente en niños; tiene efectos relativamente consistentes y rápidos; riesgo adicional de hiperprolactinemia
Aripiprazol (Abilify)	75	2 qd	30 (≥ 13 esquizofrenia, ≥ 10 manía bipolar, ≥ 6 irritabilidad del autismo, ≥ 6 trastorno de Tourette)	2, 5, 10, 15, 20 tabletas	Esquizofrenia, manía bipolar, autismo, trastorno de Tourette	Agonista/antagonista mixto en el receptor de dopamina D_2; puede causar irritabilidad; se tarda más que con otros medicamentos en observar cambios clínicos

TABLA 17-5. Trastornos bipolares y psicóticos: medicamentos basados en evidencia (*cont.*)

Nombre del medicamento	Vida media (horas)	Dosis inicial habitual para adolescentes (mg)	Dosis diarias máximas aprobadas por la FDA (mg; edades de aprobación)	Dosis disponibles (mg)	Afecciones con apoyo de ECA	Comentarios editoriales
Quetiapina (Seroquel)	7	25 pujas	800 (≥ 13 esquizofrenia, ≥ 10 manía bipolar)	25, 50, 100, 200, 300, 400 comprimidos	Esquizofrenia, manía bipolar	Las pastillas son más grandes y, por lo tanto, pueden ser más difíciles de tragar; se observan propiedades ansiolíticas
Ziprasidona (Geodon)	7	10 qam	160 en adultos (no aprobado para niños)	20, 40, 60, 80 cápsulas	Esquizofrenia, manía bipolar	Mayor riesgo de alargamiento del QT, por lo que es necesario el monitoreo con electrocardiograma; no es una opción de primera línea para niños

TABLA 17-5. Trastornos bipolares y psicóticos: medicamentos basados en evidencia (*cont.*)

Nombre del medicamento	Vida media (horas)	Dosis inicial habitual para adolescentes (mg)	Dosis diarias máximas aprobadas por la FDA (mg; edades de aprobación)	Dosis disponibles (mg)	Afecciones con apoyo de ECA	Comentarios editoriales
Olanzapina (Zyprexa)	30	2,5 qam	20 (≥13 esquizofrenia, ≥13 manía bipolar, ≥10 depresión bipolar, con fluoxetina)	2,5, 5, 7,5, 10, 15, 20 comprimidos	Esquizofrenia, manía bipolar, depresión bipolar	Tiene beneficios rápidos, pero un mayor riesgo de aumento de peso y cambios en los lípidos en este grupo
Paliperidona (Invega)	23	3 qd	12 (≥12 esquizofrenia)	1,5, 3, 6, 9 tabletas	Esquizofrenia	Principal metabolito activo de la risperidona; riesgo similar de la hiperprolactinemia

TABLA 17-5. Trastornos bipolares y psicóticos: medicamentos basados en evidencia (*cont.*)

Nombre del medicamento	Vida media (horas)	Dosis inicial habitual para adolescentes (mg)	Dosis diarias máximas aprobadas por la FDA (mg; edades de aprobación)	Dosis disponibles (mg)	Afecciones con apoyo de ECA	Comentarios editoriales
Lurasidona	18	20 mg al día	80 (10-17 depresión bipolar, 13-17 esquizofrenia)	20, 40, 60, 80 comprimidos	Esquizofrenia, depresión bipolar	Tomar con comida, peso neutro en niños
Asenapina	24	2,5 SL oferta	20 (10-17 manía bipolar)	2,5, 5, 10 sublingual	Manía bipolar	Disolución sublingual, parestesia oral observada con más frecuencia en niños

Nota: ECA = ensayo controlado aleatorizado; SL = sublingual.

de Tourette, la clorpromacina (≥ 1 año) para la agresividad grave, y la tioridacina (≥ 2 años) para la esquizofrenia. Sin embargo, la preocupación por los efectos adversos, principalmente los trastornos del movimiento, limita el uso contemporáneo de estos medicamentos en niños y adolescentes.

Supervisión de efectos adversos

Cuando prescribimos un medicamento a un niño o adolescente, asumimos la responsabilidad de vigilar la aparición de los efectos adversos conocidos. Las tablas de los siguientes subapartados se han recogido de la bibliografía publicada (Hilt, 2012) y del etiquetado de efectos adversos de los fabricantes de medicamentos (U.S. Food and Drug Administration, 1999).

Estimulantes

Los estimulantes (por ejemplo, metilfenidato, dextroanfetamina) suelen tolerarse bien, pero a menudo causan disminución del apetito e insomnio (Tabla 17-6). Hacer ajustes en la dosis y la duración del efecto normalmente mitiga estos problemas. Seguir el crecimiento en una curva de crecimiento ayuda mucho a reconocer los problemas de aumento de peso (Tabla 17-7). Con el uso a largo plazo, podría haber una disminución de 1-2 cm en la altura adulta final prevista (Wolraich *et al.*, 2019). A veces, los estimulantes causan irritabilidad o disforia, que pueden resolverse si se cambia a otra familia de estimulantes. Las dosis excesivas pueden causar embotamiento cognitivo. Los estimulantes a menudo causan una elevación muy leve de la frecuencia cardíaca o la presión arterial que casi siempre carece de importancia clínica, pero deben examinarse las respuestas atípicas mediante el control de las constantes vitales después del inicio del tratamiento. Los trastornos de tics no se consideran realmente una contraindicación del uso de estimulantes, pues los tics tienen la misma probabilidad de aumentar o disminuir temporalmente durante su uso (Pringsheim y Steeves, 2011).

Inhibidores selectivos de la recaptación de serotonina

Los efectos secundarios comunes de los ISRS incluyen un cambio del apetito, que puede llevar a aumento o pérdida de peso, y un cambio del sueño, que puede incluir sueños más vívidos (Tabla 17-8). La disminución del deseo sexual es común, aunque este problema es menos notable en los adolescentes que en los adultos. Debido a que las plaquetas utilizan la serotonina para señalizar la agrega-

TABLA 17-6. Aspectos destacados de los efectos adversos de los estimulantes

Común

Disminución del apetito

Náuseas

Pérdida de peso

Insomnio

Dolores de cabeza

Dolores de estómago

Boca seca

Menos común

Irritabilidad

Disforia

Embotamiento cognitivo

Obsesividad

Ansiedad

Tics

Mareos

Elevación de la presión arterial y la frecuencia del pulso

Reacciones raras notables

Crisis comicial

Alucinaciones

Manía

Pérdida del potencial de altura adulta

ción, pueden salir hematomas más fácilmente. Tomar dosis muy altas de ISRS o combinar agentes serotoninérgicos podría dar lugar a un síndrome serotoninérgico, que cursa con agitación, ataxia, diarrea, hiperreflexia, cambios en el estado mental, temblor e hipertermia. Los síntomas maníacos ocurren raramente como efecto secundario de los ISRS; su aparición no es prueba de que el niño vaya a desarrollar un trastorno bipolar. Los ISRS tienen un riesgo común de causar irritabilidad o agitación, lo cual, si

TABLA 17-7. Sugerencias para el seguimiento de los estimulantes

Registrar la curva de crecimiento de altura y peso al inicio y en cada consulta de seguimiento, al menos cada 6 meses.

Medir la presión arterial y la frecuencia del pulso al inicio y después de comenzar la medicación.

Controlar las fechas de renovación de las recetas para identificar posibles desvíos de medicamentos.

Volver a administrar la escala de calificación de síntomas del TDAH hasta lograr la remisión.

se suma a una ansiedad o depresión significativas, es un posible motivo del aumento publicado de los pensamientos de autolesión al doble al inicio del tratamiento cuando los jóvenes usan ISRS en comparación con un placebo. Los clínicos deben comentar esta advertencia de suicidio de la FDA a pacientes y cuidadores al prescribir un ISRS, junto a la necesidad de hacer un seguimiento temprano del tratamiento. El uso seguro de los ISRS implica examinar al paciente en busca de efectos adversos en alrededor de 2 semanas y nuevamente a las 4-6 semanas desde el inicio del tratamiento para detectar si hay un empeoramiento del estado de ánimo o irritabilidad (Tabla 17-9) (Bridge *et al.*, 2007).

Antipsicóticos de nueva generación

Los medicamentos antipsicóticos para niños y adolescentes suelen ser instaurados por especialistas de salud mental, pero los médicos de atención primaria son a menudo los que deben realizar las renovaciones o el seguimiento pertinente. Los pacientes pueden presentar efectos adversos importantes con estos medicamentos (Tabla 17-10). El aumento de peso es el problema más común, ganando los pacientes de algunos ensayos más de 5 kg de media en solo 3 meses de medicación (Correll *et al.*, 2009). El aumento de peso parece ocurrir con más frecuencia en los niños que en los adultos; por ejemplo, se ha encontrado que el aripiprazol y la risperidona causan grados iguales de aumento de peso en los niños, hallazgo que contradice la bibliografía sobre los adultos (Correll *et al.*, 2009). La rigidez muscular o la distonía pueden ocurrir, particularmente al inicio del tratamiento. El médico advertirá a la familia que tenga a mano difenhidramina de venta libre como antídoto. La sedación es común al tomar antipsicóticos, pero esto podría manejarse administrando el fármaco a la hora de dormir. Puede producirse un síndrome metabólico de niveles

TABLA 17-8. Aspectos destacados de los efectos adversos de los inhibidores selectivos de la recaptación de serotonina

Común

Insomnio

Sedación

Aumento del apetito

Disminución del apetito

Náuseas

Boca seca

Dolor de cabeza

Disfunción sexual

Menos común

Agitación

Inquietud

Impulsividad

Irritabilidad

Insensatez

Mareos

Temblor

Estreñimiento

Diarrea

Reacciones raras notables

Pensamientos suicidas

Síndrome serotoninérgico

Sangrado fácil

Hiponatremia

Manía

Intervalo QT prolongado

TABLA 17-9. Sugerencias para el seguimiento de los inhibidores selectivos de la recaptación de serotonina

Registrar la altura y el peso al inicio y en cada consulta de seguimiento, al menos cada 6 meses.

Preguntar si hay más irritabilidad o agitación a las 2 semanas y a las 4-6 semanas después de iniciar el tratamiento.

Preguntar si han surgido o empeorado los pensamientos suicidas a las 2 semanas y a las 4-6 semanas después de iniciar el tratamiento.

Preguntar si han aparecido sangrados o hematomas al menos una vez después de iniciar el tratamiento.

Repetir la(s) escala(s) de calificación específica del trastorno hasta lograr la remisión. Se necesitan de 4 a 6 semanas para ver los beneficios de cualquier dosis.

elevados de glucosa, colesterol y triglicéridos en sangre, por lo que se necesitan análisis de sangre periódicamente. Puede haber una sensación física de inquietud (acatisia) o agitación sin que los padres se den cuenta de que se trata de un efecto secundario. También puede ocurrir lo contrario: el parkinsonismo inducido por medicamentos puede disminuir la motilidad. Uno de los efectos secundarios más preocupantes que vigilamos es el síndrome neuroléptico maligno, una grave reacción alérgica sistémica febril que típicamente ocurre en los primeros meses de uso (Neuhut *et al.*, 2009). Se debe también advertir a las familias del riesgo –pequeño, pero acumulativo y relacionado con la dosis– de discinesia tardía, que es un trastorno de movimientos involuntarios repetitivos, potencialmente permanente, causado por los antipsicóticos. Aunque igualmente raras, las posibilidades del síndrome neuroléptico maligno y de la discinesia tardía deben incluirse en el análisis continuo del cociente riesgo-beneficio al usar estos medicamentos. La vigilancia de la discinesia tardía (Tabla 17-11) generalmente implica exámenes semestrales con la Escala de Movimientos Involuntarios Anormales (AIMS) en caso de que aparezcan *de novo* movimientos involuntarios anormales (McClellan *et al.*, 2013).

Registro de efectos adversos de medicamentos

Si un niño o adolescente experimenta un efecto adverso de un medicamento recetado para el tratamiento de un trastorno mental, el DSM-5-TR proporciona orientación sobre cómo registrar esta información en la historia clínica (American Psychiatric Association, 2022, pp. 807-819). Incluimos en la tabla 17-12 una lista

TABLA 17-10. Aspectos destacados de los efectos adversos de los antipsicóticos de nueva generación

Común

Aumento de peso

Rigidez muscular

Parkinsonismo

Estreñimiento

Boca seca

Mareos

Somnolencia o fatiga

Menos común

Temblores

Náuseas o dolor abdominal

Acatisia (inquietud)

Dolor de cabeza

Agitación

Ortostasis

Nivel elevado de glucosa

Niveles elevados de colesterol y triglicéridos

Reacciones raras notables

Discinesia tardía

Síndrome neuroléptico maligno

Recuento bajo de células sanguíneas

Enzimas hepáticas elevadas

Intervalo QT prolongado

Taquicardia

abreviada de los trastornos del movimiento y otros efectos adversos de la medicación que puedan ser objeto de atención clínica, o que puedan afectar de otro modo al diagnóstico, curso, pronóstico o tratamiento del trastorno mental del paciente. Las afecciones enumeradas en la tabla pueden codificarse si son el motivo de la

TABLA 17-11. Sugerencias para monitorizar los antipsicóticos de nueva generación

Registrar la curva de crecimiento de altura y peso al inicio y en cada consulta de seguimiento, al menos cada 6 meses.

Medir la presión arterial y la frecuencia del pulso al inicio y después de comenzar la medicación.

Controlar los niveles de glucosa en sangre en ayunas, triglicéridos y colesterol cada 6 meses.

Obtener un hemograma completo con diferencial una vez después de instaurar el medicamento.

Informar a la familia para que vigile en casa el síndrome neuroléptico maligno y la discinesia tardía.

Administrar la Escala de Movimientos Involuntarios Anormales (AIMS) cada 6 meses.

Ajustar la medicación hasta lograr la remisión.

Repetir el análisis de riesgo-beneficio cada 6 meses para retirarle al paciente el medicamento cuando proceda.

visita actual o ayudan a explicar la necesidad de una prueba, procedimiento o tratamiento. Las afecciones y problemas de esta lista también pueden incluirse en la historia clínica como información útil sobre las circunstancias que pueden afectar al cuidado del paciente, independientemente de su relevancia para la actual visita.

TABLA 17-12. Códigos CIE-10-MC para los efectos adversos
de los medicamentos

Código CIE-10-MC	Trastorno, afección o problema
G21.11	Parkinsonismo inducido por medicamentos antipsicóticos y otros agentes bloqueadores del receptor de dopamina
G21.19	Parkinsonismo inducido por otros medicamentos
G21.0	Síndrome neuroléptico maligno
G24.02	Distonía aguda inducida por medicamentos
G25.71	Acatisia inducida por medicamentos
G24.01	Discinesia tardía
G24.09	Distonía tardía
G25.71	Acatisia tardía
G25.1	Temblor postural inducido por medicamentos
G25.79	Otro trastorno motor inducido por medicamentos
T43.205A	Síndrome de suspensión de antidepresivos, primer encuentro
T43.205D	Síndrome de suspensión de antidepresivos, encuentro posterior
T43.205S	Síndrome de suspensión de antidepresivos, secuelas
T50.905A	Otro efecto adverso de medicamentos, encuentro inicial
T50.905D	Otro efecto adverso de medicamentos, encuentro posterior
T50.905S	Otro efecto adverso de medicamentos, secuelas

Fuente: World Health Organization, 1992.

Capítulo 18

El avance en la atención de salud mental de los jóvenes a través de la práctica, la educación, la investigación y la defensa

Oímos a diario casos de niños o adolescentes que requieren atención de salud mental pero no pueden conseguir la que necesitan. A diario conocemos a algún adulto cuya patología y malestar mentales no se reconocieron ni trataron durante los años de su desarrollo. Vemos que las necesidades de servicios de salud mental para niños y adolescentes no están cubiertas.

Como psiquiatras académicos, agradecemos la oportunidad de atender a los pacientes como clínicos, de enseñar a los estudiantes y residentes que algún día nos reemplazarán como clínicos, y de realizar investigaciones que informen la práctica clínica de otros clínicos. Sin embargo, no podemos hacernos cargo de todas las oportunidades de atención clínica, enseñanza e investigación que se nos presentan.

No podemos siquiera hacernos cargo de las ideas que simplemente se nos ocurren. Como muchos académicos, mantenemos listas de ideas que esperamos hacer realidad, pero nos damos cuenta de que, con suerte, quizá pudiéramos abordar menos de la mitad de ellas. Para finalizar este libro, ofrecemos una lista decididamente incompleta de ideas para la práctica, la educación y la investigación. Ofrecemos esta conclusión incompleta tanto para recordar que el trabajo de atender a niños y adolescentes con malestar mental está incompleto, como para invitarles a unirse a nosotros en la mejora de las vidas de los jóvenes con enfermedades mentales. Seleccione una idea, lea la bibliografía disponible sobre la misma, encuentre socios académicos o comunitarios que le ayuden y luego comience.

Práctica

1. Reconocer y reducir las experiencias adversas infantiles.

2. Minimizar el uso inapropiado de antipsicóticos, especialmente la polifarmacia antipsicótica, en los niños y adolescentes sin trastornos psicóticos.

3. Desarrollar medidas basadas en resultados y de mejora de la calidad que estén de acuerdo con los objetivos de pacientes y cuidadores, en lugar de con los de pagadores y legisladores.

4. Reducir el uso del aislamiento y la contención física en los hospitales psiquiátricos pediátricos.

5. Aumentar la tasa de adopción de niños en acogida a largo plazo.

6. Mejorar los servicios de atención del trauma en los niños y las familias en régimen de acogida.

7. Utilizar las redes sociales para dar algunos tipos de servicios de salud mental.

8. Incrementar el empleo de los diagnósticos específicos del DSM-5-TR (American Psychiatric Association, 2022) en lugar de los de tipo "otro especificado/no especificado" en los entornos comunitarios.

9. Disminuir el estigma, tanto público como profesional, que rodea a la enfermedad mental y a la atención de salud mental.

10. Aumentar el acceso a los tratamientos conductuales y psicológicos basados en la evidencia para las enfermedades mentales de los niños y adolescentes.

11. Incrementar las tasas de éxito de las derivaciones a servicios de salud mental abordando las barreras de acceso.

12. Desarrollar servicios de apoyo en crisis que disminuyan efectivamente el uso de las urgencias en la salud mental infantil.

13. Exponer paneles que muestren el progreso de los resultados clínicos hacia la equidad sanitaria.

Educación

1. Integrar la atención de salud mental ambulatoria en los entornos no especializados.

2. Innovar el plan de estudios para enseñar de manera más efectiva los diagnósticos y tratamientos de salud mental a los clínicos no especializados.

3. Enseñar la atención informada culturalmente, teniendo en cuenta la etnia, el idioma, la fe, la sexualidad y la orientación de género del joven.

4. Desarrollar estrategias para impartir una educación infantil de calidad a todos los niños.

5. Enseñar a los cuidadores formas de mantener y reforzar la resiliencia en los niños.
6. Incorporar la salud mental a la formación de entrenadores, profesores y demás adultos en profesiones de responsabilidad.
7. Aumentar la comprensión de los efectos de las experiencias adversas infantiles y reducir su incidencia.
8. Enseñar a los padres y cuidadores los beneficios de los hábitos predecibles en el hogar y el colegio para el desarrollo del niño.
9. Ayudar a los educadores a comprender y aplicar estrategias efectivas para prevenir y reducir el acoso con intimidación.
10. Utilizar estrategias de salud pública para promover un mayor uso de las prácticas de crianza efectivas.
11. Desarrollar sistemas locales de salud conductual que den apoyo a los sistemas de soporte multinivel de los colegios.
12. Ayudar a los colegios a desarrollar estrategias para una educación presencial segura.

Investigación

1. Mejorar la fiabilidad del diagnóstico del trastorno de desregulación disruptiva y evaluar un mejor tratamiento en niños y adolescentes.
2. Estudiar el cannabis y su asociación con cambios psicóticos en los adolescentes, identificando estrategias de reducción de daños.
3. Evaluar la tasa de riesgo infantil de la discinesia tardía por antipsicóticos de nueva generación.
4. Estudiar comparativamente las intervenciones para las afecciones de salud mental infantil; por ejemplo, ¿cuál es el tratamiento más efectivo del trastorno bipolar pediátrico?
5. Estudiar los resultados a largo plazo (incluidos los efectos no deseados) del uso de medicamentos psicotrópicos en los niños.
6. Probar la efectividad de los antidepresivos lanzados en la última década en los niños.
7. Estudiar hasta qué punto resultan beneficiosos los agonistas alfa-2 y los inhibidores selectivos de la recaptación de serotonina en el tratamiento de los síntomas de TEPT en la infancia.
8. Estudiar los posibles beneficios de las intervenciones psicosociales administradas por ordenador (es decir, a través de videojuegos, mensajes de texto y formatos de redes sociales) sobre los síntomas de salud mental en los niños.
9. Estudiar las intervenciones psicoterapéuticas (como la terapia dialéctica conductual), específicamente su capacidad de reducir el riesgo de suicidio en los adolescentes de alto riesgo.

10. Estudiar intervenciones psicosociales y conductuales para los trastornos del espectro autista que puedan aplicarse más fácilmente que la terapia de análisis del comportamiento a tiempo completo.

11. Estudiar las experiencias diferenciales de los pacientes y clínicos tratados a través de la telepsiquiatría.

Integración del cuidado

Finalmente, se reconoce cada vez más que integrar los servicios de salud mental y física de los jóvenes mejora la experiencia asistencial y los resultados del tratamiento, al tiempo que (potencialmente) reduce el coste total de la atención. Todavía no hay consenso sobre este último punto, pero se acepta que una mejor integración de la atención puede facilitar el acceso a los servicios para las familias y generar mejores resultados en los tratamientos. Lo que aún no se ha determinado es cómo debería diseñarse esta integración de la atención o cómo funcionaría en la salud mental infantil. Durante la próxima década esperamos presenciar y participar en importantes mejoras de los sistemas de atención integrada.

Al atender a niños y adolescentes, considere si el sistema en que los ve podría transformarse en un sistema de atención integrada eficaz para los menores. Basándonos en lo aprendido acerca de los sistemas de atención integrada eficaces de los adultos, y añadiendo a eso nuestras propias experiencias de atención integrada y las opiniones de la Academia Americana de Psiquiatría Infantil y Adolescente, hemos creado una lista de lo que un sistema de atención integrada debería incluir para funcionar bien tanto para los facultativos como para las familias, como se resume en la tabla 18-1.

TABLA 18-1. Elementos de un sistema de atención de salud mental integrado y eficaz para los jóvenes

1. Detección temprana de los problemas de salud conductual
2. Coubicación de los servicios de salud mental sin separación visual de los servicios para familias
3. Presencia en el centro de profesionales acreditados de salud mental
4. Gestores/Coordinadores asistenciales que faciliten la comunicación habitual entre el clínico de atención primaria y el de salud mental
5. Acceso ágil de los médicos de atención primaria a las consultas psiquiátricas para niños y adolescentes
6. Puesta en marcha de procesos y vías asistenciales con base en la evidencia para las afecciones comunes
7. Integración de la atención física y mental en la historia clínica
8. Provisión de formación, supervisión regular de casos y apoyo al personal de la clínica
9. Planes de tratamiento con objetivos medibles informados por un seguimiento activo de la atención mediante escalas o comprobaciones verbales
10. El reembolso sostiene el sistema de atención

Fuente: American Academy of Child and Adolescent Psychiatry, 2012; Isaacs y Mitchell, 2024.

Bibliografía

Achenbach TM: Manual for the Child Behavior Checklist/4-18 and 1991 Profile. Burlington, VT, Department of Psychiatry, University of Vermont, 1991

Achenbach TM: Manual for the Child Behavior Checklist/2-3 and 1992 Profile. Burlington, VT, Department of Psychiatry, University of Vermont, 1992

Aggarwal NK, Lam P, Jiménez-Solomon O, et al. An online training module on the Cultural Formulation Interview: the case of New York State. Psychiatr Serv 69(11):1135-1137, 2018 30041589

Alarcón RD, Frank JB: The Psychotherapy of Hope: The Legacy of Persuasion and Healing. Baltimore, MD, Johns Hopkins University Press, 2011

Allcott H, Braghieri L, Eichmeyer S, et al. The welfare effects of social media. Am Econ Rev 110(3):629-676, 2020

American Academy of Child and Adolescent Psychiatry: Best principles for integration of child psychiatry into the pediatric health home. June 2012. Available at: www.aacap.org/App_Themes/AACAP/docs/clinical_practice_center/systems_of_care/best_principles_for_integration_of_child_psychiatry_into_the_pediatric_health_home_2012.pdf. Accessed August 31, 2015

American Psychiatric Association: Diagnostic and Statistical Manual of Mental Disorders, 3rd Edition. Washington, DC, American Psychiatric Association, 1980

American Psychiatric Association: Diagnostic and Statistical Manual of Mental Disorders, 4th Edition. Washington, DC, American Psychiatric Association, 1994

American Psychiatric Association: Diagnostic and Statistical Manual of Mental Disorders, 5th Edition. Arlington, VA, American Psychiatric Association, 2013

American Psychiatric Association: Diagnostic and Statistical Manual of Mental Disorders, 5th Edition, Text Revision. Washington, DC, American Psychiatric Association, 2022

Bäärnhielm S, Scarpinati Rosso M: The Cultural Formulation: a model to combine nosology and patients' life context in psychiatric diagnostic practice. Transcult Psychiatry 46(3):406-428, 2009 19837779

Beloglovsky M, Daly L: Early Learning Theories Made Visible. St. Paul, MN, Redleaf, 2015

Berganza CE, Mezzich JE: Guía latinoamericana de diagnóstico psiquiátrico. Guadalajara, Jalisco, México, 2004

Birmaher B, Brent D, Bernet W, et al. Practice parameter for the assessment and treatment of children and adolescents with depressive disorders. J Am Acad Child Adolesc Psychiatry 46(11):1503-1526, 2007 18049300

Birmaher B, Gill MK, Axelson DA, et al. Longitudinal trajectories and associated baseline predictors in youths with bipolar spectrum disorders. Am J Psychiatry 171(9):990-999, 2014 24874203

Bitsko RH, Claussen AH, Lichstein J, et al. Mental health surveillance among children–United States, 2013-2019. MMWR Suppl 71(2)(Suppl-2):1-42, 2022 35202359

Braüner JV, Johansen LM, Roesbjerg T, et al. Off-label prescription of psychopharmacological drugs in child and adolescent psychiatry. J Clin Psychopharmacol 36(5):500-507, 2016 27529772

Bridge JA, Iyengar S, Salary CB, et al. Clinical response and risk for reported suicidal ideation and suicide attempts in pediatric antidepressant treatment: a meta-analysis of randomized controlled trials. JAMA 297(15):1683-1696, 2007 17440145

Buu A, Dipiazza C, Wang J, et al. Parent, family, and neighborhood effects on the development of child substance use and other psychopathology from preschool to the start of adulthood. J Stud Alcohol Drugs 70(4):489-498, 2009 19515288

Buxton D, Potter MP, Bostic JQ: Coping strategies for child bully-victims. Pediatr Ann 42(4):57-61, 2013 23556519

Cepeda C, Gotanco L: Psychiatric Interview of Children and Adolescents. Arlington, VA, American Psychiatric Association, 2017

Chen YF: Chinese Classification of Mental Disorders (CCMD-3): towards integration in international classification. Psychopathology 35(2-3):171-175, 2002 12145505

Chisolm MS, Lyketsos CG: Systematic Psychiatric Evaluation: A Step-by-Step Guide to Applying the Perspectives of Psychiatry. Baltimore, MD, Johns Hopkins University Press, 2012

Chorpita BF, Daleiden EL: Mapping evidence-based treatments for children and adolescents: application of the distillation and matching model to 615 treatments from 322 randomized trials. J Consult Clin Psychol 77(3):566-579, 2009 19485596

Christophersen ER, VanScoyoc SW: Treatments That Work With Children: Empirically Supported Strategies for Managing Childhood Problems, 2nd Edition. Washington, DC, American Psychological Association, 2013

Clark LA, Cuthbert B, Lewis-Fernández R, et al. Three approaches to understanding and classifying mental disorder: ICD-11, DSM-5, and the National Institute of Mental Health's research domain criteria (RDoC). Psychol Sci Public Interest 18(2):72-145, 2017 29211974

Cohen H: The nature, methods and purpose of diagnosis. Lancet 24(6227):23-25, 1943

Correll CU, Manu P, Olshanskiy V, et al. Cardiometabolic risk of second-generation antipsychotic medications during first-time use in children and adolescents. JAMA 302(16):1765-1773, 2009 19861668

Davanzo R, Copertino M, De Cunto A, et al. Antidepressant drugs and breastfeeding: a review of the literature. Breastfeed Med 6(2):89-98, 2011 20958101

Davis DE, Choe E, Meyers J, et al. Thankful for the little things: a meta-analysis of gratitude interventions. J Couns Psychol 63(1):20-31, 2016 26575348

De Haan AM, Boon AE, de Jong JT, et al. A meta-analytic review on treatment dropout in child and adolescent outpatient mental health care. Clin Psychol Rev 33(5):698-711, 2013 23742782

DelRosso LM, Picchietti DL, Spruyt K, et al. Restless sleep in children: a systematic review. Sleep Med Rev 56:101406, 2021 33341437

Díaz E, Añez LM, Silva M, et al. Using the Cultural Formulation Interview to build culturally sensitive services. Psychiatr Serv 68(2):112-114, 2017 27799018

Dickson SJ, Kuhnert RL, Lavell CH, et al. Impact of psychotherapy for children and adolescents with anxiety disorders on global and domain-specific functioning: a systematic review and meta-analysis. Clin Child Fam Psychol Rev 25(4):720-736, 2022 35794304

Digman JM: Personality structure: emergence of the five-factor model. Annu Rev Psychol 41:417-440, 1990

Dulcan MK (ed.): Dulcan's Textbook of Child and Adolescent Psychiatry, 3rd Edition. Washington, DC, American Psychiatric Association Publishing, 2022

Dvir Y, Ford JD, Hill M, et al. Childhood maltreatment, emotional dysregulation, and psychiatric comorbidities. Harv Rev Psychiatry 22(3):149-161, 2014 24704784

Eaton DK, Kann L, Kinchen S, et al. Youth risk behavior surveillance–United States, 2007. MMWR Surveill Summ 57(4):1-131, 2008 18528314

Egger HL, Emde RN: Developmentally sensitive diagnostic criteria for mental health disorders in early childhood: the Diagnostic and Statistical Manual of Mental Disorders-IV, the Research Diagnostic Criteria-Preschool Age, and the Diagnostic Classification of Mental Health and Developmental Disorders of Infancy and Early Childhood-Revised. Am Psychol 66(2):95-106, 2011 21142337

Emanuel EJ, Emanuel LL: Four models of the physician-patient relationship. JAMA 267(16):2221-2226, 1992 1556799

Emmons RA, McCullough ME: Counting blessings versus burdens: an experimental investigation of gratitude and subjective well-being in daily life. J Pers Soc Psychol 84(2):377-389, 2003 12585811

Emslie GJ, Mayes T, Porta G, et al. Treatment of Resistant Depression in Adolescents (TORDIA): week 24 outcomes. Am J Psychiatry 167(7):782-791, 2010 20478877

Estroff SE, Henderson GE: Social and cultural contributions to health, difference, and inequality, in The Social Medicine Reader, 2nd Edition, Vol 2. Edited by Henderson G, Estroff SE. Durham, NC, Duke University Press, 2005, pp. 4-26

Feinstein AR: Clinical Judgment. Baltimore, MD, Williams & Wilkins, 1967

First MB: DSM-5-TR Handbook of Differential Diagnosis. Washington, DC, American Psychiatric Publishing, 2022

Folstein MF, Folstein SE, McHugh PR: "Mini-mental state": a practical method for grading the cognitive state of patients for the clinician. J Psychiatr Res 12(3):189-198, 1975 1202204

Ford CA, Millstein SG, Halpern-Felsher BL, et al. Influence of physician confidentiality assurances on adolescents' willingness to disclose information and seek future health care: a randomized controlled trial. JAMA 278(12):1029-1034, 1997 9307357

Fornaro M, Maritan E, Ferranti R, et al. Lithium exposure during pregnancy and the postpartum period: a systematic review and meta-analysis of safety and efficacy outcomes. Am J Psychiatry 177(1):76-92, 2020 31623458

Gerber RJ, Wilks T, Erdie-Lalena C: Developmental milestones: motor development. Pediatr Rev 31(7):267-276, quiz 277, 2010 20595440

Gerber RJ, Wilks T, Erdie-Lalena C: Developmental milestones 3: social-emotional development. Pediatr Rev 32(12):533-536, 2011 22135423

Girand HL, Litkowiec S, Sohn M: Attention-deficit/hyperactivity disorder and psychotropic polypharmacy prescribing trends. Pediatrics 146(1):e20192832, 2020 32487590

Gold MA, Seningen AE: Interviewing adolescents, in American Academy of Pediatrics Textbook of Pediatric Care. Edited by McInerny TK. Washington, DC, American Academy of Pediatrics, 2009, pp. 1331-1337

Hanington L, Ramchandani P, Stein A: Parental depression and child temperament: assessing child to parent effects in a longitudinal population study. Infant Behav Dev 33(1):88-95, 2010 20056283

Hanley GP, Iwata BA, McCord BE: Functional analysis of problem behavior: a review. J Appl Behav Anal 36(2):147-185, 2003 12858983

Hazell P, Mirzaie M: Tricyclic drugs for depression in children and adolescents. Cochrane Database Syst Rev 2013(6):CD002317, 2013 23780719

Hilt RJ: Monitoring psychiatric medications in children. Pediatr Ann 41(4):157-163, 2012 22494208

Hilt RJ: Primary care principles for child mental health, version 121. 2024. Available at: www.seattlechildrens.org/healthcare-professionals/community-providers/pal/resources. Accessed June 6, 2024.

Hughes K, Bellis MA, Hardcastle KA, et al. The effect of multiple adverse childhood experiences on health: a systematic review and meta-analysis. Lancet Public Health 2(8):e356-e366, 2017 29253477

Hunt MG, Marx R, Lipson C, et al. No more FOMO: limiting social media decreases loneliness and depression. J Soc Clin Psychol 37(10):751-768, 2018

Insel T, Cuthbert B, Garvey M, et al. Research domain criteria (RDoC): toward a new classification framework for research on mental disorders. Am J Psychiatry 167(7):748-751, 2010 20595427

Insel TR, Quirion R: Psychiatry as a clinical neuroscience discipline. JAMA 294(17):2221-2224, 2005 16264165

Isaacs AN, Mitchell EKL: Mental health integrated care models in primary care and factors that contribute to their effective implementation: a scoping review. In J Ment Health Syst 18(1):5, 2024 38331913

Ivey-Stephenson AZ, Demissie Z, Crosby AE, et al. Suicidal ideation and behaviors among high school students–Youth Risk Behavior Survey, United States, 2020. MMWR Suppl 69(Suppl 1):47-55, 2020 32817610

Jarvis GE, Kirmayer LJ, Gómez-Carrillo A, et al. Update on the Cultural Formulation Interview. Focus Am Psychiatr Publ 18(1):40-46, 2020 32047396

Jellinek M, Patel BP, Froehle MC (eds.): Bright Futures in Practice: Mental Health, Vol. 1: Practice Guide. Arlington, VA, National Center for Education in Maternal and Child Health, 2002. Available at: www.brightfutures.org/mentalhealth. Accessed August 31, 2015

Johnstone L, Boyle M, Cromby J, et al. The Power Threat Meaning Framework: Towards the Identification of Patterns in Emotional Distress, Unusual Experiences and Troubled or Troubling Behaviour as an Alternative to Functional Psychiatric Diagnosis. Leicester, UK, British Psychological Society, 2018

Jonas BS, Gu Q, Albertorio-Diaz JR: Psychotropic Medication Use Among Adolescents: United States, 2005-2010 (NCHS Data Brief No 135). Hyattsville, MD, National Center for Health Statistics, 2013

Kendall PC: Child and Adolescent Therapy: Cognitive-Behavioral Procedures, 4th Edition. New York, Guilford, 2012

Kendell R, Jablensky A: Distinguishing between the validity and utility of psychiatric diagnoses. Am J Psychiatry 160(1):4-12, 2003 12505793

Kendler KS: The dappled nature of causes of psychiatric illness: replacing the organic-functional/hardware-software dichotomy with empirically based pluralism. Mol Psychiatry 17(4):377-388, 2012 22230881

Keshavarzi H, Khan F, Alu B, et al. Applying Islamic Principles to Clinical Mental Health Care. New York, Routledge, 2020

Kessler RC, Chiu WT, Demler O, et al. Prevalence, severity, and comorbidity of 12-month DSM-IV disorders in the National Comorbidity Survey Replication. Arch Gen Psychiatry 62(6):617-627, 2005 15939839 (erratum Arch Gen Psychiatry 62:709, 2005)

Kinghorn WA: Whose disorder? A constructive MacIntyrean critique of psychiatric nosology. J Med Philos 36(2):187-205, 2011 21357652

Knight JR, Sherritt L, Shrier LA, et al. Validity of the CRAFFT substance abuse screening test among adolescent clinic patients. Arch Pediatr Adolesc Med 156(6):607-614, 2002 12038895

Kotov R, Krueger RF, Watson D, et al. The Hierarchical Taxonomy of Psychopathology (HiTOP): a dimensional alternative to traditional nosologies. J Abnorm Psychol 126(4):454-477, 2017 28333488

Kovess-Masfety V, Van Engelen J, Stone L, et al. Unmet need for specialty mental health services among children across Europe. Psychiatr Serv 68(8):789-795, 2017 28366116

Kozak MJ, Cuthbert BN: The NIMH Research Domain Criteria Initiative: background, issues, and pragmatics. Psychophysiology 53(3):286-297, 2016 26877115

Lanza di Scalea T, Wisner KL: Antidepressant medication use during breastfeeding. Clin Obstet Gynecol 52(3):483-497, 2009 19661763

Lavigne JV, Lebailly SA, Gouze KR, et al. Treating oppositional defiant disorder in primary care: a comparison of three models. J Pediatr Psychol 33(5):449-461, 2008 17956932

Lewis-Fernández R, Aggarwal NK, Hinton L, et al. DSM-5 Handbook on the Cultural Formulation Interview. Washington, DC, American Psychiatric Publishing, 2016

Lim R: Clinical Manual of Cultural Psychiatry, 2nd Edition. Arlington, VA, American Psychiatric Association, 2015

Lizardi D, Oquendo MA, Graver R: Clinical pitfalls in the diagnosis of ataque de nervios: a case study. Transcult Psychiatry 46(3):463-486, 2009 19837782

Loy JH, Merry SN, Hetrick SE, et al. Atypical antipsychotics for disruptive behaviour disorders in children and youths. Cochrane Database Syst Rev 8(8):CD008559, 2017 28791693

MacIntyre AC: Dependent Rational Animals: Why Human Beings Need the Virtues. Chicago, IL, Open Court Publishing, 2012

Maza MT, Fox KA, Kwon SJ, et al. Association of habitual checking behaviors on social media with longitudinal functional brain development. JAMA Pediatr 177(2):160-167, 2023 36595277

McCartney K, Philips DA: Blackwell Handbook of Early Childhood Development. Malden, MA, Blackwell, 2006

McClellan J, Stock S; American Academy of Child and Adolescent Psychiatry (AACAP) Committee on Quality Issues (CQI): Practice parameter for the assessment and treatment of children and adolescents with schizophrenia. J Am Acad Child Adolesc Psychiatry 52(9):976-990, 2013 23972700

McLaughlin MR: Speech and language delay in children. Am Fam Physician 83(10):1183-1188, 2011 21568252

McVoy M, Findling RL (eds.): Clinical Manual of Child and Adolescent Psychopharmacology, 2nd Edition. Washington, DC, American Psychiatric Publishing, 2013

McVoy M, Findling RL (eds.): Clinical Manual of Child and Adolescent Psychopharmacology, 3rd Edition. Arlington, VA, American Psychiatric Association Publishing, 2017

Meltzer LJ, Johnson C, Crosette J, et al. Prevalence of diagnosed sleep disorders in pediatric primary care practices. Pediatrics 125(6):e1410-e1418, 2010 20457689

Meltzer-Brody S, Colquhoun H, Riesenberg R, et al. Brexanolone injection in post-partum depression: two multicentre, double-blind, randomised, placebo-controlled, phase 3 trials. Lancet 392(10152):1058-1070, 2018 30177236

Merikangas KR, He JP, Burstein M, et al. Lifetime prevalence of mental disorders in U.S. adolescents: results from the National Comorbidity Survey Replication–Adolescent Supplement (NCS-A). J Am Acad Child Adolesc Psychiatry 49(10):980-989, 2010 20855043

Mills S, Wolitzky-Taylor K, Xiao AQ, et al. Training on the DSM-5 Cultural Formulation Interview improves cultural competence in general psychiatry residents: a multi-site study. Acad Psychiatry 40(5):829-834, 2016 27093964

Mindell J, Owens J: A Clinical Guide to Pediatric Sleep: Diagnosis and Management of Pediatric Sleep Problems, 2nd Edition. Philadelphia, PA, Lippincott, Williams & Wilkins, 2009

Mises R, Quemada N, Botbol M, et al. French classification for child and adolescent mental disorders. Psychopathology 35(2-3):176-180, 2002 12145506

Mohatt J, Bennett SM, Walkup JT: Treatment of separation, generalized, and social anxiety disorders in youths. Am J Psychiatry 171(7):741-748, 2014 24874020

Mooney CG: Theories of Childhood: An Introduction to Dewey, Montessori, Erikson, Piaget, and Vygotsky, 2nd Edition. St. Paul, MN, Redleaf Press, 2013

Morin JG, Afzali MH, Bourque J, et al. A population-based analysis of the relationship between substance use and adolescent cognitive development. Am J Psychiatry 176(2):98-106, 2019 30278790

Murphy SE, Capitão LP, Giles SLC, et al. The knowns and unknowns of SSRI treatment in young people with depression and anxiety: efficacy, predictors, and mechanisms of action. Lancet Psychiatry 8(9):824-835, 2021 34419187

Nakane Y, Nakane H: Classification systems for psychiatric diseases currently used in Japan. Psychopathology 35(2-3):191-194, 2002 12145509

National Institute of Mental Health: Ask Suicide-Screening Questions (ASQ) toolkit. Bethesda, MD, National Institute of Mental Health. 2024. Available at: www.nimh.nih.gov/research/research-conducted-at-nimh/asq-toolkit-materials. Accessed June 6, 2024

Neuhut R, Lindenmayer J-P, Silva R: Neuroleptic malignant syndrome in children and adolescents on atypical antipsychotic medication: a review. J Child Adolesc Psychopharmacol 19(4):415-422, 2009 19702493

Nurcombe B: Diagnosis and treatment planning in child and adolescent mental health problems, in IACAPAP e-Textbook of Child and Adolescent Mental Health. Edited by Rey JM. Geneva, Switzerland, International Association for Child and Adolescent Psychiatry and Allied Professions, 2014, pp. 1-21

Nussbaum AM: The Pocket Guide to the DSM-5-TR® Diagnostic Exam. Washington, DC, American Psychiatric Association Publishing, 2022

Orben A, Przybylski AK, Blakemore SJ, et al. Windows of developmental sensitivity to social media. Nat Commun 13(1):1649, 2022 35347142

Otero-Ojeda AA: Third Cuban Glossary of Psychiatry (GC-3): key features and contributions. Psychopathology 35(2-3):181-184, 2002 12145507

Paschetta E, Berrisford G, Coccia F, et al. Perinatal psychiatric disorders: an overview. Am J Obstet Gynecol 210(6):501-509.e6, 2014 24113256

Pearlstein T: Use of psychotropic medication during pregnancy and the postpartum period. Womens Health (Lond Engl) 9(6):605-615, 2013 24161312

Pringsheim T, Steeves T: Pharmacological treatment for attention deficit hyperactivity disorder (ADHD) in children with comorbid tic disorders. Cochrane Database Syst Rev (4):CD007990, 2011 21491404

Pringsheim T, Stewart DG, Chan P, et al. The pharmacoepidemiology of psychotropic medication use in Canadian children from 2012 to 2016. J Child Adolesc Psychopharmacol 29(10):740-745, 2019 31355670

Radden J, Sadler JZ: The Virtuous Psychiatrist: Character Ethics in Psychiatric Practice. New York, Oxford University Press, 2010

Reynolds CR, Kamphaus RW: BASC: Behavior Assessment System for Children, 3rd Edition. Circle Pines, MN, American Guidance Service, 2015

Riehm KE, Feder KA, Tormohlen KN, et al. Associations between time spent using social media and internalizing and externalizing problems among US youth. JAMA Psychiatry 76(12):1266-1273, 2019 31509167

Romano E, Babchishin L, Marquis R, et al. Childhood maltreatment and educational outcomes. Trauma Violence Abuse 16(4):418-437, 2015 24920354

Roos J, Werbart A: Therapist and relationship factors influencing dropout from individual psychotherapy: a literature review. Psychother Res 23(4):394-418, 2013 23461273

Rushton J, Bruckman D, Kelleher K: Primary care referral of children with psychosocial problems. Arch Pediatr Adolesc Med 156(6):592-598, 2002 12038893

Satyanarayana VA, Lukose A, Srinivasan K: Maternal mental health in pregnancy and child behavior. Indian J Psychiatry 53(4):351-361, 2011 22303046

Schramm E, Klein DN, Elsaesser M, et al. Review of dysthymia and persistent depressive disorder: history, correlates, and clinical implications. Lancet Psychiatry 7(9):801-812, 2020 32828168

Scott BG, Sanders AFP, Graham RA, et al. Identity distress among youth exposed to natural disasters: associations with level of exposure, posttraumatic stress, and internalizing problems. Identity (Mahwah, N J) 14(4):255-267, 2014 25505851

Shahrokh NC, Hales RE, Phillips KA, et al. The Language of Mental Health: A Glossary of Psychiatric Terms. Washington, DC, American Psychiatric Publishing, 2011

Silber TJ: Somatization disorders: diagnosis, treatment, and prognosis. Pediatr Rev 32(2):56-63, quiz 63-64, 2011 21285301

Substance Abuse and Mental Health Services Administration: Key substance use and mental health indicators in the United States: Results from the 2021 National Survey on Drug Use and Health (DHHS Publ No PEP22-07-01-005, NSDUH Series H-57). Rockville, MD, Substance Abuse and Mental Health Services Administration. 2022. Available at: www.samhsa.gov/data/sites/default/files/reports/rpt39443/2021NSDUHFFRRev010323.pdf. Accessed January 16, 2024

Summers RF, Barber JP: Therapeutic alliance as a measurable psychotherapy skill. Acad Psychiatry 27(3):160-165, 2003 12969839

Task Force on Research Diagnostic Criteria: Infancy Preschool: Research diagnostic criteria for infants and preschool children: the process and empirical support. J Am Acad Child Adolesc Psychiatry 42(12):1504-1512, 2003 14627886

Tolliver DG, Lee LK, Patterson EE, et al. Disparities in school referrals for agitation and aggression to the emergency department. Acad Pediatr 22(4):598-605, 2022 34780998

U.S. Food and Drug Administration: Online label repository, 1999. Available at: http://labels.fda.gov. Accessed March 1, 2015

U.S. Public Health Service: Mental Health: A Report of the Surgeon General. Rockville, MD, U.S. Public Health Service, 1999

Van Nierop M, Janssens M, Bruggeman R, et al. Evidence that transition from health to psychotic disorder can be traced to semi-ubiquitous environmental effects operating against background genetic risk. PLoS One 8(11):e76690, 2013 24223116

VanderWeele TJ: Activities for flourishing: an evidence-based guide. J Posit Psychol Wellbeing 4(1):79-91, 2020

Vernon-Feagans L, Garrett-Peters P, Willoughby M, et al. Chaos, poverty, and parenting: predictors of early language development. Early Child Res Q 27(3):339-351, 2012 23049162

Weisz JR, Kazdin AE: Evidence-Based Psychotherapies for Children and Adolescents, 2nd Edition. New York, Guilford, 2010

Wilks T, Gerber RJ, Erdie-Lalena C: Developmental milestones: cognitive development. Pediatr Rev 31(9):364-367, 2010 20810700

Wolraich ML, Hagan JF Jr, Allan C, et al. Clinical Practice Guideline for the Diagnosis, Evaluation, and Treatment of Attention-Deficit/Hyperactivity Disorder in Children and Adolescents. Pediatrics 144(4):e20192528, 2019 31570648

World Health Organization: The ICD-10 Classification of Mental and Behavioural Disorders: Clinical Descriptions and Diagnostic Guidelines. Geneva, World Health Organization, 1992

Yackey K, Stukus K, Cohen D, et al. Off-label medication prescribing patterns in pediatrics: an update. Hosp Pediatr 9(3):186-193, 2019 30745323

Youngstrom EA, Prinstein MJ, Mash EJ, et al. Assessment of Disorders in Childhood and Adolescence, 5th Edition. New York, Guilford, 2022

Yuma-Guerrero PJ, Lawson KA, Velasquez MM, et al. Screening, brief intervention, and referral for alcohol use in adolescents: a systematic review. Pediatrics 130(1):115-122, 2012 22665407

Zero to Three: Diagnostic Classification of Mental Health and Developmental Disorders of Infancy and Early Childhood (DC: 0-5). Washington, DC, Zero to Three National Center, 2016

Índice analítico

Los números de página en **negrita** se refieren a tablas o figuras.

U

V